Des Teufels Therapie

Das unentbehrliche Handbuch
für eine erfolgreiche
Regressionshypnosetherapie

Wendie Webber

TribeofHealers.com

Des Teufels Therapie: Das unentbehrliche Handbuch für eine erfolgreiche Regressionshypnosetherapie

Wendie Webber

Copyright © 2020 **Wendie Webber**

Alle Rechte vorbehalten. Kein Teil dieser Publikation darf ohne vorherige schriftliche Genehmigung der Autorin in irgendeiner Form oder mit irgendwelchen Mitteln, einschliesslich Fotokopien, Aufzeichnungen oder anderen elektronischen oder mechanischen Methoden, vervielfältigt, verteilt oder übertragen werden, mit Ausnahme von kurzen Zitaten, die in Rezensionen enthalten sind und bestimmten nichtkommerziellen Verwendungen, die durch das Urheberrecht erlaubt sind. Die in diesem Buch enthaltenen Informationen sollten nicht als Ersatz für eine professionelle medizinische Beratung gelten; konsultieren Sie immer einen Arzt. Jegliche Verwendung der Informationen in diesem Buch erfolgt nach eigenem Ermessen und auf eigenes Risiko des Lesers. Weder die Autorin noch der Herausgeber können für Verluste, Ansprüche oder Schäden haftbar gemacht werden, die sich aus der Verwendung oder dem Missbrauch der gemachten Vorschläge, der Nichtbefolgung medizinischer Ratschläge oder dem Material auf Internetseiten Dritter, ergeben.

Wegen Parallelen zum Märchen und aus Platzgründen wird vor allem die männliche Personenform verwendet. Das andere Geschlecht ist automatisch mitgemeint. So ist jeder Klient ebenso eine Klientin.

Erster Druck: 2010

ISBN Druckbuch: 978-1-7774121-4-2

Teile dieses Buches wurden ursprünglich veröffentlicht als *The Devil's Therapy: Von der Hypnose zur Heilung*, E-Book.

Wendie Webber
Adresse: PO Box 55027 Southgate Mall Po Nanaimo, British Columbia, Kanada V9R 0B6
+1-250-751-5161

www.TribeofHealers.com

Für meine Mutter, Olive Webber (1924 - 2019) und meinen Mann, Robert, ohne die ich nie den Mut gehabt hätte, diese Reise anzutreten.

WARUM MAN DIESES BUCH LESEN SOLL

Werden Regressionshypnosetherapeuten gefragt: "Mit welchem Problem hast du in deiner Praxis am meisten zu kämpfen?", ist die Antwort immer die gleiche: nachhaltiger

Erfolg.

Obwohl sie über alle nötigen Werkzeuge und Techniken der Regressionshypnosetherapie verfügen, kämpfen sie bei der Arbeit mit realen Klienten, die reale Probleme haben, stets um durchwegs nachhaltige Ergebnisse.

Menschen zahlen nicht für die Hypnose. Sie zahlen für die Ergebnisse. Wenn du dich jemals gefragt hast, wie du ein Heilungsprogramm optimieren könntest ... oder verwirrt warst, wie du vorgehen solltest ... oder was du als nächstes in einer Sitzung tun solltest ... oder an deiner Fähigkeit gezweifelt hast, dein Erfolgsversprechen zu halten ... dann ist dieses Buch für dich.

Wenn du nicht in Regressionshypnose ausgebildet bist, ist dies nicht das richtige Buch für dich. Dies ist kein Anleitungsbuch über Hypnose. Du findest nichts über Induktionen, Vertiefungen und auch keine Skripte. Wir gehen viel weiter. Dies ist keine Lektüre für Uneingeweihte.

Wenn du in Regressionshypnosetherapie ausgebildet bist, wird dieses Buch deine Sichtweise auf den Heilungsprozess mittels Regression in der therapeutischen Hypnose verändern. Es wird dir helfen, die Konzepte und Methoden, die du bereits kennst, besser zu verstehen, so dass du sie in deinen Sitzungen mit Klienten effektiver anwenden kannst.

In diesem Buch liegt der Schwerpunkt darin, dir die theoretischen Grundlagen zu vermitteln, die du benötigst, um eine Heilung, wo der Klient im Zentrum steht, gezielt und gekonnt zu ermöglichen. Um Ergebnisse zu erzielen, die anhaltenden Bestand haben, musst du das *Warum* der Regressionshypnose verstehen. Des Teufels Therapie beantwortet die Frage: *Warum tun wir, was wir tun, während wir es tun?*

Möchtest du voller Zuversicht den Heilungsprozess begleiten?

Möchtest du dein Erfolgsversprechen einhalten?

Bist du bereit, deine Hypnose-Sitzungen in Heilungs-Sitzungen zu verwandeln?

Es ist viel einfacher, als du vielleicht denkst. Der Weg, der jede Regressionshypnosesitzung in eine Heilungssitzung transformieren kann, führt über die drei wesentlichen Phasen der therapeutischen Hypnose und einem siebenstufigen Protokoll.

WIE ICH ZUR HYPNOSE KAM

Hypnose hat mich nie interessiert. Ich stamme nicht aus einer langen Reihe von Mesmeristen. Die erste Bühnenhypnosevorführung habe ich erst gesehen nach meiner Ausbildung zur Hypnosetherapeutin. Ehrlich gesagt fand ich es echt langweilig.

Hypnose zog mich in seinen Bann dank eines Buches.

In *The Healing Power of Illness* [1] geht es um die psychologischen Ursachen von Leiden. Darin stellt der Autor fest: "Symptome sind körperliche Ausdrücke von psychologischen Konflikten, die durch ihre Symbolik die wahren Probleme des Patienten offenbaren." Ich war gefesselt. Aber erst bei der fünften Lektüre des Buches dämmerte mir, dass es auf Untersuchungen basierte, die während Regressionssitzungen durchgeführt worden waren.

Moment mal, sagte ich mir, *Regression??? Ist das nicht Hypnose?* In diesem Moment war es, als ob sich die Wolken teilten, ein Chor von Engeln sang, und ich es einfach wusste.

---

[1] Thorwald Dethlefsen & Rudiger Dahlke, MD, *The Healing Power of Illness: The Meaning of Symptoms & How to Interpret Them* (1997)

Ich wusste, was ich tun wollte.

Nicht *die Hypnose* an sich interessierte mich, sondern das, was man damit bewirken kann. Innerhalb weniger Wochen war ich für meinen ersten zertifizierten Hypnosekurs eingeschrieben. Der Kurs versprach 160 Stunden Unterricht und praktisches Üben in den verschiedenen Sparten der Hypnosetherapie.

In Wirklichkeit konzentrierte sich der Lehrplan hauptsächlich auf Suggestibilitätstests, Entspannungsinduktionen und dem Lesen von Skripts. Der Schwerpunkt lag auf dem Auswendiglernen nutzloser Theorie, die zum Bestehen der schriftlichen Prüfung benötigt wurde. Und rein gar nichts über Regression.

Dann kam meine erste Klientin.

Sherry hatte als Teenager einen furchtbaren Autounfall überlebt. Ihr Auto war spät in der Nacht von der Strasse abgekommen, überschlug sich mehrfach und landete als zerknüllte Masse auf dem Grund einer Schlucht. Sie hatte Glück, es lebend herausgeschafft zu haben und lag anschliessend monatelang in einem Krankenhaus.

Niemand glaubte, dass Sherry jemals wieder würde gehen können. Als sie es versuchte, brauchte sie eine Beinschiene und einen Stock, um sich zu stützen. Die Sache ist die, dass die Ärzte sagten, dass mit ihr medizinisch gesehen alles in Ordnung war. Als Sherry zu mir kam, war sie zuversichtlich, dass sie wieder auf die Beine kommen würde.

Sherry hatte sich informiert und war überzeugt, dass das Problem mit dem Trauma des Unfalls zu tun hatte. Sie war überzeugt, dass Hypnose die Lösung war.

Des Teufels Therapie

Das Problem war: ich hatte null Ahnung, was ich machen musste.

Ich wusste, dass zur Auflösung traumatischer Erinnerungen Regressionshypnose erforderlich ist. Aber das hatte man mir nicht beigebracht. Uns wurde im Unterricht dringend abgeraten, Altersregressionen zu machen. "Am besten gar nicht!", wurde uns gesagt. "Mit einer guten progressiven Entspannung kann man viel erreichen." Ääähh? Was nun?

Meine anfängliche Freude, eine neue Klientin anzunehmen, wurde schnell durch die düstere Realität getrübt, wie schlecht ich auf die Realität vorbereitet war, mit echten Klienten und echten Problemen umzugehen. Alles, was mir beigebracht worden war, waren Entspannungsinduktionen, Vertiefungen und das Vorlesen von Skripts. Das reichte nicht aus, um Sherry zu helfen.

Es schien, dass meine Zertifikate das Papier nicht wert waren, auf dem sie gedruckt waren. Aber ich wusste, was zu tun war. Kurz vor dem Abschluss der Hypnoseschule hatte sich eine Gruppe von Studenten versammelt, um sich ein Video eines professionellen Hypnotiseurs anzusehen, der eine reale Hypnosetherapie-Sitzung demonstrierte. Das war tatsächlich das erste Mal, dass ich eine Hypnosetherapie-Sitzung gesehen hatte. Und ich war hin und weg!

Der Hypnotiseur, Gerald Kein, demonstrierte eine Blitzinduktion, testete den Klienten auf Somnambulismus und regressierte ihn zu einem Kindheitsereignis. Und augenblicklich wusste ich, dass ich genau *das* machen wollte (was auch immer *das* war). Kurz darauf meldete ich mich für das Basic-to-Advanced Hypnosetherapie

Fernausbildungsprogramm an, um die therapeutische Heilung des Ursprungs der Probleme durch Regressionshypnose zu erlernen.

Und so begann eine sehr lange Reise.

In den nächsten neun Monaten studierte und praktizierte ich den Omni-Hypnose-Ansatz der Regressionshypnotherapie. Während dieser Zeit belegte ich weitere Kurse, einführende Beratungskurse, einen Schauspielkurs und absolvierte eine Hospizausbildung. Dies alles gab mir die Basis, die ich für eine effektive Hypnosetherapie brauchte. Aber als ich Stephen Parkhill kennen lernte, wusste ich, dass ich endlich gefunden hatte, wonach ich suchte.

Parkhill, ein Protegé von Gerald Kein, ist der Autor von *Answer Cancer* und Schöpfer von "Healing with the Mind", einem sehr rasanten, aggressiven Ansatz zur Heilung von schwerwiegenden Krankheitszuständen mit Hilfe von "Regression to Cause"-Hypnose. Als sich die Gelegenheit ergab, an einem Live-Training mit Stephen Parkhill teilzunehmen, habe ich den Sprung gewagt. Ich meldete mich sogar freiwillig als "Demo-Einheit" für den Kurs, weil ich die Regressionshypnotherapie von innen her erleben wollte.

Das war nicht was ich mir vorgestellt hatte!

Die Hypnosetherapie-Sitzung begann mit einer kraftvoll induzierten Abreaktion, gefolgt von einer rasanten emotionalen Achterbahnfahrt mit tiefen Einblicken in die Vergangenheit, die in der Entfernung eines Brustknotens endete. Kein Witz.

Das war im Jahr 2003; seitdem sind keine Symptome mehr aufgetreten. Ich glaube nicht nur an die heilende Kraft des Geistes. Ich kenne sie. Die Regressionshypnosetherapie ist DER WEG, um Menschen zu helfen, sich selbst, ihre Beziehungen und ihr Leben zu heilen.

Ich machte weiter und studierte Alchemistische Hypnosetherapie, ein eher spiritueller Ansatz der Hypnosetherapie, der das Augenmerk auf die Zusammenarbeit mit dem Inneren Kind richtet. Ich belegte Kurse in somatischer Heilung und Teilpersönlichkeitsarbeit (auch bekannt als Ego State oder Parts Therapy). Später erhielt ich eine Zertifizierung in Satir Transformational Systemic Therapy (STST), bekannt als Satir-Methode, und lernte Virginia Satirs Ansatz von Parts Work.

Ich absolvierte eine 5-PATH [2] Ausbildung bei Cal Banyan. Dies ist ein eher klinischer Ansatz der Regressionshypnose, der mich lehrte, konsequent in meinem Vorgehen zu sein. Die nächsten zwei Jahre praktizierte ich ausschliesslich 5-PATH. Während dieser Zeit entdeckte ich die Neue Germanistische Medizin (NGM).

NGM geht davon aus, dass Symptome körperliche Ausdrücke von psychologischen Konflikten sind, was genau das widerspiegelt, was mich überhaupt erst zur Heilhypnose gebracht hat - *The Healing Power of Illness*. Die NGMs Theorie der biologischen Konflikte erwies sich in Regressionssitzungen als sehr nützlich, indem sie mir half, die psychologische Ursache des physiologischen Problems eines Klienten zu identifizieren. Dies half auch, eines von Parkhills Grundsätzen zu festigen, dass "Unwohlsein nicht ein Amoklauf des Körpers ist." Der

---

[2] Damals stand 5-PATH für 5-Phase Abreactive Regression Therapy, aber es wurde seither angepasst, um "politisch korrekter" zu sein.

Körper kann keine Entscheidungen treffen. Nur der Verstand kann Entscheidungen treffen.

Leiden, ob körperlich, mental oder emotional, ist immer das Ergebnis einer Erfahrung. Hier müssen wir ansetzen, um das Problem zu lösen. Dies ist die Basis der Regressionshypnosetherapie. Aber bei der Regressionshypnosetherapie geht es nicht darum, die Vergangenheit zu verändern. Es geht auch nicht darum, die Symptome loszuwerden.

Bei der Regressionshypnosetherapie geht es um Heilung des Bewusstseins, das die Symptome als Ausdruck *braucht*. Darum geht es in "Des Teufels Therapie".

Stephen Parkhill sagte: "Jeder kann darüber reden, wie es gemacht wird." Nun, das ist genau das, was ich jetzt tun werde!

WAS ANDERE DAZU SAGEN

Meine Güte ... wie absolut erstaunlich! Ich konnte nicht aufhören zu lesen!!

"Nachdem sich die gewünschten Erfolge bei mir nicht einstellten, begann ich zu suchen und war kurz davor, entmutigt aufzugeben. Dann habe ich dieses Programm gefunden. Es ist erstaunlich. Genau das, was ich brauchte. So viele Informationen sind enthalten, dass ich voller Zuversicht mit meinen Klienten weitermachen kann im Wissen, dass sie durch Heilung mehr erleben werden." - *Reagan O'Neal, zertifizierte Hypnotherapeutin, Victoria, B.C.*

Ein Geschenk an alle Regressionshypnosetherapeuten

"*Des Teufels Therapie* ist eine wertvolle Ressource! Webbers klarer, prägnanter und kluger Ansatz hilft Praktikern zu verstehen, wie man Regressionshypnosetherapie einsetzt, um körperliche, mentale und emotionale Traumata auf der Bewusstseinsebene, die die Symptome hervorbringt, *effektiv* zu heilen. Sie füllt sämtliche Wissenslücken, die allzu viele Hypnosetherapeuten nach ihrer Ausbildung haben, präzise und mit Witz. Webber schreibt in einem reizenden, spielerischen und leicht zu lesenden Stil, während man über ihr tiefes Verständnis und ihre Offenheit ihr Wissen zu teilen, staunt. *Des Teufel's Therapie* ist ein Geschenk für Regressionstherapeuten auf der ganzen Welt und *Pflichtlektüre* für neue Hypnosetherapeuten, die den Wunsch haben, die vollständigen und praktischen Anwendungen der Regression zu verstehen." - *Stephanie Conkle, Profound Somnambulismus Ausbilderin, Georgia, USA*

Sollte Pflichtlektüre für Zertifizierungskurs sein

"Immer wenn ich Hypnoseschüler oder -absolventen habe, die tiefer in den Kaninchenbau der Regressionstherapie dringen wollen, empfehle ich *Des Teufels Therapie*. Wendies tiefgründiger, seriöser und doch humorvoller und persönlicher Blick darauf, wie man tiefe und dauerhafte Veränderungen erzielen kann, sollte Pflichtlektüre in Zertifizierungs- und fortgeschrittenen Hypnosetrainingskursen sein." - *Beryl Comar. Entwicklungsspezialistin für emotionale Intelligenz, Autorin: HypnoDontics*

Wirft ein helles Licht auf Hypnose, Heilung & Regression

"Wendie übermittelt ihr Werk mit Enthusiasmus, Passion und vor allem mit einem tiefen Wissen und Liebe zum Thema Heilung. Ihr Mitgefühl und Wohlwollen kennen keine Grenzen. Sie ist eine Quelle des Wissens und der Expertise in vielen Bereichen. Eine bemerkenswerte Dame, die ein helles Licht auf die phänomenale Welt der Hypnose, Heilung & Regression wirft. Die Beste auf ihrem Gebiet!" - *Jacquelyn Haley, JSH Hypnosis, Wales, UK*

Ein Hochgenuss!

"*Des Teufels Therapie* ist ein Genuss! Das Buch fesselte meine Aufmerksamkeit während der ganzen Lektüre. Ich schätzte den fliessenden Übergang zu den Lektionen, die ich faszinierend fand. Ich konnte alle Techniken anwenden, denn sie machen für mich absolut Sinn. Ich empfehle dieses Buch jedem, der anwendbares Wissen für seine Therapien oder einfach eine sehr unterhaltsame und interessante Lektüre haben möchte." - *Paul Challenger Hypnotherapie, Grand Cayman, Cayman Islands*

Das perfekte Werkzeug, um die allerbesten Ergebnisse zu erzielen

"Wendie ist eine der hervorragendsten Regress-to-Cause-Instruktorinnen, die es gibt. Ihr Verständnis dafür, wie man mit R2C grossartige Ergebnisse erzielen kann, ist unübertroffen. Dieses Buch enthält ihre ganze Weisheit sowie ihr Verständnis des Themas und ist das perfekte Werkzeug für alle, die in der Lage sein wollen, grosse Erfolge mit ihren Klienten zu feiern." - *Ines Simpson, Das Simpson Protokoll, SimpsonProtocol.com*

Take a Walk on the Wild Side

"Meine Lieben – Regression gilt als der absolute Porsche in der Hypnosetherapie. Macht euch nun bereit, den Porsche sogar als Cabrio-Variante zu fahren - dank Wendie Webber! Dreht die Musik auf - Lou Reeds Lied "Take a walk on the wild side" spielt im Radio. Vorsicht mit dem Gaspedal, denn mit Wendie Webbers Buch im Navigationssystem kommt ihr nah an die Tempolimite! Rock n' Roll - das Teufelchen sitzt auf dem Beifahrersitz! Yeah! Geniesst die Fahrt!" - *Barbara Scholl, OMNI & HypnoKids® Instruktorin, Zürich, Schweiz*

Ein neuer Blick auf die Hypnosetherapie

"*Des Teufels Therapie* ist die erfrischendste Betrachtung der Hypnosetherapie, die ich seit Jahren gelesen habe. Der bodenständige Stil - "Menschen zahlen nicht für Hypnose. Sie zahlen für Ergebnisse"- zusammen mit Wendie's theoretischem Fundament, das uns ermöglicht, konstante Ergebnisse zu erzielen, machen dieses Buch zu einem 'MUSS' in meiner Bibliothek wichtiger Bücher ausgebildeter Wegbereiter und Vordenker. Ich empfehle dieses Buch jedem, der daran interessiert ist, etwas über unseren Verstand und seine Funktionsweise zu erfahren." - *Bunny Vreeland, Ph.D,. Upgrade Your Life With Dr. Bunny, Klinische Hypnotherapeutin, Coach, Autorin, Kalifornien, USA*

Ein führendes Ressourcenbuch für den seriösen Praktiker

"*Des Teufels Therapie* ist ein höchst beeindruckendes Werk, von dem zweifellos jeder Regressionshypnotiseur profitieren wird, und zwar auf jeder Erfahrungsebene. Wendie Webber teilt in ihrer herrlich fesselnden Art ihr enormes Wissen über die Macht des Geistes und den Einsatz von Hypnose zum Zweck der emotionalen, verhaltensbezogenen und körperlichen Heilung. Ein führendes Ressourcenbuch für den ernsthaften Praktiker.» - *Helga Rahn, Inner Harmony Hypnosis, Rochester, NY, USA*

Ein "Must-Have" für die moderne Praxis

"Es ist nicht nur ein gutes Hilfsmittel für Anfänger, das aufzeigt, worauf man beim Einrichten und Bekanntmachen einer Praxis achten soll, sondern auch für erfahrene und fortgeschrittene Therapeuten, die nach dem 'Etwas' suchen, das ihnen bei 'dem speziellen Klienten' hilft. Wendie hat eine enorme Erfahrung und dieses Handbuch hat einen festen Platz in meinem Bücherregal für 'Wenn ich es brauche." - *Piers Day, zertifizierter professioneller Hypnoseausbilder, Suffolk, UK*

Eine bemerkenswerte Synthese der besten Techniken in der Hypnosetherapie

"*Des Teufels Therapie* ist eine bemerkenswerte Synthese der besten Techniken der Hypnose - mit zahlreichen lehrreichen Anekdoten, die von Mythen bis zur Popkultur stammen. Eine unverzichtbare Lektüre für den zeitgenössischen Hypnosetherapeuten." - *Spencer Todd, Coquitlam, BC*

INHALTSVERZEICHNIS

WARUM MAN DIESES BUCH LESEN SOLL	i
WIE ICH ZUR HYPNOSE KAM	iii
WAS ANDERE DAZU SAGEN	ix
VORWORT	1
KAPITEL 1: Warum der Teufel?	3
KAPITEL 2: Märchen der Gebrüder Grimm: Des Teufels Russiger Bruder	23
PHASE 1: VORBEREITEN	29
KAPITEL 3: Der Erfolg Liegt in der Vorbereitung	31
KAPITEL 4: Vorgespräch Durchführen	41
KAPITEL 5: Den Klienten Aufklären	57
KAPITEL 6: Testen & Regression Vorbereiten	85
KAPITEL 7: Die 4 Schritte	101
zur Universellen Heilung	101
KAPITEL 8: Emotionales Loslassen	123
KAPITEL 9: Nicht Hinschauen	135
PHASE 2: TRANSFORMIEREN	149
KAPITEL 10: Altersregression (R2C)	151
KAPITEL 11: Suche eine Brücke zur Vergangenheit	159
KAPITEL 12: Lokalisiere den ISE	183
KAPITEL 13: Enthülle die Geschichte	203
KAPITEL 14: Parts-Therapie	225

KAPITEL 15:	245
Innere-Kind-Arbeit	245
KAPITEL 16: Die Zeit, die es Braucht	261
PHASE 3: ÜBERPRÜFEN	265
KAPITEL 17: Teste die Ergebnisse	267
KAPITEL 18: Die Einzig Wahre Prüfung	287
KAPITEL 19: Vergebungsarbeit	303
KAPITEL 20: Loslassen & Zurückfordern	321
KAPITEL 21: Ein Echtes & Nachhaltiges Ergebnis	343
KAPITEL 22: Alles ist eine Geschichte	355
Empfohlene Lektüre	373
Glossar der Begriffe	393
VERZEICHNIS	407
Wendie Webber	416

VORWORT

Als Achtzigjähriger im Ruhestand dachte ich, dass ich nach fast sechzig Jahren Praxis und Forschung auf dem Gebiet der Hypnosetherapie bereits alles von Bedeutung gelesen hatte, sowie vieles Unbedeutendes. Während dieser Zeit war es mein Privileg, einer der wenigen akkreditierten Prüfer in diesem Fach zu sein. Als solcher oblag es mir, in jeder der mir vorgelegten Arbeiten Fehler in der Argumentation und in den Fakten zu finden und entsprechend zu bewerten. Mit diesem Hintergrund und dieser Voreingenommenheit habe ich Wendie Webbers *Des Teufels Therapie* gelesen.

Es liegt nicht in meiner Natur unbedacht gute Noten zu vergeben, aber für mich verdient dieses Buch in jedem Aspekt seiner Darbietung eine hohe Auszeichnung. Wendie hat eine aufschlussreiche und wissenschaftliche Herangehensweise an die Hypnosetherapie gezeigt, die meiner Meinung nach alles übertrifft, was mir bisher begegnet ist. Hinzu kommt eine höchst lesenswerte Erzählung plus eine Erklärung jedes einzelnen Schrittes auf dem Weg durch dieses Meisterwerk, was es sehr schwierig macht, auch nur für eine Tasse Tee oder Kaffee innezuhalten.

Über die Geschichte der Hypnosetherapie ist schon oft geschrieben worden, aber die chronologische Abhandlung der Geschichte ist von dieser Autorin gekonnt in Angriff genommen worden. Sowohl der Aufbau wie ihre Recherchen sind tadellos. Es entging mir auch nicht, dass die verwendeten Illustrationen und Metaphern sehr relevant für den Inhalt sind und das geschriebene Wort untermauern, um so die angesprochenen Themen doppelt so einprägsam zu machen.

Im gesamten Buch, in jedem Kapitel, wird jeder Aspekt der Argumentation durch Logik untermauert und durch Metaphern auf so erhellende Weise veranschaulicht, dass das Interesse des Lesers das ganze Buch hindurch erhalten bleibt.

Unterhaltsam und inspirierend zu lesen wie ein Roman sowie eine massgebliche Unterstützung für jeden, der in diesem Bereich tätig ist oder es werden möchte. Zusätzlich zu ihren eigenen Spezialgebieten, gibt sie eine prägnante und gründliche Beschreibung all jener Therapien, die zur Hauptsache auf der Hypnosetherapie basieren.

Meiner Erfahrung nach ist es selten, so viele Qualitäten zu finden, die alle mit überlegener Intelligenz und angeborener Intuition kombiniert sind. Dies ist ein Buch, das ich als *Pflichtlektüre* für jeden Therapeuten in jeder Disziplin innerhalb der Rubrik der helfenden Berufe und als Qualitätslektüre für die allgemeine Öffentlichkeit betrachte.

Bryan J Perry (Dip Hyp SA) (Grad Dip Health Ed)

KAPITEL 1:
Warum der Teufel?

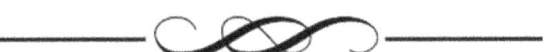

Herkömmlich wird alles, was nicht den kulturell akzeptierten Werten und dem Denken der aktuellen Zeit entspricht, als Werk des *Teufels* angesehen. Nimm zum Beispiel den Aderlass. Es gab eine Zeit, da war der Aderlass eine akzeptierte präventive und medizinische Behandlung. Naturheiler, die sich weigerten, diese Behandlung durchzuführen, wurden beschuldigt, das Werk des Teufels zu tun. Laienheiler, die Geburten, Krankheiten und Verletzungen mit Hilfe von Kräutern und Volksmedizin behandelten, wurden gefoltert und für ihr böses Tun hingerichtet.

Heute haben wir Chemotherapien. Körper und Geist werden als getrennt betrachtet und entsprechend behandelt. Jeder natürliche Ansatz zur Heilung wird als wissenschaftlich unseriös und daher als suspekt angesehen. Dazu gehört auch die Hypnose. Hypnosetherapie[3] wird immer noch als Alternativkultur angesehen. Immerhin ist es kein Aderlass; es ist keine Chemotherapie. Es setzt auf *Selbst*heilung, was den Blick nach innen verlangt, um *mit* dem Unterbewusstsein zu arbeiten.

---

[3] Ich unterscheide zwischen einem Hypnositeur und einem Hypnosetherapeuten. Für unsere Zwecke ist ein Hypnotiseur jemand, der hypnotisiert. Hypnosetherapeut ist die Bezeichnung für jemand, der Hypnose zum Heilen einsetzt unter Anwendung von Altersregression und anderen therapeutischen Methoden.

Wenn es eine Hölle gibt, dann ist sie dort.

Die Hölle ist im Inneren. Es ist *der Schatten*, das Territorium des Unterbewusstseins, wo all unsere instinktiven und primitiven Triebe zur Selbsterhaltung und Fortpflanzung existieren. Dies ist ein Ort der scheinbar irrationalen Gefühle und instinktiven Energien wie Leidenschaft, Wut und die vier Fs von Furcht, Frust, Feigheit und Faulheit.

Verdrängen wir ein Teil von uns, geht es nicht weg. Es geht in den Untergrund. Wenn wir ein Teil von uns verleugnen, ablehnen, verurteilen oder verachten, wird es in den *Schatten* verdrängt. Von dort aus kann es Verheerungen anrichten - körperliche, geistige, emotionale und spirituelle - indem es mit Hemmungen oder exzessiven Trieben uns versklavt. Solange wir sie nicht zurückerobern, sind diese verleugneten Energien im Inneren gefangen und machen unsere Psyche zur Hölle auf Erden.

Das ist die Hölle. - **Stephen Parkhill**

Der Teufel repräsentiert alles, was dem Lauf der Dinge zuwiderläuft. Alles, was als inakzeptabel angesehen wird, muss verleugnet oder abgelehnt und direkt in die Hölle geschickt werden. Wenn du dich von unangenehmen Gefühlen und unbewussten Trieben oder Impulsen befreien willst, musst du zum Teufel gehen, denn das Unterbewusstsein ist seine Domäne.

Der Teufel, sagst du?

Auf Englisch heisst Teufel "devil" und stammt eigentlich aus demselben Wortstamm wie das Wort Göttlichkeit (devi/deva). Frühzeitlichen Lehren zufolge gab es am Anfang ein Zwillingspaar von

Göttern. Einer herrschte über den Himmel, der andere über die Erde. Wie Yin und Yang arbeiten die Zwillinge partnerschaftlich zusammen. Sie waren nicht wirklich voneinander getrennt. Der eine leitete das Firmenbüro - der andere arbeitete im Feld. Die Schöpfung zu managen, war schliesslich eine grosse Aufgabe. Diese Aufgabenteilung war zumindest praktisch. Im Altertum glaubte man, um zu bekommen was man wollte, man den richtigen Gott anflehen musste. Wenn man Dinge des Himmels wollte - immaterielle Dinge wie Frieden, Liebe, Freude, Dankbarkeit - musste man nach oben gehen. Wenn man materielle Dinge wollte - Gold, Erfolg auf dem Schlachtfeld, Ruhm, weltliches Wissen, körperliche Heilung, einen neuen Hintern - ging man zum Teufel.

Traditionell ist der Teufel für die materielle Welt zuständig. Alles was unsere irdische, physische Existenz ausmacht - einschliesslich des Körpers - ist die Domäne des Teufels.

Das Problem mit Gut & Böse

Der Ursprung des Teufels, wie wir ihn heute kennen, kann man im monotheistischen hebräischen Kult von YHVH (Jahwe) finden. Ursprünglich hatten sie ein Pantheon von Göttern und Göttinnen, bekannt als Elohim. Es gab für alles einen Gott. Die Zusammenlegung auf einen einzigen Gott half sicherlich, die Dinge zu vereinfachen. Aber die Idee eines allmächtigen, allgütigen Gottes schuf ein logistisches Problem.

Die Tatsache, dass alles Leben Schmerz und Leid ist, entging den frühen Hebräern nicht. Ein allmächtiger Gott konnte doch sicherlich ein Leben *ohne* all den Schmerz und das Leid erschaffen. Wenn er das *nicht* täte, dann wäre er logischerweise nicht ausschliesslich gut. Wenn er eine Welt ohne Schmerz und Leid schaffen *wollte* und es *nicht konnte*, dann konnte er logischerweise nicht allmächtig sein.

Die Lösung war, den Zwillingsgöttern einen neuen Dreh zu geben. Den allmächtigen, allgütigen Gott behalten und den anderen zu einem kleinen Scheisskerl machen, dem man die Schuld in die Schuhe schieben kann! Und so entstand der Teufel, auch bekannt als Satan.

Diese Praxis des Sündenbocks wurzelt wahrscheinlich in einem alten syrischen Brauch, bei dem anlässlich der Hochzeit des Königs eine Ziege in die Einöde von Alini getrieben wurde, um die Gemeinschaft rituell zu reinigen, indem sie Übel (nicht Sünden) wegtrug. Während die Lösung einen Sündenbock zu haben für die Jahwisten funktionierte, schuf sie ein neues Problem. Gut und Böse wurden voneinander getrennt. Sie sind relevante Begriffe; zwei Seiten der gleichen Medaille. Die Trennung von Gut und Böse schafft einen Konflikt im Geist! Das ist die Hölle.

Pleased to meet you, hope you guessed my name ... -
Rolling Stones

Das Wort Satan bedeutet Widersacher oder Gegner oder Feind. Es ist etwas oder jemand, vor dem wir uns sträuben. Äusserlich kann er die Gestalt eines Feindes, eines rivalisierenden Stammes oder ihres heidnischen Gottes annehmen. Innerlich kann er die Form von Angst oder Lust annehmen, die ein unerwünschtes (sündiges) Verhalten antreibt, wie z.B. exzessives Rauchen, Essen, Spielen, Trinken, Sex, usw. Klingt das bekannt?

Was etwas böse macht liegt in den Augen des Betrachters. Wenn etwas oder jemand als Quelle des Unheils wahrgenommen wird, kommt es in der Regel zu Widerstand. Ob es sich um einen benachbarten Stamm oder ein unangenehmes Gefühl handelt, die Tendenz ist zu versuchen, es loszuwerden. Dies ist der Grund für Krieg.

Interessanterweise rät die Bibel in Matthäus 39: "… ihr nicht widerstreben sollt dem Übel …" Carl Jung griff diese Weisheit auf, als er schrieb: "Was Sie widerstehen, bleibt."

Licht & Dunkelheit

Die frühen Ägypter, die mit der unbegreiflichen Natur des Göttlichen konfrontiert waren, erfanden ein Pantheon von Göttern als symbolische Repräsentationen der vielen Attribute der Gottheit. Set (oder Seth, Setan oder Seteh), war das ägyptische Äquivalent des Teufels, der übrigens auch einen Bruder-Gott hatte. Set war der Gott der Wüste, der Stürme, der Dunkelheit und des Chaos. Wollte man Macht über die Kräfte des Chaos und der Dunkelheit, rief man Set an.

Einer der ältesten ägyptischen Götter war der Sonnengott Ra, der alle Formen des Lebens herbeirief, indem er ihre geheimen Namen aussprach. Dieser Glaube findet sich in den Schöpfungsmythen sowohl der Kabbalisten als auch der australischen Ureinwohner wieder. Ra war die Quelle des Lichts und der Spender des Lebens. Wenn man starb, ging man zurück ins Licht. Man ernährte sich vom Licht und wurde von ihm genährt. Und man wurde eins mit dem Licht.

Offensichtlich gibt es nichts Neues über das neue Zeitalter. Aber mit der Zeit wurden die Ägypter materialistischer und wortgetreuer in ihrem Denken. Die Götter wurden als unabhängige Gottheiten betrachtet, mit denen man verhandeln konnte, um die gewünschten

Ziele zu erreichen. Die *Reichtümer im Himmel,* die man nach dem Tod erwarten konnte, änderten sich von übernatürlichem Licht zu tatsächlichen Dingen. Jetzt konnte man sie mitnehmen. Die Vorbereitung auf den Tod wurde zu einem sehr wichtigen Teil des täglichen Lebens.

Es gab viele Tempel und Heiligtümer in Ägypten, alle waren einem anderen Gott gewidmet. Wollte man, dass die Arbeit richtig erledigt wurde, musste man den entsprechenden Gott beauftragen. Und das Geschäft blühte für diejenigen, die die Aufträge für die Götter von Privatpersonen entgegennahmen.

Als Amenhotep IV. 1380 v. Chr. den Thron bestieg, änderte er seinen Namen in Echnaton (zu Ehren des Sonnengottes Aton, den er mit Ra gleichsetzte) und machte sich sofort an die Arbeit für soziale Reformen, zu denen auch die Abschaffung des Polytheismus gehörte. Wie zu erwarten war, stiessen Echnatons Versuche, Ägypten zum Monotheismus zurückzuführen, auf starken Widerstand. Und bald hatte er den Ruf eines Ketzerkönigs.

Als seine Pläne zur Umstrukturierung der Gesellschaft scheiterten, führte Echnaton seine treuen Anhänger hinaus in die Wüste, um in Ruhe dem einen wahren Gott zu huldigen. Interessanterweise stellte Freud die Theorie auf, dass Echnaton und der biblische Prinz von Ägypten, Moses, ein und dieselbe historische Figur waren. Nachdem er eine Stadt in der Wüste gebaut hatte, in der die Gläubigen Aton verehren konnten, regierte Echnaton weitere 17 Jahre. Nach seinem Tod, irgendwann um 1336 v. Chr., wurden alle Beweise für seine Existenz vernichtet, einschliesslich seiner Stadt. Und die kulturell akzeptierten Schreine und Tempel vieler Götter florierten und gediehen weiterhin.

Alter Grieche!

Die Griechen liebten alles Ägyptische. Alexander (der Sehr Gute) brachte viele Bräuche und Praktiken mit nach Griechenland, darunter auch die Schlaftempel. Diese Heilungstempel boten einen Rahmen, in dem Menschen, die an verschiedenen Krankheiten litten, Rituale und Reinigungsriten durchführen konnten, bevor sie in einen induzierten *Schlaf* traten.

Die alten Griechen praktizierten auch Sündenbockrituale, indem sie einen Krüppel, Bettler oder Verbrecher, Pharmakos genannt, auswählten, der als Reaktion auf eine Krise oder Naturkatastrophe aus der Gemeinschaft verstossen werden sollte. Interessanterweise wurde aus dem Begriff "pharmakos" später der Begriff "pharmakeus", der sich auf "eine Droge, einen Zaubertrank, einen Drogisten, einen Giftmischer und im weiteren Sinne auf einen Magier oder einen Zauberer" bezieht. Eine Abwandlung dieses Begriffs ist "pharmakon", ein komplexer Begriff, der Sakrament, Heilmittel, Gift, Talisman, Kosmetik, Parfüm oder Rauschmittel bedeutet. Daraus hat sich der moderne Begriff "Pharmakologie" entwickelt[4].

Die Griechen nahmen Heilung sehr ernst und zeichneten alles auf. Archäologen entdeckten in den Ruinen des Tempels von Epidaurus über 100'000 dokumentierte Heilungen. Es ist keine Überraschung, dass die Schlaftempel an Beliebtheit gewannen und bald von den Römern und später von den frühen Christen übernommen wurden. Dann, um das Jahr 1000 n. Chr., brachte die Kirchenreform diese Heilpraktiken in Verruf. Als die Kirche an Macht gewann, galt es als

---

[4] Quelle: Wikipedia

ketzerisch, direkten Kontakt mit dem Göttlichen zu suchen. Was einst gut gewesen war, war nun *böse*.

Es ist eine Wissenschaft!

Im Mittelalter (als die Erde noch flach und die Holzfällerei noch nicht erfunden war) lebten die Menschen in kleinen Gemeinschaften, die durch weite Waldgebiete getrennt waren. Es gab immer Männer oder Frauen, die allein am Waldrand lebten, meist Hebammen und Heiler. Das Leben in der Nähe der Natur erlaubte es ihnen, ihre Heilmittel zu sammeln und sich von dem lokalen Gesindel fernzuhalten.

Bei Bedarf wurden diese Heilpraktiker aufgesucht, aber ansonsten waren sie für die Dorfbewohner von geringer Bedeutung. Das heisst, bis die Inquisition ins Land zog.

Die Inquisitoren waren Profis. Viele waren Mediziner, deren Motiv es war, die rationalisierte wissenschaftliche Medizin zu fördern. Schnell betitelten sie die alten Methoden als ketzerisch. So gerieten vor allem die Volksheiler ins Visier der Verfolgung und die Scheiterhaufensaison begann. Ansichten zu vertreten, die der kirchlichen Lehre widersprachen, wurde bald zu einem lebensbedrohlichen Zustand!

Als der Astronom Kopernikus (1473 - 1543) die Theorie aufstellte, dass sich die Sonne und nicht die Erde im Zentrum des Universums befinde, behielt er seine Ansichten für sich. Als Ketzer gebrandmarkt zu werden, würde seine Familie in Verruf bringen und konnte mit Gefängnis oder sogar dem Tod enden. Erst auf dem Sterbebett wagte er es, seine ketzerischen Ansichten zu veröffentlichen.

In den späten 1700er Jahren begann ein deutscher Arzt namens Franz Mesmer, eine neue Form der Heilung zu entwickeln, die er *Animalischer Magnetismus* nannte. Als sich Geschichten über Wunder verbreiteten, geriet Mesmer ins Visier der etablierten Ärzteschaft (Aderlass). Und schon bald wurden Mesmers ketzerische Praktiken verleugnet. Die Wissenschaft, so schien es, war das neue *Gute*.

Mesmerisiert

Glücklicherweise überlebte der Mesmerismus und fand schliesslich seinen Weg nach Amerika. Irgendwann um 1836 hielt ein französischer Mesmerist namens Charles Poyen einen Vortrag in Belfast, Maine. Phineas Parkhurst Quimby, ein Uhrmacher, war von Poyen so beeindruckt, dass er seinen Beruf aufgab, um Mesmerist zu werden und schliesslich zum bekanntesten Geistheiler Amerikas wurde.

Etwa zur gleichen Zeit wie Quimby hatte der schottische Neurochirurg James Braid begonnen, mit eigenen auf dem Mesmerismus basierenden Methoden zu experimentieren. Braid versuchte, einen wissenschaftlicheren Ansatz zu entwickeln, den er Rationaler Mesmerismus und später Neuro-Hypnose (von Hypnos, dem griechischen Gott des Schlafes) nannte.

Braid versuchte später den Namen zu ändern, um das Konzept der *geistigen Konzentration auf eine einzige Idee* genauer zu betonen, aber der Begriff Monoideismus setzte sich nie durch. Als Braid persönlich vom Klerus der satanischen Agentur angegriffen wurde, ging die Hypnose den Weg des Teufels.

In Amerika dokumentierte Quimby in angemessener wissenschaftlicher Manier sorgfältig seine Meinungen, Überzeugungen und Techniken über einen Zeitraum von 15 Jahren. Leider lieh er seine

Manuskripte einer ehemaligen Patientin, Mary Patterson (die später Mary Baker wurde, dann Mary Baker Edy), die sie nie retournierte (vielleicht weil sie zu sehr damit beschäftigt war, zu heiraten und die Christian Science Church zu gründen).

Erst 1921, 55 Jahre nach seinem Tod, fanden die Manuskripte ihren Weg zurück zu Quimbys Familie. Quimby stellte die Theorie auf, dass Patienten die Kraft besitzen, sich selbst zu heilen, vorausgesetzt, sie haben sowohl die Motivation als auch die Mittel dazu. Er stellte ausserdem die Theorie auf, dass 70% aller Krankheiten durch falsche Glaubenssätze verursacht werden.

Er praktizierte eine stille Heiltechnik, bei der er die Krankheit des Patienten erfühlte, ein Bild erstellte, um sie darzustellen, das Bild veränderte und *es zurückschickte*. Quimby wird die Heilung von über tausend Menschen während dieser Zeit zugeschrieben.

Was nützt ein Glaubenssatz, wenn er nicht dem Leben dient? - **Pineas Parkhurst Quimby, 1862**

Inzwischen lehnte die Kirche, die auf Quimbys Heilungsprinzipien gegründet worden war, die Hypnose ab. Was einst gut war, ging nun den Weg von Mesmers Animalischem Magnetismus, von den ägyptischen und griechischen Schlaftempeln und vom Pantheon der Götter – und landete direkt auf Freuds Couch.

Psychotherapie

Der Neurologe Sigmund Freud[5] (1856 - 1939) studierte zusammen mit dem bekanntesten Neurologen in Europa, Jean-Martin Charcot, der sich auf das Studium der Hysterie und der Hypnose-Suggestionsfähigkeit spezialisiert hatte. Freuds Einsatz der Hypnose diente jedoch dem Zweck, starke emotionale Energien, die verdrängt worden waren, aufzuspüren und freizusetzen.

Verdrängung wird definiert als "unbewusstes Ablehnen von Gedanken und Impulsen, die mit konventionellen Verhaltensnormen in Konflikt stehen." Der Psychologe Carl Jung, ein Schüler Freuds, stellte die Theorie auf, dass widersprüchliche Ideen, Wünsche und Emotionen dazu führen, dass wir den Kontakt zu unserem Kern verlieren, was uns vom Bewusstsein unserer ursprünglichen Integrität trennt. Indem wir unbewusst Teile von uns selbst verdrängen, unterdrücken und verleugnen, koppeln wir uns energetisch von unserem Selbst ab.

Die Aspekte von uns, die wir verleugnet, abgelehnt und verurteilt haben, werden dann zur Hölle verurteilt. Einmal in den Schatten verbannt, werden sie in unserem Leben Verheerung anrichten, bis wir sie wiedererlangen. Diese Abtrennung in unserer Psyche ist tatsächlich die Wurzel aller Probleme. Es ist diese kollektive Idee des Getrenntseins, die Jung als den Teufel ansah.

Psychobiologie

Hippokrates (ca. 460 v. Chr. - ca. 370 v. Chr.) gilt als der Vater der modernen Medizin. Er beobachtete, dass der Körper intelligent ist und

---

[5] Freud wird als Begründer der Psychoanalyse angesehen

alle Informationen hat, die er braucht, um sich selbst zu heilen. Hippokrates nannte dies die Heilkraft der Natur.

Mesmer (1734 - 1815) nannte diese Kraft Animalischer Magnetismus. Aber lange vor Mesmer oder Hippokrates studierten die Ärzte Chinas die Bewegung von Qi oder Ch'i durch das Energiesystem der Körpermeridiane (1700 v. Chr.).

Die ayurvedischen Ärzte Indiens (1500 v. Chr.) arbeiteten mit einem System von Chakren, radförmigen Energiezentren, die mit Hauptnervengeflechten korrespondieren, die entlang der Wirbelsäule liegen. Diese Nervengeflechte dienen dazu, entweder sensorische Botschaften an das zentrale Nervensystem (ZNS) zu übermitteln oder motorische Impulse vom ZNS weg zu den Geweben, z. B. den Muskeln, zu tragen.

Es bleibt zwar ein Rätsel, wie diese Heilkraft genau funktioniert, aber eines ist sicher: Stress[6] blockiert den natürlichen Fluss. Das «American Institute of Stress» schätzt, dass zwischen 75 % und 90 % aller Besuche bei primären Gesundheitsdienstleistern auf stressbedingte Beschwerden zurückzuführen sind. Zu diesen Beschwerden gehören Probleme mit:

- Ängsten

- Schlaf

- Gesundheit

---

[6] Alexander Loyd, *The Healing Code* (2013). Dieses Buch beinhaltet viele wertvolle Informationen über die Auswirkung von Stress in wortwörtlich jedem erdenklichen Bereich und bietet dir eine grossartige Quelle, um dich und andere zu informieren über die Ursachen von Krankheiten und wie Heilung geschehen kann.

- Gewicht

- Darm

- Haut

- Selbstvertrauen

- Selbstwertgefühl

- Beziehungen

- Gewohnheiten und mehr.

Stress stört unseren Schlaf. Er hemmt unsere Fähigkeit, klar zu denken und gute Leistungen zu erbringen. Und die meisten schlechten Angewohnheiten begannen als eine Art der Stressbewältigung. Schlafprobleme, Gewichtsprobleme, Darmprobleme wie das Reizdarmsyndrom (IBS) und die gastroösophageale Refluxkrankheit GERD, Hautprobleme wie Ekzeme und Schuppenflechte und viele andere chronische Erkrankungen haben ihre Wurzeln im Stress.

Es ist bekannt, dass Stress die Immunfunktion hemmt und zu Allergien, Asthma, Rheuma und sogar Krebs beiträgt. Die aktuelle Forschung untersucht den Zusammenhang zwischen Stress und Alzheimer. Aber was ist Stress? Für unsere Zwecke ist Stress einfach die natürliche Reaktion des Körpers auf jede wahrgenommene Bedrohung, sei sie real oder nur eingebildet.

Das Nervensystem des Körpers ist darauf ausgelegt, uns am Leben zu erhalten. Wenn also bewusst oder unbewusst eine Gefahr wahrgenommen wird, geht das Nervensystem in Alarmbereitschaft. Wenn das passiert, werden Stresshormone in den Blutkreislauf ausgeschüttet, um den Körper auf Notfallmassnahmen vorzubereiten. Hormone wie Cortisol und Adrenalin überschwemmen das System und lassen das Herz schneller schlagen, die Muskeln sich anspannen, den Blutdruck ansteigen und die Atmung schneller werden. Alle Sinne werden schärfer.

Sobald die Bedrohung vorbei ist, entlässt der Körper diese Hormone aus dem System und man kehrt in einen normalen Zustand der Ruhe und Entspannung zurück. Aber während wir unter dem Einfluss dieser Stresshormone stehen, sind wir fokussierter, unsere Reaktionszeit ist schneller, und wir haben mehr Kraft und Ausdauer, was besonders nützlich ist, wenn man zufällig einem Säbelzahntiger gegenübersteht! Was nicht gut ist, ist chronischer Stress.

Das moderne Leben hat dazu geführt, dass wir uns überfordert fühlen. Während wir selten tatsächlich Raubtieren oder Bedrohungen für unser Leben begegnen, haben wir chronische Stressoren, die die Kampf-Flucht-Reaktion des Körpers auslösen. Wir haben zu viel zu tun und nicht genug Zeit, um alles zu erledigen. Wir werden von zu vielen Informationen überflutet. Wir haben zu viele Verantwortlichkeiten. Wir streiten uns mit dem Ehepartner, den Kindern, dem Chef; haben Stress wegen Geld, Bürokratie, sozialen Medien usw.

Maude, eine Zeichentrickfigur aus den *Simpsons*, meint augenzwinkernd: "Der meiste Stress wird durch drei Dinge verursacht: Geld, Familie, und Familie ohne Geld." Das ist witzig, weil es allzu oft wahr ist. Das Problem ist, dass der Körper den Unterschied zwischen einer realen und einer psychologischen Bedrohung nicht kennt. Er reagiert auf unsere Wahrnehmung einer Bedrohung, als ob es sich um eine Leben-oder-Tod-Situation handelt. Diese chronischen Stressoren halten den Körper in Alarmbereitschaft und überschwemmen ihn ständig mit Stresshormonen, die jedes System im Körper stören. Sie unterdrücken die Immunfunktion und verlangsamen die Heilung. Sie verschlimmern Entzündungen und verstärken Muskel- und Gelenkschmerzen. Sie tragen zu Schlaflosigkeit und Müdigkeit bei, strapazieren uns buchstäblich und lassen uns vorzeitig altern.

Überschüssiges Cortisol tötet tatsächlich Gehirnzellen ab, was zu geistiger Unschärfe, Vergesslichkeit und Verwirrung führt. Cortisol beeinflusst die Stoffwechselfunktion, die den Blutzucker reguliert. Hattest du nicht schon einmal Heisshunger auf Kohlenhydrate? Ein weiteres stressbedingtes Hormon, Noradrenalin, spielt vermutlich eine Rolle bei der Aufmerksamkeitsdefizit-Hyperaktivitätsstörung (ADHS), bei Depression und bei Bluthochdruck.

Dr. Gerd Hamer von der Neuen Germanischen Medizin (NGM)[7] sagt, dass "der Ursprung jeder Krankheit eine Lebenserfahrung ist." Er glaubt, dass Krankheitssymptome einem biologischen Zweck des Überlebens dienen. Jede Erfahrung, ob real oder symbolisch, die in irgendeiner Weise als bedrohlich empfunden wird, registriert sich als Läsion im Gehirn. Die Organe, die von diesem Teil des Gehirns kontrolliert werden, beginnen dann sich als Symptome zu äussern.

Dies legt nahe, dass alles, auch körperliche Leiden, mit einer Wahrnehmung im Geist beginnt. Ändert man die Wahrnehmung, wird der Körper folgen. Das körperliche Verhalten oder die emotionale Reaktion wird sich dann gemäss dem Selbstheilungssystem der Natur selbst korrigieren, so wie es Hippokrates beobachtet hat.

---

[7] www.germannewmedicine.ca

Es ist klar, dass wir als Spezies auf das Überleben programmiert sind. Unsere biologische Programmierung bei der Geburt beinhaltet grundlegende Instinkte, Stressreaktionen und die Fähigkeit, aus unseren Erfahrungen zu lernen. Aber unser psychisches Wohlbefinden hat viel mit den Erfahrungen zu tun, mit denen wir aufgewachsen sind. Die Art und Weise, wie wir als Kinder behandelt wurden und die Botschaften, die wir von den Menschen um uns herum - Eltern, Lehrern und anderen Autoritätspersonen - erhalten haben, haben geprägt, wie wir als Erwachsene denken, fühlen und uns verhalten.

In den späten 1800er Jahren rieten führende Experten den Eltern und Betreuern, Kinder nicht zu verwöhnen, indem man sie aufhebt, wenn sie weinen, oder indem man sie viel anfasst. Infolgedessen wurden Kinder nach der Uhr und nicht nach Bedarf gefüttert. Als diese Methoden in Heimen angewandt wurden, lag die Sterblichkeitsrate von Kindern unter einem Jahr jedoch oft bei bis zu 100 %. Warum starben diese Säuglinge? Immerhin wurden ihre körperlichen Bedürfnisse befriedigt. Sie wurden ausreichend ernährt, sauber und warm gehalten.

Was ist schiefgelaufen?

Was die Wissenschaft nicht erkannt hat ist, dass unser grundlegendes menschliches Bedürfnis Liebe ist. Der Mensch nimmt Informationen über die fünf Sinne auf. Wir sehen, hören, riechen, schmecken und berühren unsere Umwelt. Das sensorische System des Körpers ist bereits nach sieben Wochen in utero entwickelt. Von der Empfängnis bis zum Alter von etwa sechs Jahren laden wir massive Mengen an Informationen aus unserer Umgebung herunter. Wenn die Dinge, die zu uns als Kind gesagt oder getan werden, als liebevoll wahrgenommen werden, erzeugen sie Gefühle von Komfort und Wohlbefinden. Wenn sie als lieblos wahrgenommen werden, erzeugen sie eine Stressreaktion.

Geist und Körper funktionieren nicht unabhängig voneinander. Alle Gefühle sind die Energie des Nervensystems. Wir spüren diese Energie als Empfindungen und Emotionen im Körper. Unsere Sprache spiegelt dies wider. Wir fühlen Liebeskummer als Herzschmerz. Wenn wir verliebt sind, beschreiben wir Schmetterlinge im Bauch. Depression fühlt sich an, wie eine Last auf der Brust, während Freude als körperliche Leichtigkeit und Gefühl der Freiheit erlebt wird.

Candace Pert, die Bestsellerautorin von *Molecules of Emotion*[8] sagt: "Ihr Körper ist Ihr Unterbewusstsein[9]." Das Unterbewusstsein hält alle deine Erinnerungen fest. Erinnerungen sind Erfahrungen, die einen Eindruck auf das Nervensystem gemacht haben. Der Körper erinnert sich, damit du weisst, wie du in Zukunft zu reagieren hast. Wenn wir jung sind, haben wir nicht die Wissensbasis, von der aus wir zu 100 % genau beurteilen können, was passiert. Viele unserer Wahrnehmungen als Kinder sind einfach unvollständig. Ereignisse, die für das Bewusstsein von Erwachsenen unbedeutend erscheinen mögen, können sich für ein kleines Kind überwältigend anfühlen.

In Abwesenheit von kritischem Denken werden diese Wahrnehmungen nicht auf ihre Richtigkeit überprüft. Sie werden einfach als Wahrheiten akzeptiert, die die Grundlage für das Glaubenssystem bilden. Unser Glaubenssystem sagt uns dann, wer wir sind, wie Beziehungen funktionieren, ob die Welt ein sicherer oder gefährlicher Ort ist und was wir von der Zukunft erwarten können. Daraus wissen wir, ob es im Leben um Mühelosigkeit oder Kampf geht, um Fülle oder Knappheit.

---

[8] Candace Pert, *Molecules of Emotions: The Science Behind Mind Body Medicine (1999)*.
[9] Candace Pert, *Your Body is Your Subconscious Mind*, Audio CD (2004).

Der Teufel hat mich dazu gezwungen.

Bei der Therapeutischen Regressionshypnose geht es um Heilung mit dem Geist. Die Psyche ist nicht-physisch und hat mit Bewusstsein zu tun. Bewusstsein bezieht sich auf die Fähigkeit, sich der eigenen Existenz bewusst zu sein. Es umfasst Wahrnehmungen inklusive Selbstwahrnehmung, sowie Gedanken, Gefühle, Handlungen, Reaktionen und Verhaltensmuster. Daran arbeiten wir!

Das Wort heilen kommt aus dem Altenglischen und bedeutet "ganz machen". Das Ziel ist nichts Geringeres als eine vollständige Auflösung des Problems des Klienten. Da die meisten Probleme, mit denen wir arbeiten, das Ergebnis von Verdrängung, Unterdrückung, Verleugnung und Ablehnung von Teilen des Selbst sind, liegt die Lösung darin, diese Teile zu erkennen, zu akzeptieren, zurückzufordern und zu re-integrieren. Durch diese Linse werden wir den Heilungsprozess der Regressionshypnosetherapie betrachten.

Was den Teufel angeht - ich verstehe es. Einige Leute fühlen sich mit dem Titel dieses Buches nicht wohl. Er löst unangenehme Gefühle und Emotionen aus, die auf unbestrittenen Glaubenssätzen beruhen. Das liegt daran, dass der Teufel in unserer Kultur ein Tabu ist. Aber du kannst dich entspannen. Wenn du bis hierher gelesen hast, mach dich auf eine interessante Reise gefasst, denn der eigentliche Grund, warum ich es *Des Teufels Therapie* benannt habe, ist, dass ich ein Märchen der Gebrüder Grimm verwende, um den gesamten Heilungsprozess der Regressionshypnosetherapie zu illustrieren.

Stephen Parkhill, der Autor von *Answer Cancer*, sagte einmal: "Jeder kann darüber reden, wie es gemacht wird." Nun, das ist genau das, was ich jetzt tun werde.

Im Märchen *Des Teufels russiger Bruder* entdeckst du:

- Die 3 wesentlichen Phasen zum Erzielen nachhaltiger Ergebnisse
- Ein 7-Phasen-Protokoll für Regressions-Hypnosetherapie
- Die 4 Universellen Heilungsschritte
- und vieles, vieles mehr.

In Phase 1 lernst du, weshalb das Geheimnis einer erfolgreichen therapeutischen Regressionshypnosesitzung in der Vorbereitung liegt. Du wirst lernen:

- Wie man eine therapeutische Beziehung aufbaut
- Vorbereitende Aufdeckungs-Techniken
- Wie man den Schlüssel zur Symptomauflösung findet
- Wie man einen therapeutischen Vertrag aufsetzt
- Wie man Klienten testet und für die Regressionstherapie vorbereitet
- Wie man die Klienten für die Ergebnisse verantwortlich macht

In Phase 2 lernst du, wie du den Transformationsprozess der Regressionshypnosetherapie vereinfachen kannst. Du wirst lernen:

- Wie man die zugrunde liegende Ursache findet
- Ein entwicklungspsychologisches Modell
- 3 Schlüsselereignisse im Verlauf der Regressionstherapie

- Wie man eine Brücke zur Vergangenheit findet
- Wie man testet, ob man das kausale Ereignis gefunden hat
- Wie man die wahre Ursache des Problems aufdeckt
- Innere-Kind-Arbeit.

In Phase 3 erhältst du den Schlüssel, um fortdauernde Erfolge erzielen zu können. Du wirst lernen:

- Wie man Änderungen testet und integriert
- Wie man testet, um sicherzustellen, dass das kausale Ereignis eindeutig ist
- Wie man alle Änderungen testen und verfestigen kann
- Der einzig wahre Test der Ergebnisse
- Das Geheimnis der Vergebungsarbeit
- Der Verzeihungstest
- und vieles mehr.

Fangen wir an!

KAPITEL 2:
Märchen der Gebrüder Grimm:
Des Teufels Russiger Bruder

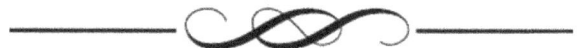

Ein entlassener Soldat hatte kein Geld und wusste nicht, wohin er sich wenden sollte. Also ging er hinaus in den Wald. Und nach einer Weile traf er einen kleinen Mann. Dieser kleine Mann war der Teufel.

Der Teufel fragte den Soldaten: "Was fehlt dir? Du siehst so trübselig aus."

Da sprach der Soldat: "Ich habe Hunger, aber kein Geld."

Der Teufel sagte: "Wenn du dich bei mir verdingst und mein Diener wirst, sollst du genug für den Rest deines Lebens haben. Aber es gibt ein paar Bedingungen. Du musst mir sieben Jahre lang dienen, und danach bist du frei."

"Aber", fuhr der Teufel fort, "eines muss ich dir sagen: du darfst dich weder waschen, noch kämmen, noch die Haare schneiden, noch den Bart stutzen, noch die Nägel schneiden und dir das Wasser nicht aus deinen Augen wischen."

Der Soldat antwortete: "Frisch dran, wenn's nicht anders sein kann," und ging mit dem Männchen fort, der ihn direkt in die Hölle führte. Dort sagte ihm der Teufel, was er zu tun hätte: das Feuer schüren unter den Kesseln, in denen die verdammten Seelen drinsässen, das Haus reinhalten, den Kehrdreck hinter die Tür tragen und ganz allgemein für Ordnung sorgen.

"Aber", sagte der Teufel, "schau nicht in diese Kessel hinein! Nicht ein einziges Mal, sonst bekommst du Ärger". Der Soldat sagte: "Es ist gut, ich will's schon besorgen". Und der Teufel machte sich auf den Weg und liess den Soldaten zurück, der sich um das Feuer kümmerte, fegte und den Kehrdreck hinter die Tür trug - alles so, wie es ihm aufgetragen worden war.

Als der Teufel zurückkam, um zu sehen, ob alles gemacht worden war, sagte er: "Gut gemacht", und ging wieder weg.

Der Soldat schaute sich diesmal genau um, und in jeder Ecke der Hölle brodelte und blubberte es in den Kesseln mit lodernden Feuern darunter. Er hätte zu gerne in die Kessel hineingeschaut, wenn es ihm der Teufel nicht ausdrücklich verboten hätte.

Endlich konnte er sich nicht mehr zurückhalten, hob den Deckel des ersten Kessels, nur ein wenig, und spähte hinein. Da sah er seinen ehemaligen Feldweibel drinsitzen. "Aha, du Hund!" sagte er, "Du hier? Du hast es für mich heiss gemacht! Jetzt mache ich es für dich heiss." Daraufhin liess er den Deckel fallen, schürte das Feuer und legte noch etwas Holz nach.

Danach ging er zum zweiten Kessel, hob den Deckel ein wenig und guckte hinein. Da sass sein Leutnant darin. "Aha, du Hund!" sagte er, "Du hier? Du hast es für mich heiss gemacht! Jetzt mache ich es für dich heiss." Er schloss den Topf wieder und schob noch ein Holzscheit nach, um es richtig heiss zu machen.

Nun wollte er sehen, wer im dritten Kessel sässe. Da war's gar der General! "Aha, du Hund!" sagte er, "Du hier? Du hast es für mich heiss gemacht! Jetzt mache ich es für Dich heiss." Und er holte den Blasebalg und liess das Höllenfeuer unter ihm auflodern.

Und so verrichtete er sieben Jahre lang seinen Dienst in der Hölle. Er wusch sich nicht, er kämmte oder schnitt seine Haare nicht, er schnitt sich nicht die Nägel und wischte sich nicht die Augen. Und die sieben Jahre vergingen so schnell, dass es schien, als wäre er nicht länger als ein halbes Jahr dort gewesen.

Als seine Zeit endlich um war, kam der Teufel zurück und fragte: "Nun, Hans, was hast du die ganze Zeit gemacht?" Und Hans erstattete ihm Bericht: "Nun, ich habe das Feuer unter den Kesseln geschürt, den Kehrdreck aufgefegt und hinter die Tür getragen."

"Aber", sagte der Teufel, "du hast auch in die Kessel geschaut! Dein Glück ist, dass du mehr Holz aufgelegt hast, sonst wäre dein Leben verloren. Jetzt ist deine Zeit um. Willst du wieder nach Hause?"

"Ja", sagte der Soldat. "Ich würde sehr gerne sehen, was mein Vater daheim macht." "Du hast dir deine Belohnung verdient", sagte der

Teufel. "Hier ist, wie du sie bekommst. Geh hinter die Tür, fülle deinen Rucksack mit Kehrdreck und nimm ihn mit nach Hause.

Du sollst auch ungewaschen und ungekämmt gehen, mit langen Haaren und einem langen Bart, mit ungeschnittenen Nägeln und trüben Augen. Und wenn dich jemand fragt, woher du kämst, sollst du sagen: 'Aus der Hölle.' Und wenn du gefragt wirst, wer du bist, sollst du sagen: 'Des Teufels russiger Bruder und mein König auch!'"

Der Soldat schwieg und tat klaglos, was der Teufel ihm aufgetragen hatte, doch war er mit seiner Belohnung alles andere als zufrieden.

Sobald er wieder im Wald war, nahm er seinen Rucksack vom Rücken, um ihn zu leeren. Aber als er ihn öffnete, so war aus dem Kehrdreck reines Gold geworden. "Das hätt' ich mir nicht gedacht", sagte er zu sich selbst und war sehr zufrieden.

Er wanderte weiter bis zur nächsten Stadt. Dort stand ein Wirt vor seinem Wirtshaus. Als er Hans kommen sah, erschrak er, weil der schrecklich aussah, schlimmer als eine Vogelscheuche. "Wo kommst du denn her?", fragte der Wirt. "Aus der Hölle." - "Wer bist du?" - "Des Teufels russiger Bruder und mein König auch!"

Der Wirt wollte ihn nicht eintreten lassen, aber als Hans ihm das Gold zeigte, ging er und öffnete selbst die Tür. Hans bestellte das beste Zimmer und den besten Service, ass und trank sich satt, wusch sich und kämmte sich nicht, wie ihm der Teufel geheissen hatte, und legte sich endlich schlafen.

Des Teufels Therapie

Die ganze Zeit über war es dem Gastwirt nicht gelungen, den Ranzen voller Gold aus dem Kopf zu bekommen und es liess ihm keine Ruhe, bis er sich spät in der Nacht hineinschlich und es stahl.

Als Hans am nächsten Morgen aufstand und sich anschickte, den Wirt zu bezahlen und weiterzugehen, da war sein Ranzen weg. Er dachte sich, *ich bin unverschuldet in Schwierigkeiten geraten,* kehrte um und wusste, was er zu tun hatte.

Er ging direkt zurück zur Hölle, klagte dem Teufel sein Leid und bat ihn um Hilfe. Der Teufel sagte: "Setz dich hin. Ich werde dich waschen, dich kämmen, dein Haar und die Nägel schneiden und dir die Augen auswischen."

Als der Teufel fertig war, gab er Hans den Rucksack zurück, wieder voller Kehricht, und sagte: "Geh hin und sag dem Wirt, er solle dir dein Gold zurückgeben, sonst werde der Teufel ihn holen und er müsse und an deiner Stelle die Feuer hüten."

Hans tat, was ihm aufgetragen wurde. Er ging auf den Wirt zu und sagte: "Du hast mein Gold gestohlen. Gibst du es nicht zurück, so kommst du in die Hölle an meinen Platz und wirst genauso furchtbar aussehen, wie ich ausgesehen habe."

Da gab ihm der Wirt sein Gold zurück, und etwas mehr dazu und bat Hans, es geheim zu halten und niemandem zu erzählen. Nun war Hans ein reicher Mann.

Er machte sich auf den Heimweg zu seinem Vater, kaufte sich einen groben weissen Mantel und machte Musik, denn das hatte er vom Teufel in der Hölle gelernt.

Es war ein alter König im Land, vor dem er spielen musste. Der König war von seinem Spiel so begeistert, dass er Hans seine älteste Tochter zur Frau versprach.

Aber als die Tochter hörte, dass sie mit einem niedriggeborenen Burschen in einem groben weissen Mantel verheiratet werden sollte, erklärte sie: "Bevor ich das tue, springe ich lieber in den tiefsten Fluss." Da gab der König Hans seine jüngste Tochter, die bereit war, es zu tun, um ihrem Vater zu gefallen.

Eine grosse Hochzeit folgte. Und so bekam des Teufels russiger Bruder die Königstochter. Und als der alte König starb, das ganze Reich dazu.

Was hat das mit Hypnose zu tun?

Lies weiter.

PHASE 1: VORBEREITEN

Vorbereitungsphase

1 VORGESPRÄCH	2 AUFKLÄREN	3 TESTEN
Therapeutische Beziehung etablieren	*Therapeutischen Vertrag abschliessen*	*Testen & Vorbereiten für R2C*
1.1 Vorläufiges Aufdecken	2.1 Hypnosevereinbarung	3.1 Hypnosetests
1.2 Schlüssel zur Behebung der Symptome identifizieren	2.2 Regressionsvereinbarung	3.2 Regressionstests
		3.3 Universelles Heilen lehren

Wenn Sie herausfinden, wieviel die Leute bereit sind auszugeben, um sich die Nägel oder die Haare machen zu lassen, werden Sie einsehen, dass es nicht ums Geld geht, sondern um den wahrgenommenen Wert. Oft wird diese Geldfrage das erste sein, worüber der Kunde sprechen will ... das ist oft ein Zeichen dafür, dass er zwar den Nutzen haben, aber eigentlich kein Geld dafür ausgeben möchte (und somit Sie und die Therapie subtil abwertet!) Die echten Kunden werden sich darauf einlassen. - **Dr. David Lake, EFT Downunder**

KAPITEL 3:
Der Erfolg Liegt in der Vorbereitung

Ein entlassener Soldat hatte kein Geld mehr und wusste nicht, wohin er sich wenden sollte. Also ging er hinaus in den Wald. Und nach einer Weile traf er einen kleinen Mann. Dieser kleine Mann war der Teufel.

Unsere frühe Konditionierung in der Welt ist wie ein Feldlager für Rekruten! Ebenso wie in einem Familiensystem bietet die Armee ein Gefühl der Zugehörigkeit und Sicherheit. Es hat klar definierte Rollen und Verantwortlichkeiten. Es gibt eine Hierarchie mit erzieherischen Autoritäten, die alle Entscheidungen treffen.

Jedes Kind lernt, seinen befehlshabenden Offizieren/Eltern zu gehorchen. Gutes Verhalten wird mit Medaillen und Beförderungen belohnt. Schlechtes Benehmen wird bestraft oder führt gar in den Knast. Wir haben vor langer Zeit gelernt, unseren eigenen Rhythmus aufzugeben und im Takt der Gesellschaftstrommel zu marschieren, indem wir unsere eigenen Impulse, Gedanken, Wünsche, Fantasien und Gefühle unterdrücken und die gesellschaftlich genehmigte

Haltung übernehmen. Wir wurden zu zähen kleinen Soldaten geformt, genau wie diejenigen, die uns erzogen haben und die vor ihnen.

Krieg ist die Hölle. - **Iain Overton**

Der zähe kleine Soldat

Jeder Klient, der zu euch kommt, ist wie ein entlassener Soldat. Er hat einen Krieg überlebt. Denn was ist ein Krieg, wenn nicht ein Zustand des Konflikts? Für viele mag der Krieg vorbei sein, aber der Konflikt geht weiter. Und wie unser Held sind sie dazu verdammt, durchs Leben zu irren, sich verloren und machtlos zu fühlen, ohne zu wissen, wohin sie sich wenden sollen. Vielleicht hat der Klient seinen Job verloren. Vielleicht hat er eine Scheidung hinter sich oder es wurde eine Krankheit diagnostiziert. Er ist aus seiner alten, vertrauten Rolle in der Hackordnung entlassen worden. Das ist ein Identitätsproblem.

Zähe kleine Soldaten sind angepasste kleine Repressive, die gut auf das Schlachtfeld des Lebens vorbereitet sind. Sie wissen, dass das Infragestellen der Regeln schlimme Konsequenzen nach sich ziehen kann. Sie wissen, wie man sich zusammenreisst und dass man nicht jammert, wenn es weh tut. Sie wissen, wie man überlebt. Aber das geht auf Kosten ihres Glücks, denn es koppelt sie ab von ihren ureigensten Gefühlen von Güte und Wert. In Stanley Kubricks aggressivem Film *Full Metal Jacket* bellt Gunnery Sergeant Hartman: "Was ist dein Hauptversagen, Dumpfbacke? Hast du von Mami und Papi nicht genug Aufmerksamkeit gekriegt, als du ein Kind warst?"

Das ist der Zustand der Menschen. Hier sind wir, ewige Seelen auf dem Planeten Erde, und was sind unsere frühesten Lektionen? Gunnery Sergeant Hartman drückte es so aus: "Ihr seid die niedrigste Form des Lebens auf der Erde. Ihr seid nicht einmal verdammte menschliche

Wesen. Ihr seid nichts als ein Haufen unorganisierte wertlose amphibische Scheisse. Hier gibt es keine rassistische Bigotterie. Ich sehe nicht auf Neger, Juden, Spaghettifresser oder Mexikaner herab. Hier seid ihr alle gleich wertlos."

Auch wenn die Lebensumstände die Symptome hervorgerufen haben, ist das Problem nie nur das Symptom. Oft ist das eigentliche Problem verwurzelt in einem Trauma. Die posttraumatische Belastungsstörung (PTSD) ist eine häufige Erkrankung bei Veteranen und Obdachlosen gleichermassen. Aber posttraumatischer Stress ist nicht nur für das Schlachtfeld reserviert. Zu oft ist es ein Zustand aus der Kindheit.

Das ist es, worum es bei *Des Teufels Therapie* wirklich geht - die Heilung des Inneren Kindes; der Soldat wird lernen, erwachsen zu werden, so dass er als Erwachsener seine wahre Natur verkörpern kann. Dies braucht allerdings einige Zeit. Heilung ist nun einmal ein Prozess. Erst wenn der Teufel den Soldaten schliesslich Hans nennt, wird die Transformation vollendet sein.

Der Typ im Wald

In den 1990er Jahren produzierte Jim Henson eine Fernsehsendung namens *Dinosaurier*. Die Sendung war reichlich mit sozialen Kommentaren gespickt und sehr unterhaltsam. In einer Folge erkrankt das Dinosaurier-Baby an etwas und ist sehr krank. Und die schrullige alte Grossmutter, die mit der Dinosaurier-Familie zusammenlebt, rät den Eltern, das Kind zum "*Typen im Wald*" zu bringen.

Papa Dinosaurier stellt klar, dass er nicht auf Omas antiquierte Ideen eingehen wird und besteht darauf, dass das Baby zu einem richtigen Arzt gebracht wird. So zotteln sie ab mit dem Baby zum Arzt, der ihm ein teures modernes Medikament verschreibt.

Als es nicht wirkt, wird ein anderes verschrieben. Und dann noch eines. Mit jedem stärkeren Mittel geht es dem Baby schlechter. In der Zwischenzeit fängt Oma an, sich wie eine kratzige alte Schallplatte anzuhören, die auf "Geht zum Typen im Wald!" stecken geblieben ist.

Erst als das Bankkonto leergeräumt und eine zweite Hypothek auf das Familienhaus aufgenommen worden ist, gibt Papa Dinosaurier zu, dass die Wunder der modernen Wissenschaft vielleicht doch nicht die Lösung sind. Los gehen sie zum Typen im Wald, der bloss einen Blick auf das Baby wirft und sagt: "Gebt ihm etwas schimmliges Brot!"

Papa Dinosaurier ist empört! "SCHIMMELIGES BROT?!" Aber er ist pleite, und mangels einer besseren Idee willigt er ein, es zu versuchen. Und natürlich wird Baby-Dinosaurier wieder gesund, dank dem randständigen Typen im Wald.

Wie der Teufel wirst auch du von der Gesellschaft nicht als Grösse angesehen. Du hast weder grosse, beeindruckende Zeugnisse noch trägst du einen weissen Laborkittel. Du bist weder Arzt noch Anwalt. Du bist ein ganz normaler Mann oder eine ganz normale Frau, der/die für manche Leute ein wenig *sonderbar* zu sein scheint. Manche Leute mögen dich sogar beschuldigen, die Arbeit des Teufels zu tun. Es ist nicht ihre Schuld. Wir sind alle gesellschaftlich darauf konditioniert worden, unangenehme Gefühle und Emotionen zu vermeiden. Haben Sie Kopfschmerzen? Nehmen Sie eine Tablette. Haben Sie Angst? Stecken Sie sie in eine Schachtel und vergraben Sie sie. Das Problem mit konventionellen Ansätzen ist, dass sie nur die Symptome behandeln.

Des Teufels Therapie

Der Teufel hält sich nicht an konventionelle Denkweisen und Methoden. Seine Medizin ist die Heilkraft der Natur. Und in unserer zunehmenden Sozialisierung haben wir Aspekte unserer menschlichen Natur verdrängt. Aber der Teufel ist nicht nur der "Typ im Wald". Er ist auch als Pan bekannt, der grosse Geist der Natur. Seine Heilmittel sind einfach und praktisch. Sie beheben das Problem nicht. Sie bringen den Patienten zu seiner eigenen Natur zurück und stellen so das Gleichgewicht wieder her. Das ist der Moment, in dem Heilung geschieht.

Hippokrates, der Vater der modernen Medizin, lehrte seine Medizinstudenten einige ziemlich teuflische Konzepte. Hippokrates glaubte daran, dass der Körper weiss, wie er sich selbst heilen kann. Er lehrte, dass die Quelle aller Heilung eine unsichtbare Energie ist, die er *vis medicatrix naturae* (die Heilkraft der Natur) nannte. Diese natürliche Heilkraft kann immer dann beobachtet werden, wenn eine Prellung oder ein Schnitt heilt. Hippokrates lehrte, dass die primäre Aufgabe eines Arztes darin besteht, die Hindernisse für den ordnungsgemässen Fluss dieser Heilenergie zu beseitigen oder zu reduzieren. Die Natur würde den Rest erledigen.

Hippokrates lehrte, dass Medikamente sparsam und nur wenn absolut notwendig eingesetzt werden sollen. Natürlich gab es zu seiner Zeit nur 268 bekannte Medikamente, die alle pflanzlich waren, und Behandlungen waren grösstenteils in der Rubrik Präventivmedizin, aber sein oberstes Gebot der Heilung war: "Vor allem - mach die Dinge nicht schlimmer." Heute ist dies als der Hippokratische Eid bekannt.

Heutzutage ist der Typ im Wald in der Regel der letzte, der bei einem Problem konsultiert wird. Die meisten Menschen denken nicht zuerst an die Hypnose. Erst wenn sie alle konventionellen Möglichkeiten ausgeschöpft haben, ziehen sie Hypnose in Betracht. Bis dahin hat das Problem tiefe Wurzeln entwickelt, und oberflächliche Ansätze reichen einfach nicht mehr aus.

Oberflächliche Techniken wie direkte Suggestionen und Bildsprache eignen sich für die Behandlung von Symptomen. Sie sind effektiv, wenn es darum geht, Trost zu spenden oder einer Person zu helfen zurechtzukommen. Zum Beispiel kann einer Person, die sich einer medizinischen Behandlung unterzieht, eine Chemotherapie erhält oder sich auf das Ende des Lebens vorbereitet, mit Oberflächentechniken geholfen werden. Aber wenn es um emotionale Probleme geht, kann sich eine Person nicht einfach in einen besseren Glauben hineinversetzen.

Manche Hypnosetherapeuten machen den Fehler, unangenehme Emotionen wie Angst, Wut und Traurigkeit als ein Problem zu betrachten, die es loszuwerden gilt. Dies wird das Problem nicht lösen. Wenn überhaupt, vergrössert es nur den inneren Konflikt. Denk darüber nach. Das Unterbewusstsein ist der Teil des Verstandes, der alle unsere Erinnerungen und Emotionen festhält.

Emotionen sind die Art und Weise, wie das Unterbewusstsein kommuniziert. Wenn du versuchst, ein Gefühl weg zu suggerieren, wird das in einem Streit mit dem Unterbewusstsein des Klienten enden. Das macht die Sache nur noch schlimmer.

Warum nicht einfach das Unterbewusstsein sprechen lassen?

Oberflächentechniken sind effektiv, wenn sie für oberflächliche Probleme verwendet werden. Sie eignen sich auch hervorragend als vorbereitende Techniken, um Bedingungen zu schaffen, in denen

Heilung geschehen kann. Zum Beispiel, um den Weg für eine tiefergehende Regressionshypnosetherapie zu ebnen, indem man einen Klienten darauf vorbereitet, sich unangenehmen Gefühlen und Erinnerungen zu stellen.

Oberflächentechniken sind auch effektive Schlifftechniken, um die Heilung zu verbessern oder zu vertiefen. Aber wenn ein Problem emotionaler Natur ist, werden oberflächliche Ansätze die gewünschte Wirkung nicht erzielen.

Man muss herausfinden, was das *wirkliche* Problem ist. Wenn du das nicht tust, spielt es keine Rolle, wie viele Pillen du dem Problem verfütterst oder wie viele Techniken du anwendest; der Klient wird das Problem nicht los. Wenn du die zugrundeliegende Ursache des Problems nicht löst und nur die Symptome behandelst, wird das Problem fortbestehen und sich durch Symptome ausdrücken.

Das Gebot des Symptoms

Wenn Oberflächenansätze versagen beim Loswerden des Problems, liegt das daran, dass das, was an der Oberfläche sichtbar ist, nicht wirklich das Problem ist. Was der Klient für das Problem *hält*, ist nur ein Symptom des wirklichen Problems. Das liegt daran, dass jedes Symptom einem unbewussten Zweck dient. Dieses Gebot des Unterbewusstseins, das die Symptome notwendig macht, wird als Symptom-Imperativ (SI) bezeichnet. Manche glauben, dass der Zweck ein Schutzmechanismus ist, indem es das Unterbewusstsein von verdrängten Erinnerungen und störenden oder überwältigenden Emotionen ablenkt. Aber wenn du es mit einem emotionalen Problem zu tun hast, wird das Schützen des Klienten vor seinen Gefühlen nicht zur Heilung führen.

Das Vermeiden von Gefühlen und Erinnerungen geht *gegen* die Natur. Aus diesem Grund arbeitet die Regressionshypnose *mit* der Natur, indem sie erkennt, dass der Mensch auf Selbstheilung ausgelegt ist. Aber das Vermeiden wird immer ein grosser Teil des Problems sein. Schliesslich fühlen sich diese Gefühle nicht gut an! Und Symptome sind die Art und Weise, wie das Unterbewusstsein mit dem Bewusstsein kommuniziert.

Symptome machen das Unbewusste bewusst. Der Knoten, die Beule, der Schmerz - physisch oder emotional - ist nur die Art und Weise, wie das Unterbewusstsein dem Bewusstsein ein wichtiges Bedürfnis wahrnehmbar macht. Das Symptom ist ein Signal. Es kommt aus dem Unterbewusstsein und zeigt wie ein Kompass auf die *Quelle* des Problems. Und wenn eine Person getriggert wird, wird sie zum Ursprung zurückgehen.

Regression passiert wirklich

Situationen im alltäglichen Leben können Erinnerungen an unverarbeitete Erlebnisse aus der Vergangenheit wecken. Wenn das passiert, wird die Person "getriggert" und durchlebt - bewusst oder unbewusst - das ursprüngliche Ereignis erneut. Wir nennen das eine *Regression*.

Ein auslösendes Ereignis veranlasst das Unterbewusstsein zu dem verdrängten Erlebnis in der Erinnerung zurückzukehren, um zu versuchen, das Problem *zu heilen*. Aber das Unterbewusstsein hat *jetzt* nicht mehr Ressourcen, um mit dem Problem umzugehen, als es es hatte, als das Problem zum ersten Mal auftrat. Deshalb ist es immer noch ein Problem. Ein extremes Beispiel dafür ist ein PTSD-

Flashback. Dies ist typischerweise ein bewusstes Wiedererleben eines aufwühlenden Erlebnisses aus der Vergangenheit.

Ein Alptraum hingegen ist ein unbewusstes Wiedererleben eines unbewältigten Erlebnisses aus der Vergangenheit, oft aus der Kindheit. Eine Phobie ist ein teilweises Wiedererleben. Bewusst ist sich die Person nur der Angst, aber die Erfahrung, die für die Angst verantwortlich ist, wird unbewusst wiedererlebt.

Die schmerzhaften Ereignisse der Jugend mögen zwar vorbei sein, aber der innere Konflikt wütet weiter. Wenn Heilung nicht auf natürlichem Weg geschieht, liegt das daran, dass irgendetwas sie daran hindert. Es gibt eine Blockade. Oft hat das mit einem unerfüllten Bedürfnis aus der Kindheit zu tun. Der Schlüssel zur Heilung liegt darin, die Blockade zu finden und sie aufzulösen, damit Mutter Natur ihr Werk tun kann.

Der Teufel erkennt, dass das eigentliche Problem in der Vergangenheit des Klienten begraben liegt. Dorthin muss man gehen, um es zu lösen. Der Teufel erkennt auch, dass die Macht nicht im benutzten Werkzeug oder in der Technik liegt. Sie liegt nicht im Protokoll oder in der mesmerischen Kraft des Heilpraktikers - egal wie überzeugend sie ist. Die *wahre* Macht liegt in der Psyche des Klienten. Aber um Zugang zu dieser Macht zu bekommen, braucht man die Erlaubnis des Klienten, *dorthin* zu gehen.

Regression passiert wirklich. Es ist nur natürlich. Aber um erfolgreich zu sein, musst du es für den Klienten sicher machen, dorthin zu gehen, wo du ihn brauchst, und das zu tun, was er tun muss, um Heilung zu ermöglichen.

Dies ist der Zweck der Vorbereitungsphase. Sie dient dazu, den Kunden vorzubereiten, indem ihr:

1. die primären Bedürfnisse nach Sicherheit befriedigt
2. einen Vertrag speziell für die Regressions-Hypnosetherapie erstellt
3. den Klienten beibringt, wie sie erfolgreich mit dir zusammenarbeiten können.

Dies beginnt mit dem Vorbereitungsgespräch.

KAPITEL 4:
Vorgespräch Durchführen

Der Teufel fragte den Soldaten: "Was fehlt dir? Du siehst so trübselig aus." Der Soldat antwortete: "Ich habe Hunger, aber kein Geld."

Am Vorgespräch nehmt ihr die Geschichte des Problems des Klienten auf. Es ist ein wesentlicher Teil der Vorbereitung des Klienten auf die Reise, die ihr gemeinsam unternehmen werdet. Aber wenn's euch gleich erging wie mir, wurde euch beigebracht, keine Zeit mit dem Bewusstsein zu verschwenden. Denn, wenn das Bewusstsein nicht weiss, wie das Problem zu lösen ist, warum sollte man dann Zeit damit verschwenden, ihm zuzuhören?

Der Rat war ja: "Bringt sie einfach in Hypnose und geht an die Arbeit!" Das ist in Ordnung für oberflächliche Probleme. Aber wenn ihr es mit einem emotionalen Problem zu tun habt, müsst ihr euch die Zeit nehmen zuzuhören, was das Bewusstsein zu sagen hat. Wenn ihr das nicht tut, werdet ihr Probleme bekommen. Der Zweck des Vorgesprächs ist nicht nur, eine Beziehung herzustellen, bevor der Klient in die Hypnose eintaucht. Das Vorgespräch markiert offiziell den Beginn des Heilungsprozesses. Strategisch eingesetzt kann es die

Schlüsselinformationen liefern, die ihr benötigt, um den Heilungsprozess effektiv zu begleiten.

Das Vorgespräch kann helfen:

- zu identifizieren, wie sich das Symptommuster äussert
- kritische Themen und Bedenken, die den Heilungsprozess blockieren könnten, aufzudecken
- den Grundstein für die therapeutische Beziehung zu legen
- den Klienten in den Heilungsprozess mit einzubeziehen

Die Anamnese gibt dem Klienten die Erlaubnis, euch seine Schmerzensgeschichte zu erzählen. Das ist die *Leidensgeschichte* des Bewusstseins darüber, wo der Klient *jetzt* steht - gefangen im Schmerz des Problems. Das Bewusstsein kann das Problem nicht beheben, weil es nicht die ganze Geschichte kennt.

Auch wenn das Bewusstsein nicht alle Informationen hat, braucht ihr dennoch seine Mitarbeit, denn das Bewusstsein hat die Macht, euch zu behindern. Wenn ihr ihm nicht etwas Zeit und Aufmerksamkeit schenkt, wird es sich euch nur in den Weg stellen, denn das Bewusstsein braucht das Gefühl die Kontrolle zu haben. Der Grund, weshalb ein Klient euch aufsucht, ist, dass er in einem Bereich seines Lebens die Kontrolle verloren hat, zumindest nicht bewusst. Das Unterbewusstsein hat die Kontrolle. Das Bewusstsein und das Unterbewusstsein sind sich uneinig. Hier gibt es einen Konflikt.

Eure Aufgabe ist es, diese beiden Teile des Klienten wieder in Einklang zu bringen. Das könnt ihr nicht, wenn ihr eine Seite zugunsten der anderen abweist. Arbeitet mit beiden. Ein Teil ist nicht besser als der andere. Beide sind wesentlich für das Wohlergehen des Klienten. Und ihr müsst euch das Vertrauen sowohl des Bewusstseins wie auch des Unterbewusstseins verdienen, bevor ihr mit dem Heilungsprozess fortfahrt.

Regressionshypnosetherapie erfordert die Mitarbeit sowohl des Bewusstseins als auch des Unterbewusstseins. Der Klient muss euch vertrauen, bevor er bereit ist, euch zuzuhören oder euren Anweisungen zu folgen. Indem ihr dem Klienten erlaubt, euch seine Geschichte des Problems zu erzählen und wie es sich auf sein tägliches Leben auswirkt, gibt ihm das Gefühl, dass man ihm zuhört. Das baut Vertrauen auf, was die Grundlage für eine therapeutische Beziehung ist.

"Menschen hören besser zu, wenn sie das Gefühl haben, dass man sie verstanden hat. Sie neigen dazu zu denken, dass diejenigen, die sie verstehen, intelligente und sympathische Menschen sind, deren eigene Meinung es wert sein könnte, gehört zu werden. Wenn Sie also wollen, dass die andere Seite Ihre Interessen schätzt, beginnen Sie damit zu zeigen, dass Sie deren Interessen schätzen." - **Roger Fisher**

Stelle eine therapeutische Beziehung her

Unser Berufsstand verwirft allzu schnell den therapeutischen Wert, dem Klienten die Erlaubnis zum Sprechen zu geben, bevor er in die Hypnose eintaucht. Wir wollen nicht beschuldigt werden, Gesprächstherapie zu praktizieren. Aber das Unterbewusstsein ist der fühlende Teil. Wenn ihr wollt, dass das Unterbewusstsein euch vertraut, müsst ihr beweisen, dass ihr jemand seid, der zuhört, was der Klient *fühlt*.

Während ihr mit dem Verstand interagiert, ist das Unterbewusstsein nicht irgendwo anders. Es ist genau dort, sitzt ruhig an der Seite, beobachtet euch und entscheidet, *ob* ihr vertrauenswürdig seid oder nicht. Und das Unterbewusstsein ist verpflichtet, den Klienten zu schützen.

Sicherheit ist sein oberstes Gebot. Es wird den Klienten vor jeder wahrgenommenen Bedrohung - real oder eingebildet - schützen. Wenn ihr es nicht schafft, das Vertrauen des Unterbewusstseins zu gewinnen, wird es den Klienten schützen, indem es *euch* blockiert.

Es interessiert niemanden, wie viel Sie wissen, bis sie wissen, wie sehr Sie sich kümmern. - **Don Swartz**

Das Wichtigste ist, dass das Bewusstsein und das Unterbewusstsein beide das Gleiche wollen. Es gibt keine wirkliche Trennung zwischen diesen beiden Teilen des Klienten. Es ist eine Einheit. Beide dienen dem gleichen Zweck - Sicherheit. Es ist nur so, dass sie unterschiedliche Strategien haben, um dieses wichtige Bedürfnis zu erfüllen.

Das Bewusstsein erzählen zu lassen, ist die Art zu beweisen, dass man dir vertrauen kann. Während du zuhörst, lenk die Aufmerksamkeit auf die Gefühle des Klienten. Verifiziere diese Gefühle. Zeige, dass du sie nicht verurteilen wirst, dass du keine Bedrohung darstellst. Das spricht direkt das Unterbewusstsein des Klienten an. Das ist der Ort, woher der Schmerz kommt!

Identifiziere das Muster des Symptoms

"Was fehlt dir?"

Die erste Frage des Teufels lautet: "Was ist das Problem?" Diese Frage spricht den Verstand des Klienten an. Als der Soldat antwortet: "Ich habe Hunger und ich habe kein Geld", identifiziert er nicht das Problem. Er beschreibt nur, wie er das Problem erlebt.

Dies nennt man das "Anstehende Problem". *Ich kann nicht abnehmen... Ich mache mir Geldsorgen ... Ich kann nicht schlafen... Ich habe Schmerzen... Ich kann nicht aufhören... Ich kann nicht anfangen ... Ich habe gerade die Diagnose bekommen* ... usw. So drückt sich das Problem durch Symptome aus. Die Frage ist: Welche spezifischen Muster sind mit den Symptomen des Klienten verbunden?

Die folgenden Fragen können helfen, das Symptommuster zu identifizieren:

- Wo liegt das Problem? Warum ist es ein Problem?
- Welche Bereiche des täglichen Lebens sind von diesem Problem betroffen?
- Was macht die Symptome schlimmer oder besser?
- Welche Situationen oder Bedingungen lösen die Symptome aus?
- Wie lange besteht dieses Problem schon?
- Wann hat das Problem begonnen?
- Welche Symptome traten zu jenem Zeitpunkt auf?
- Was geschah im Leben des Klienten, als die Symptome erstmals auftraten?

Suche das Gefühl

"Was fehlt dir?"

Das vorliegende Problem wird identifiziert als das, was das Bewusstsein *denkt,* sei das Problem. Das Symptommuster wird identifiziert, indem man schaut, wie sich das wirkliche Problem ausdrückt. Aber das ist nicht das ganze Problem. Es ist nur das wahrgenommene Problem. Es spielt keine Rolle, was das *wahrgenommene* Problem ist, ob es körperlich, mental, emotional oder ein Problem des Verhaltens ist, das wirkliche Problem hat ausschliesslich mit einem unangenehmen Gefühl im Inneren zu tun. Die nächste Frage des Teufels lautet: "Warum siehst du so trübselig aus?" Dies spricht direkt das Unterbewusstsein an. *Trübselig* zu sein ist ein emotionales Problem. Und das Unterbewusstsein ist dafür zuständig, alle unsere Erinnerungen und Emotionen festzuhalten.

Die Definition eines Symptoms lautet: "Etwas, das auf das Vorhandensein von etwas anderem hinweist." Trübe Gedanken und Gefühle sind Symptome für eine unbewältigte, schmerzhafte Lebenserfahrung. Sie sollen hilfreich sein. Jedes Symptom, egal wie schmerzhaft es ist, deutet auf eine Lebenserfahrung hin, die das Symptom verursacht hat.

Wenn du es mit einem emotionalen Problem zu tun hast, wird die Ermutigung des Klienten, über das Problem zu sprechen, selbstverständlich Gedanken und Gefühle hervorrufen, die mit dem Problem zu tun haben. Wichtige Hinweise auf die zugrundeliegende Ursache des Problems können während des Vorgesprächs aufgedeckt werden - wenn du aufmerksam zuhörst.

Der Hypnoseverband erklärt, dass Hypnose-Praktiker mit "gewöhnlichen, alltäglichen Problemen" arbeiten. Gewöhnliche, alltägliche Menschen haben *Emotionen*. Emotionen steuern das Verhalten, und finden ihren Ausdruck in Symptomen. Also sind gewöhnliche, alltägliche Probleme *emotionale* Probleme.

Dies ist die Domäne des Teufels.

Der Teufel weiss, dass alle Dinge dieselbe Quelle haben. Wenn sie genährt werden, werden sie gedeihen und die Quelle widerspiegeln. Wenn sie gehemmt oder blockiert werden, entstehen Mutationen. Wir nennen das Unwohlsein oder Krankheit.

Ein anderes Wort für Unwohlsein ist *Unglücklichsein*. "A Course in Miracles" stellt fest: *Heilen heisst glücklich machen*. Beim Heilen geht es also darum, einen Menschen wieder in das Bewusstsein seines natürlichen Glückzustandes zu bringen - körperlich, geistig, emotional und spirituell. Es ist eine Rückkehr zur Liebe. Das zugrundeliegende Problem mag mit verlorener, verweigerter oder zurückgewiesener Liebe zu tun haben, aber die Wurzel des Unwohlseins ist immer ein Mangel, eine Leere, ein unerfülltes Bedürfnis.

Das Gefühl ist nie das Problem. Gefühle und Emotionen sind natürlich. Sie sind aus einem bestimmten Grund da. Die Frage ist, was dieses spezielle unangenehme Gefühl dazu *veranlasst*, sich auf diese Weise zu äussern.

"Du siehst so trübselig aus."

Beim Teufel geht es um Dualität. Dies ist die Grundlage von Ursache und Wirkung. Diese Frage hat also eine doppelte Bedeutung. Das Problem hat damit zu tun, wie der Klient die Dinge sieht. Es ist seine

Sicht auf das Leben. Wir nennen das den Kritischen Faktor des Bewusstseins.

Der Kritische Faktor entscheidet, worauf wir unsere Aufmerksamkeit richten sollen. Er beurteilt die Informationen, die aus unserer Umgebung über die fünf Sinne aufgenommen werden. Dann vergleicht er diese Wahrnehmungen mit dem, was wir aufgrund früherer Erfahrungen bereits wissen, so dass wir wissen, wie wir darauf reagieren sollen. Gut oder schlecht? Angenehm oder unangenehm? Freund oder Feind? Nahrung oder Gift?

In der Gehirnforschung ist diese vergleichende Funktion des Kritischen Faktors mit dem Retikulären Aktivierungssystem (RAS) verwandt. Das RAS sagt uns, worauf wir unsere Aufmerksamkeit richten sollen. Wenn du z. B. eine posthypnotische Suggestion gibst, die Farbe Rot-Rot-Rot zu bemerken, überzeugst du das RAS von der Wichtigkeit, diese bestimmte Farbe zu bemerken. Indem die Person diese Suggestion annimmt, wird sie beginnen, überall die Farbe Rot zu sehen.

Wie wir etwas sehen, ist eine Funktion des Kritischen Faktors, der wie eine Linse wirkt, durch die wir die Menschen und Dinge um uns herum wahrnehmen. Da seine Hauptaufgabe darin besteht, uns mit unseren Überzeugungen im Einklang zu halten, sorgt der Kritische Faktor dafür, dass wir alles so wahrnehmen, wie wir es sehen.

Erfahrungen formen unsere Überzeugungen. Unsere Glaubenssätze werden sehr früh im Leben geformt und bestimmen, wie wir als Erwachsene denken oder fühlen und auf die Menschen und Dinge um uns herum reagieren. Bittet deshalb eure Klienten beim Vorgespräch über seine Kindheit zu sprechen. Irgendetwas muss passiert sein, um das Problem zu verursachen. Und jeder hat unbewältigte Sachen aus der Kindheit.

Jede Krankheit ist das Ergebnis einer Lebenserfahrung. – **Dr. Gerd Hamer**

Wenn man sich die Zeit nimmt, die prägenden Jahre des Klienten zu erforschen, kann man Muster im frühen Leben aufdecken, die mit dem vorliegenden Problem zu tun haben. Die meisten der Klienten, mit denen ich gearbeitet habe, hatten seit zwanzig Jahren oder mehr mit dem Problem zu tun. Einige hatten ihr ganzes Leben lang damit gekämpft. Das ist recht typisch, wenn es um emotionale Probleme geht.

Emotionale Probleme neigen dazu, sich mit der Zeit zu entwickeln. Also wenn ein offensichtliches Trauma fehlt, wird der Normalbürger nicht erkennen, dass es ein Problem gibt bis die Symptome auftauchen. Typischerweise treten die Symptome eines unterschwelligen Konflikts erst in der Mitte des Lebens auf. Es dauert einfach so lange, bis sich der Druck im Inneren aufbaut. Und der Mensch ist so konditioniert, dass er das Vergnügen sucht und den Schmerz vermeidet. Tendenziell werden die frühen Anzeichen ignoriert und man hofft darauf, dass sie verschwinden. Leider treibt dies das Problem noch tiefer in den Untergrund. Also musst du realistische Erwartungen haben in Bezug auf was nötig ist, um das Problem des Klienten zu lösen. Es wird nicht immer eine schnelle Lösung sein.

Heilung kann Zeit brauchen, weil Hypnose selten das erste Lösungskonzept ist, das die meisten Menschen verfolgen. Zu dem Zeitpunkt, an dem sie bei euch auftauchen, haben die Klienten ziemlich sicher schon einen Spiessrutenlauf durch alle möglichen

Therapien hinter sich. Zu dem Zeitpunkt sind sie frustriert oder deprimiert über unzählige gescheiterte Versuche das Problem zu lösen, was den Schmerz des Problems nur noch vergrössert.

Die Tatsache, dass ein Problem schon eine Weile besteht, kann sich sogar zu euren Gunsten auswirken. Der Druck ist grösser. Mehr Unbehagen kann die Motivation des Klienten erhöhen, das Problem zu lösen und etwas Erleichterung zu bekommen. Aber es bedeutet auch, dass das Problem Zeit hatte zu wachsen und vor sich hin zu siechen, was die Komplexität erhöhen kann. Komplexe Probleme brauchen mehr Zeit, um gelöst zu werden, weil es mehr bewegliche Teile gibt. Und um ein anhaltendes Ergebnis zu erzielen, musst du sämtliche beitragenden Faktoren auflösen.

Der Identifizierungsprozess dieser Faktoren beginnt während dem Vorgespräch. Es ist ein vorbereitendes Aufdeckungsverfahren, das den Beginn des Heilungsprozesses markiert. Das Vorgespräch ermöglicht es euch, die Informationen zu sammeln, die ihr benötigt, um den Heilungsprozess effektiv zu begleiten. Am Ende des Vorgesprächs solltet ihr eine klare Vorstellung davon haben, womit ihr es zu tun habt. Auf dieser Grundlage könnt ihr beginnen, ein klar definiertes Therapieziel für den Heilungsprozess zu formulieren.

Lege das therapeutische Ziel fest

Das Therapieziel des Klienten wirkt wie ein Kompass. Es hält dich auf Kurs, indem es dir die Richtung zeigt, in die du gehen musst. Alles deutet auf diese eine Sache hin. Und doch versäumen es zu viele Hypnosetherapeuten, diesem Ziel die Aufmerksamkeit zu schenken, die es verdient. Du brauchst ein klar definiertes therapeutisches Ziel, um den Heilungsprozess effektiv zu begleiten.

Kunden werden mit einer langen Liste von Problemen zu euch kommen. Um Erfolg zu haben, müsst ihr den Fokus auf ein einziges Problem legen. Bevor ihr weitermacht, solltet ihr klar abmachen, was das gewünschte Ziel des Kunden ist. Welches Problem versucht ihr zu lösen?

Wählt eines aus und konzentriert euch darauf. Dies wird euer Polarstern.

- Welches Ziel hofft der Klient zu erreichen?
- Wie wird er wissen, dass es erreicht ist?
- *Wie sieht* problembefreit *aus*?

Wenn der Klient mehrere Probleme hat, macht eine Liste. Sucht nach dem Symptom-Muster. Wie hat sich das Problem entwickelt? Welches Symptom trat zuerst auf?

Viele der Symptome des Klienten werden miteinander verbunden sein. Das bedeutet, dass die Lösung des ersten Symptoms andere Probleme wie von Zauberhand beseitigen kann! Welches Problem ist am stärksten emotional aufgeladen? Das ist das Problem, das den grössten inneren Druck erzeugt. Für die Lösung dieses Problems wird der Klient das meiste für seinen Therapeutenbatzen kriegen.

Der beste Ort um den Heilungsprozess zu beginnen, wird sich während dem Vorgespräch offenbaren. Während der Klient über seine Geschichte mit dem Problem spricht, werdet ihr beginnen, bestimmte Muster zu erkennen, die auf den besten Ort für das weitere Vorgehen hinweisen. Dies ist eine Art intuitiver Prozess, aber es gibt wirklich keinen richtigen oder falschen Weg. Manchmal genügt es, den Klienten zu fragen: "An welchem Problem möchtest du zuerst arbeiten?"

Definiere die Bedingungen für die Veränderung

Das therapeutische Ziel des Klienten gibt ein Endziel vor. Wie ihr dorthin gelangt, hängt davon ab, welche spezifischen Bedingungen zum Problem des Klienten beitragen. Wenn das Problem des Klienten unerwünschte Verhaltensweisen oder Personen beinhaltet, müsst ihr herausfinden, was oder wer das sein könnte. Macht eine Liste. Was muss sich ändern, damit der Klient glücklich ist? Wenn ihr zum Beispiel an einem Verhaltensproblem wie Gewichtsabnahme arbeitet, weiss der Klient bereits, was er tun sollte. Er war nur bisher nicht in der Lage, es zu tun. Deshalb braucht er deine Hilfe.

Der Zweck des Defininierens der Bedingungen für Veränderung liegt darin, den Klienten für das Erreichen der Ziele verantwortlich zu machen. Obwohl das Ziel der therapeutischen Hypnose eine mühelose Veränderung ist, muss der Klient dennoch bereit sein, aktiv mitzumachen. Ihr könnt es ihm erleichtern, sich einzubringen. Aber ihr könnt es nicht für ihn tun. Bittet ihn also, euch eine Liste mit spezifischen Handlungen oder Verhaltensweisen zu geben, von denen er glaubt, dass sie zum gewünschten Erfolg beitragen werden.

Nicht jedes Problem erfordert eine Änderung des Verhaltens. Aber die Liste der Bedingungen für Veränderung kann euch eine Möglichkeit geben, die Erwartungen des Kunden zu testen. Frage ihn, was passieren müsste, damit seine Zielvorstellung wahr wird? Wird etwa erwartet, dass du deinen Zauberstab schwingst und ihn so dazu bringst, sich zu ändern?

Wenn ja, dann musst du das ansprechen. Hypnose ist keine Zauberei. Die Bedingungen für die Veränderung müssen realistisch sein. Das heisst, wenn der Klient sagt, dass das was passieren muss, ist, dass er zu jeder Mahlzeit zwei grosse Pizzas und einen Kübel Eiscreme essen kann, habt ihr ein Problem. Ihr könnt die Naturgesetze nicht überschreiben.

Das Erstellen einer Liste von Bedingungen für Veränderung ermöglicht es, bestimmte Problembereiche zu identifizieren, die Ergebnisse zu testen und Suggestionen zu formulieren, die ihr zum Abschluss eurer Sitzungen verwenden könnt. Was oder wer muss sich ändern, damit der Klient sein Ziel erreichen kann? Wo sind die Stolpersteine?

Identifiziere die Vorteile der Änderung

Beim Vorgespräch geht es nicht nur um das Problem. Es geht auch um die Belohnung dafür, dass man die notwendige Arbeit für eine dauerhafte Veränderung geleistet hat. Was sind also die Belohnungen, die der Klient hofft, dafür zu erhalten, dass er diese Veränderung vorgenommen hat? Was ist seine Vision für die Zukunft? Wie fühlt es sich an, sich in diese Richtung zu bewegen?

Das therapeutische Ziel zeigt, was die Klienten sich als Ergebnis der Arbeit mit euch erhoffen. Ihre Bedingungen für Veränderung sagen euch, was passieren muss, damit sie es erreichen. Die Liste der Vorteile sagt euch, was der motivierende Faktor ist. Inwiefern wird sich ihr Leben durch das Erreichen dieses Ziels verbessern?

Wie werden sie wissen, dass sie an ihrem Ziel angekommen sind? Wie werden sie sich fühlen, wenn sie in den Spiegel schauen und erkennen, dass sie diese Veränderung vorgenommen haben? Was werden andere

Menschen denken? Wie werden sie auf bestimmte Situationen im Leben anders reagieren?

Den Schmerz des Problems loszuwerden, ist für die meisten Menschen einfach nicht Motivation genug. Die Belohnungen müssen Leidenschaft und Begeisterung auslösen. Das ist es, was die Klienten lange genug bei der Stange halten wird, um ihr Ziel zu erreichen.

Wie sieht ein guter Tag in der Zukunft des Klienten aus? Wie sieht "glücklich" aus? Woran wird er erkennen, dass er an seinem Wunschziel "angekommen" ist? Was wartet jetzt schon dort auf ihn? Darin liegt das Gelbe des Eis! Macht eine Liste, denn die könnt ihr verwenden, um am Ende jeder Sitzung gezielte Suggestionen zu formulieren.

Zusammenfassung

Das Vorgespräch markiert den Beginn des Heilungsprozesses. Es ist ein vorbereitender Aufdeckungsprozess, der es ermöglicht, eine therapeutische Beziehung zum Klienten aufzubauen und die Schlüsselinformationen zu erhalten, die benötigt werden, um den Heilungsprozess zu begleiten.

Schlüsselfragen zur Auflösung eines Problems
1. In welchem Symptom-Muster drückt sich das Problem aus?
2. Welche Emotionen sind mit dem Problem verbunden?
3. Was ist das therapeutische Ziel des Klienten?
4. Welche spezifischen Bedingungen unterstützen den Kunden beim Erreichen dieses Ziels?
5. Was sind die gewünschten Belohnungen für die Durchführung dieser Änderungen?

Das Vorgespräch ermöglicht es auch, die spezifischen Informationen zu sammeln, die ihr benötigt, um den Klienten über den Prozess in einer Weise aufzuklären, die für sein spezifisches Problem, seine Bedenken und die gewünschten Ergebnisse relevant sind.

Erfahrt mehr im *Strategic Intake Process Course* hier: *www.tribeofhealers.com/ready-for-regression-first-session-system-course*

Ein Wunder ist eine Korrektur in der Art, wie wir wahrnehmen und wie wir denken. Die Wirkung eines Wunders ist Heilung. - **Die 50 Prinzipien von "Ein Kurs in Wundern"**

KAPITEL 5:
Den Klienten Aufklären

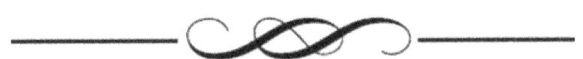

Der Teufel sagte: "Wenn du dich bei mir verdingst und mein Diener wirst, sollst du genug für den Rest deines Lebens haben. Aber es gibt ein paar Bedingungen. Du musst mir sieben Jahre lang dienen, und danach bist du frei."

Das aufklärende Vorgespräch ist ein wesentlicher Bestandteil des gesamten Heilungsprozesses. Es legt den Grundstein für eine erfolgreiche Zusammenarbeit zwischen dem Therapeuten und dem Klienten, indem es den Tonfall für eine tiefere Ebene der Intimität schafft. Es muss für jeden Klienten individuell gestaltet werden.

Der Zweck des "Aufklärungsgesprächs" ist es, einen therapeutischen Vertrag für die gemeinsame Arbeit zu erstellen. Es muss sich direkt auf das therapeutische Ziel des Klienten beziehen und darauf, was vom Klienten verlangt wird, um dieses Ziel zu erreichen.

Der Teufel verlangt immer einen Vertrag. Damit der Vertrag verbindlich ist, bedarf es einer *Einwilligungserklärung* des Kunden. Aus diesem Grund stehen die Anamnese und das Vorgespräch am Anfang.

Diese liefern euch die Informationen, die ihr benötigt, um das Aufklärungsgespräch speziell auf den Klienten zuzuschneiden.

Einige Hypnose-Praktiker schicken ihren Klienten vor der ersten Sitzung ein aufgezeichnetes Vorgespräch. Das kann zwar in der ersten Sitzung Zeit sparen, ist aber zu allgemein gehalten, um in einem therapeutischen Rahmen von Wert zu sein. Alles, was du in deinem Aufklärungsgespräch sagst, sollte sich auf den Klienten beziehen. Es sollte direkten Bezug nehmen zu den spezifischen Problemen und Anliegen des Klienten. Mach es zu einem interaktiven Prozess, und du machst den Klienten zu einem Partner in seiner eigenen Heilung!

Aufklärendes Vorgespräch

Die folgenden drei Kernkonzepte können dich dabei unterstützen, deine Klienten gezielt auf die transformatorische Heilarbeit der Regressions-Hypnosetherapie vorzubereiten.

#1. Wie der Verstand funktioniert

Die Aufklärung des Klienten beginnt damit, ihm zu erklären, wie der Verstand funktioniert. Dies hilft, einige der Unbekannten zu beseitigen, die Angst und Bedenken gegenüber der Hypnose erzeugen können. Ihr könnt aber auch das Mind Model verwenden, um den Widerstand gegen das "Dorthingehen" loszuwerden, indem ihr dem Klienten zeigt, wohin die Reise führen wird.

Niemand weiss wirklich, wie unser Verstand funktioniert (oder ob es so etwas überhaupt gibt!), aber es gibt viele nützliche Modelle, die helfen können, das Territorium besser zu verstehen, in das ihr eure Klienten führen werdet.

Freuds Eisberg-Modell

Das Mind Model, das bei den meisten Klienten am besten zu funktionieren scheint, ist auch das einfachste. Es ist Freuds Eisberg-Gedankenmodell, das den Verstand in zwei verschiedene Ebenen unterteilt. Der sichtbare Teil des Eisbergs stellt das *Bewusstsein* oder die denkende Ebene des Verstandes dar. Unter der Oberfläche befindet sich das weitaus grössere *Unterbewusstsein* oder die Gefühlsebene des Verstandes, die unsere Geschichte in Form von Erinnerungen und Emotionen festhält, sowohl die guten wie auch die schlechten.

Das Unterbewusstsein ist die Ebene, die für den bewussten Verstand nicht vollständig zugänglich ist, da der Verstand an der Oberfläche unseres Bewusstseins residiert. Es ist die Schnittstelle zu unserer Aussenwelt und befasst sich hauptsächlich mit der Befriedigung wichtiger Bedürfnisse, indem es Objekte, Menschen und Situationen aufspürt, analysiert und bewertet. Es entscheidet dann über die beste Vorgehensweise, um die Bedürfnisse zu befriedigen.

Unsere grundlegendsten Bedürfnisse sind physiologischer Natur. Luft, Wasser, Nahrung, Unterkunft, Sex, Wärme, Ruhe usw. sind wichtig fürs Überleben. Hunger ist ein Bedürfnis nach fester Nahrung. Aber wir können auch geistigen Hunger haben. Wir können uns nach sozialer Bindung, emotionaler Erfüllung, kreativem Selbstausdruck sehnen.

Wenn die physischen Bedürfnisse ausreichend befriedigt sind, beginnen wir mit dem Streben nach der Befriedigung psychischer Bedürfnisse wie Sicherheit und Geborgenheit, Zugehörigkeit, Liebe und Intimität, Wertschätzung, Respekt und Prestige.

Wenn die psychischen Bedürfnisse ausreichend befriedigt sind, beginnen wir mit dem Streben nach Selbstverwirklichung durch persönliches Wachstum, Erlebnis orientierte Höhepunkte, Selbstverwirklichung und kreative Selbstentfaltung.

Omni-Hypnose-Modell

Das Omni-Hypnose-Mind-Model, entwickelt von Gerald Kein, teilt den Geist in drei konzentrische Kreise ein:

1. Unbewusstes (U)
2. Unterewusstsein (UB)
3. Bewusstsein (BS)

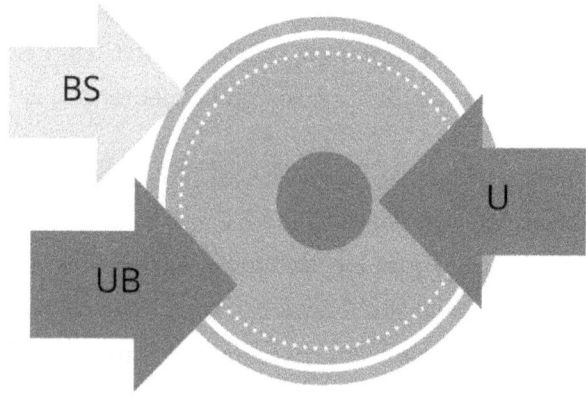

Das Bewusstsein

Das *Bewusstsein* ist das relativ schmale, äusserste Band des Kreises. Es enthält die analytischen, rationalen Funktionen des Verstandes. Dieser Teil des Verstandes befasst sich mit den äusseren Dingen. Seine Aufgabe ist es, einen Sinn darin zu sehen, was in unserer Umgebung vor sich geht, damit wir angemessen reagieren können. Um dies zu tun, verwendet das Bewusstsein Denken, Argumentation und Analyse, um Lösungen für Probleme zu finden.

Denken, Logik und Vernunft sind sehr nützlich, wenn es darum geht, eine Einkaufsliste zu erstellen, Rechnungen zu begleichen oder einen Essensplan zu erstellen. Aber wenn es darum geht, mit Gefühlen umzugehen, ist das Bewusstsein im Nachteil. Das liegt daran, dass es einfach nicht sein Zuständigkeitsbereich ist. Es *denkt* nur. Fühlen ist das Gebiet des Unterbewusstseins.

Das Unterbewusstsein

Hinter dem Bewusstsein verbirgt sich ein viel grösserer Kreis. Dieser Teil des Verstandes ist der Aufbewahrungsort für unsere Lebensgeschichte. Das *Unterbewusstsein* hält alle unsere Erinnerungen fest und wie sie uns fühlen liessen. Diese Lernerfahrungen formen unsere Glaubenssätze, Gewohnheiten und Schutzprogrammierungen.

Diese unterbewussten Programme sollen uns die Fähigkeit geben, für unsere eigenen Bedürfnisse sorgen zu können. Leider können schon früh im Leben Dinge passieren, die dazu führen, dass ein Mensch den Kontakt zu sich selbst verliert. Infolgedessen können wir vergessen, wer wir wirklich sind und wie wir im Einklang mit uns selber sein können. Das passiert jedem in unterschiedlichem Masse. Für manche bedeutet es, den Verstand zur lebendigen Hölle zu machen.

Das Unterbewusstsein ist nicht nur ein Ort der schlechten Erinnerungen und angstbasierten Emotionen. Es ist auch ein Ort der Liebe und der Heilung. Durch den Heilungsprozess der Regressionshypnosetherapie ist es möglich, kraftvolle Quellen der Erfüllung und Ermächtigung wiederzuerlangen wie:

- Nicht verwirklichte Gaben

- Einzigartige Talente

- Lebenszweck

- Berufung im Leben

Das Unbewusste

Auf der *tiefsten* Ebene gibt es einen Teil von uns, der sich nie verändert. Manchmal auch als *Unbewusstes* bezeichnet, ist dieser innerste Kreis dem Bewusstsein nicht immer zugänglich. Dieser Teil des Geistes ist verantwortlich für die autonomen Funktionen des Körpers, die Immunfunktion und die Erinnerungen an frühere Leben. Es ist auch der Teil des Geistes, der unseren Quellcode für Glück, Zufriedenheit und Wohlbefinden enthält.

Es liegt in der menschlichen Natur glücklich, unversehrt und vollkommen sein zu wollen. Es liegt in unserer Ausstattung. Der Bauplan ist genau dort im Zentrum, wo wir genau so bleiben, wie es unsere Herkunft entworfen hat. Unsere Fähigkeit, uns selbst und anderen gegenüber gut und glücklich und liebevoll zu fühlen, ändert sich nie.

Dies ist die Quelle, durch die Kernzustände erreicht werden können. Kernzustände wie Sein, Freiheit, Liebe, Frieden und Ganzheit sind untrennbare Bausteine unserer Natur. Sie existieren und können unabhängig von äusseren Bedingungen erfahren werden. Dies ist der Urgrund der Heilung.

Der Kritische Faktor des Bewusstseins

Zwischen dem Bewusstsein und dem Unterbewusstsein liegt eine halbdurchlässige Barriere, der *Kritische Faktor* des Bewusstseins. Dieser Teil des Verstandes fungiert als Torwächter zum Unterbewusstsein und filtert Informationen heraus, die nicht mit unseren bereits etablierten Glaubenssätzen übereinstimmen.

Der Kritische Faktor ist in erster Linie um unser Überleben besorgt. Er ist dazu da, uns zu beschützen, indem er uns mit unseren bereits akzeptierten Glaubenssätzen im Einklang hält. Er ist es auch, der uns unseren einzigartigen Blick aufs Leben vermittelt. Der Kritische Faktor bestimmt unseren persönlichen Standpunkt, der auf dem basiert, was wir aus unseren bisherigen Erfahrungen gelernt haben.

Die Kritische Faktor ist bis zum Alter von etwa fünf Jahren noch nicht vollständig ausgebildet. Davor gibt es keine wirkliche Trennung zwischen Bewusstem und Unterbewusstem. Während diesen Entwicklungsjahren lädt das Kind buchstäblich Informationen aus seiner Umgebung herunter. Das macht den Geist des Kindes zu einem Super-Lerncomputer.

Der Geist eines Kindes ist zwar weit offen für das Lernen, aber je jünger das Kind ist, desto weniger Informationen stehen ihm zur Verfügung, um sie einzuordnen. Die Interpretationen eines Kindes sind oft ungenau, weil es dem Kind an Erfahrung mangelt. Es gibt nicht genügend Daten, mit denen es neue Erfahrungen vergleichen kann. Infolgedessen werden Ideen kritiklos angenommen.

Als Kinder haben wir eine Menge Botschaften von unserer Umgebung erhalten. Die Dinge, die zu uns gesagt oder getan wurden, das was von den Menschen um uns herum vorgelebt wurde - Eltern, Geschwister,

Lehrer, Autoritätspersonen - und wie diese Dinge uns fühlen liessen, hinterliessen Eindrücke. Auf der Grundlage dieser Eindrücke trafen wir Entscheidungen. Diese Entscheidungen bildeten die Grundlage für unsere Überzeugungen.

Unsere frühesten Erfahrungen haben unsere Glaubenssätze geformt, die mit unserer Identität und dem, was wir im Leben erwarten, zu tun haben. Sie sagen uns, wie wir sein oder nicht sein sollen, damit unsere Bedürfnisse erfüllt werden und wir überleben können. Das gibt uns ein Gefühl von Normalität und Sicherheit. Sie sagen uns, wie wir auf Situationen im Leben reagieren sollen und geben uns ein Gefühl der Kontrolle.

Der Kritische Faktor ist unser Glaubenssystem. Leider ist nicht alles, was wir glauben, unbedingt wahr. Viele unserer Glaubenssätze sind veraltet, weil sie für unsere Bedürfnisse in einem viel jüngeren Alter geschaffen wurden. Sie beruhen auf den Entscheidungen eines Kindes.

Man sagt, dass in den ersten zwei Lebensjahren mehr gelernt wird als im gesamten restlichen Leben eines Menschen. Das liegt daran, dass unbewusstes Lernen ohne Denken oder Analysieren geschieht. Die Fähigkeit, Daten sehr schnell aufzunehmen, verschafft uns einen evolutionären Vorteil in Bezug auf das Überleben, aber sie kann uns daran hindern, später im Leben das zu bekommen, was wir möchten. Das liegt daran, dass viele der Glaubenssätze, die sich früh im Leben gebildet haben, einfach nicht wahr sind. Und sie entscheiden, was wir im Leben kriegen.

#2. Wie Hypnose funktioniert

Hypnose ist *nicht* das, was die meisten Menschen denken. Die meisten Menschen wissen gar nichts über Hypnose. Selbst wenn sie glauben zu wissen, was Hypnose ist, schleppen sie meist einige Mythen und falsche Vorstellungen mit sich herum. Sobald ihr also dem Klienten gezeigt habt, wie sein Verstand funktioniert, klärt ihn darüber auf, wie Hypnose funktioniert. Wenn ihr es einfach dem Klienten überlässt, wird er nur Vermutungen anstellen. Stellt sicher, dass er weiss, was ihn erwartet.

Es gibt viele Definitionen von Hypnose, aber selbst Hypnose-Profis können sich nicht darauf einigen, was genau Hypnose ist. Für den Zweck der Aufklärung des Klienten ist es am besten, es so einfach wie möglich zu halten. Technisch gesehen hat Hypnose mit der Umgehung des Kritischen Faktors des Bewusstseins zu tun. Aber das ist für die meisten Klienten zu schickimicki. Alles was der Klient wirklich wissen muss ist, dass Hypnose ein Zustand *fokussierter Aufmerksamkeit* ist, in dem Denken und Analysieren beiseitegelegt werden. Dies sagt dem Klienten, was er zu tun hat.

Wenn der denkende Teil des Verstandes zustimmt, in den Zuschauerreihen Platz zu nehmen, kann der fühlende Teil hervortreten, so dass ihr mit ihm interagieren könnt. Der Klient muss dies wissen. Er muss auch wissen, wann die Hypnose stattfindet. Wenn ihr ihm nicht sagt, was ihn erwartet, wenn er hypnotisiert ist, wird er mit den Gedanken beschäftigt sein: Bin ich wirklich *hypnotisiert?* Oder: *"Passiert es jetzt?"* Das steht dann im Weg.

Es ist nötig, dass der Klient das Denken und Analysieren beiseitelegt. Wenn er versucht herauszufinden, ob die Hypnose stattfindet oder nicht, wird das die Hypnose *verhindern*. Das wird euch nicht helfen, die gewünschten Ergebnisse zu erzielen. Ihr müsst ihm also unbedingt sagen, was ihn erwartet.

#3. *Wie ihr zusammenarbeiten werdet*

Dem Klienten beizubringen, wie ihr zusammenarbeiten werdet, ist die Vorbereitung für die Regressionsarbeit. Um erfolgreich zu sein, braucht ihr die volle Kooperation des Klienten. Ihr braucht die bewusste Zustimmung des Klienten, sein Bedürfnis nach Kontrolle beiseitezulegen. Ohne diese Zustimmung wird sein Bewusstsein euch nur in die Quere kommen. Erinnert den Klienten also daran, dass Heilung geschieht - wenn wir es *zulassen*.

Die Lösung des Problems besteht darin, Zugang zu dem Teil des Verstandes zu bekommen, der weiss, wie das Problem entstanden ist und der die Macht hat, es zu heilen. Das ist das Unterbewusstsein. Das Unterbewusstsein ist der fühlende Verstand. Und um Zugang zur zugrunde liegenden Ursache des Problems zu bekommen, müssen wir die analytische Kopfarbeit einstellen - zumindest anfänglich.

Der Klient muss bereit sein, das Denken, die Vernunft und die Logik beiseitezulassen und stattdessen auf die Gefühle zu achten. Holt das Einverständnis des Klienten ein, den denkenden Teil von ihm am Rande sitzen zu lassen und die Rolle des Beobachters zu übernehmen. Lasst den Klienten wissen, dass es in Ordnung ist, das Beurteilen vorübergehend auszuschalten. Er kann später darüber nachdenken, wenn er möchte. Aber im Moment ist es erforderlich, dass der denkende Teil von ihm bereit ist, beiseitezutreten, darf aber neugierig sein, was es eventuell im Prozess zu lernen gibt. Der erwachsene, denkende Teil des Klienten ist auch ein wichtiger Bestandteil des Heilungsprozesses. Er tritt nur vorläufig in den Hintergrund. Wenn die Zeit gekommen ist, könnt ihr diesen Teil des Klienten aufrufen, um beim Prozess mitzuhelfen. Aber bis dahin soll er in die hinteren Reihen Platz nehmen.

Weise den Klienten an:

1. den Anweisungen zu folgen
2. schnell zu reagieren
3. seinem ersten Eindruck zu folgen - das ist das Gefühl

Es ist nötig, dass er die Aufmerksamkeit nach innen richtet und auf Gefühle und Empfindungen im Körper achtet. So kommuniziert das Unterbewusstsein. Erinnert eure Klienten daran, dass wir es mit dem irrationalen Teil unseres Verstandes zu tun haben. Es muss jetzt keinen Sinn ergeben; später wird alles Sinn machen. Der Fokus soll auf dem Gefühl bleiben. Stellt es klar. "Wenn ich dir eine Frage stelle, möchte ich nicht, dass du die Antwort *denkst*. Ich will, dass du die Antwort *fühlst*." Darin liegt die Heilung.

Erstelle "den Vertrag"

Der Vertrag des Teufels setzt sich aus den folgenden vier Grundelementen zusammen:

1. Das Angebot
2. Die Gegenleistung
3. Die Bedingungen und Konditionen
4. Annahme des Angebots

Das Angebot

Das Angebot ist das Versprechen einer Partei die andere für ihre Dienste zu bezahlen.

"Genug für den Rest deines Lebens."

Das Angebot des Teufels ist nicht, die Symptome zu verwalten. Das wäre so, als würde man den tropfenden Heizkörper mit einem Klebstreifen abdichten, wenn das, was der Klient wirklich braucht, ein neues Heizsystem ist. Das Ziel der Regressionshypnosetherapie ist nicht eine vorübergehende Verbesserung, vielmehr eine vollständige Lösung des Problems.

Die Gegenleistung

Die Gegenleistung ist das was im Austausch für das vereinbarte Ergebnis geboten wird.

"Wenn du dich bei mir verdingst und mein Diener wirst ..."

Der Vertrag für die Regressionshypnotherapie hat zwei Teile.

1. Hypnose
2. Regression zurück zur Ursache (Regress to Cause)

Der Teufel sagt: "Wenn du mit mir arbeiten willst (dich bei mir verdingst), musst du meinen Anweisungen folgen und die Dinge auf meine Weise tun (mein Diener sein)." Der Hypnosevertrag erfordert die Erlaubnis des Klienten, ihn in die Hypnose zu führen, indem er deinen Anweisungen folgt. Aber die Hypnose ermöglicht nur den Zugang zum Unterbewusstsein. Um ein anhaltendes Ergebnis zu erzielen, muss der Klient bereit sein, seinen Teil der Arbeit zu leisten.

Die Regressionshypnosetherapie ist kein passiver Prozess. Sie erfordert die Beteiligung des Klienten. Und es braucht die Erlaubnis des Klienten, schmerzhafte Erinnerungen und Emotionen wieder wachzurufen. Ohne diese Erlaubnis werdet ihr Schwierigkeiten haben. Um wirklich erfolgreich zu sein, muss der Klient bereit sein, dorthin zu gehen, wo ihr ihn haben wollt, und das zu tun, was ihr von ihm verlangt, sobald ihr ihn dazu auffordert.

Du kannst es einfach nicht für den Klienten tun.

Es braucht Bewusstsein, um Bewusstes zu heilen. Man kann eine Emotion nicht einfach wegsuggerieren. Und das Vermeiden von unangenehmen Erinnerungen aus der Vergangenheit hält sie nur gefangen. Das ist es ja, was die Symptome erzeugt. Der Klient muss bereit sein, unangenehme Gefühle, die ein Teil des Prozesses sind, zuzulassen. Er muss bereit sein, sich unangenehmen Erinnerungen und Emotionen zu stellen und schmerzhafte oder beschämende Wahrheiten preiszugeben, die durch den Prozess enthüllt werden könnten. Das ist «ground zero».

Die Bedingungen und Konditionen

Der Begriff bezieht sich auf den Zeitraum, in dem der Vertrag gültig ist. Die Bedingungen definieren die Rechte und Pflichten beider Parteien.

"Aber eines muss ich dir sagen: Während dieser sieben Jahre darfst du dich weder waschen, noch kämmen, noch die Haare oder Nägel schneiden, noch den Bart stutzen, noch das Wasser aus deinen Augen wischen."

Das Ziel der Aufklärung des Klienten ist es, eine Positive Mentale Erwartung (PME) bezüglich des Heilungsprozesses zu schaffen. Aber PME geschieht nicht während des Vorgesprächs. Sie geschieht während der ersten Hypnosesitzung des Klienten. Ihr bereitet ihn nur vor, indem ihr dem Klienten sagt, was ihn erwartet.

Der grösste Fehler, den zu viele Hypnosepraktiker machen, ist das, was wir tun, geheimnisvoll zu machen. Ihr müsst offen und ehrlich kommunizieren was passieren wird, bevor ihr mit der Induktion beginnt. Mantel- und Degen-Taktiken sind überholt. Sie sind definitiv NICHT klient-orientiert. Und in einer therapeutischen Umgebung sind sie weitgehend unethisch. Seid transparent über das was passieren wird.

Der Rat von Gerry Kein war: "Sag's ihnen, sag's ihnen, sag's ihnen." Sag den Klienten, was passieren wird. Sag ihnen, warum es passieren wird. Sag ihnen, wie es für sie von Vorteil ist, wenn sie diese Dinge geschehen lassen. Mach das, worum du den Klienten bittest, sicher und akzeptabel, und du wirst den Klienten zu einem willigen Partner in seiner eigenen Heilung machen.

Sieben Jahre

Eine Frist von sieben Jahren ist keine willkürlich gewählte Zeitspanne. Der Teufel verlangt Engagement im Heilungsprozess. Eine vollständige und dauerhafte Lösung des Problems kann Zeit brauchen. Dies ist ein Vertrag für eine echte und dauerhafte Veränderung. Und Regressionshypnosetherapie ist keine Schnellreparaturtechnik. Es ist ein Prozess, durch den echte und nachhaltige Veränderung erreicht werden kann.

Die Vollendung und Wiederherstellung der Ganzheit kann Zeit in Anspruch nehmen, weil viele der Probleme, mit denen wir uns beschäftigen, ihre Wurzeln in Erfahrungen in der Kindheit haben, insbesondere in der Zeit vor dem siebten Lebensjahr. Im Wachstum und der Entwicklung eines Kindes beinhalten die ersten sieben Jahre eine signifikante körperliche, kognitive, emotionale und soziale Entwicklung.

Zum Beispiel haben im Alter von sieben Jahren die meisten Kinder ein Gefühl für Zeit. Sie werden sich ihren Gefühlen anderen gegenüber bewusster und sensibler, eine Eigenschaft, die man Empathie nennt. Und obwohl das Kind viele der Ängste überwunden hat, die es hatte, als es jünger war, macht es sich Sorgen über die Meinung anderer und kann immer noch Angst vor dem Unbekannten haben. Daher kann der Wechsel in eine neue Schule für ein siebenjähriges Kind erheblichen Stress verursachen.

Bestimmte Zahlen tauchen in heiligen Schriften immer wieder auf, weil sie mit bestimmten Vorstellungen verknüpft sind. Die Sieben war in vielen Kulturen eine heilige Zahl, einschliesslich bei den Persern, die den Teufel als Gottes Zwillingsbruder betrachteten. Für die Hebräer steht die Sieben für die Vereinigung zwischen dem Göttlichen (3) und dem Menschen (4), zwischen Geist und Materie.

Sieben ist eine Zahl der Vollendung oder Ganzheit. Sieben Tage dauerte die Schöpfung, die sich in den sieben Tagen der Woche widerspiegeln. Sieben steht für einen vollständigen Zyklus.

Interessanterweise wird die Zahl Sieben mit dem Buchstaben G (zayin) assoziiert, der ein Pfeil ist. Die ursprüngliche Bedeutung ist eine Waffe, die sowohl eine *zu überwindende Distanz* als auch Krieg bedeutet. Krieg bedeutet die Ablehnung der Identität, ein innerer Konflikt.

"Siebenmal tun" bedeutet einen Eid, der das Siegel der Heiligkeit trägt. Das ist ein Vertrag! *Des Teufels Therapie* beinhaltet ein siebenphasiges Protokoll. In einigen Fällen können alle sieben Phasen in einer einzigen Sitzung abgeschlossen werden. Häufiger wird der Klient mehrere Sitzungen benötigen, um eine vollständige Lösung des Problems zu erhalten. Das liegt daran, dass es mehrere Aspekte, mehrere Ereignisse und mehrere Ursachen geben kann, die die Symptome erzeugen.

Wasche dich nicht

Eine der wichtigsten Bedingungen des Therapeutischen Vertrags ist es, unangenehme Gefühle und Emotionen ins Bewusstsein zu lassen. Der Teufel sagt dem Klienten nicht, dass er auf die persönliche Körperpflege verzichten soll. Er sagt: *"Schneide deine Gefühle nicht ab!"*

Um die Heilung zu erfahren, muss der Klient bereit sein, seine Gefühle hochkommen zu lassen, herauszulassen und sie vollständig zum Ausdruck zu bringen. Der Teufel verschleiert nicht die Tatsache, dass es unangenehm wird. Er legt offen, dass man, wenn man mit ihm arbeitet, bereit sein muss, zu sich selbst ehrlich zu sein und sich erlauben, seine eigenen Gefühle zu fühlen.

Als Kinder wurde uns beigebracht, unsere *schlechten* Gefühle zu vermeiden. Wir lernten, die Zähne zusammen zu beissen, uns die richtige Einstellung anzueignen und im Gleichschritt zu einer inneren Stimme zu marschieren, die befiehlt: *Nicht denken, nicht sprechen, nicht fühlen.* Aber ein zäher kleiner Soldat zu sein, ist ein grosser Teil des Problems.

Gefühle und Emotionen sind natürlich. Es ist der Widerstand das Gefühl zu fühlen, der das Unbehagen verursacht. Der Teufel lehrt den Klienten, darauf zu achten, was in seinem Körper passiert und erlauben, unangenehme Gefühle und Emotionen zum Ausdruck zu bringen.

Widerstand ist, sich nicht einzulassen. Das Gegenteil von Widerstand ist Liebe. - **Thorwald Dethlefsen**[10]

Im Grunde haben wir nur zwei Gefühle. Das eine fühlt sich gut an. Das andere fühlt sich nicht so gut an. Das war's. Wir befinden uns entweder in einem Zustand der Kontraktion oder der Expansion. In einem expandierten Zustand fühlen wir uns gut. Der Körper fühlt sich entspannt, warm und offen an. Wir fühlen uns sicher, zufrieden, glücklich, friedlich, liebevoll, frei und lebendig. Kontraktion wird als körperliche Anspannung, Enge und Schmerz empfunden.

Emotionen sind die Art und Weise, wie das Unterbewusstsein via Körper kommuniziert. Emotionen wie Furcht, Angst, Wut, Groll, Traurigkeit, Einsamkeit und Schuldgefühle können im Körper gefunden und gefühlt werden - normalerweise im Bauch, im Bauch, in der Brust oder im Hals, aber sie können auch gefühlt werden im Nacken, den Schultern, den Beinen - eigentlich überall im Körper.

Des Teufels Therapie ist nicht einfach eine weitere Maskierungs- und Vermeidungstechnologie. Dies hier ist anders. Der Klient muss bereit sein, seine Ärmel hochzukrempeln und sich schmutzig zu machen. Das bedeutet, jene unangenehme Gefühle an die Oberfläche des Bewusstseins kommen zu lassen, wo sie bestätigt, akzeptiert und losgelassen werden können. Sobald ein unangenehmes Gefühl ins Bewusstsein gebracht wird, kann es losgelassen werden. Das Annehmen des Gefühls befreit das Gefühl vollständig und stellt die Fähigkeit des Klienten wieder her, sich gut zu fühlen.

---

[10] Thorwald Dethlefsen, *The Healing Power of Illness* (1983).

Wendie Webber

Schneide dein Haar nicht und stutze den Bart nicht

Erinnerst du dich an die Geschichte von Samson und Delilah? Samson war ein grosser, starker, haariger Kerl, der sich in die Hure Delilah verliebt. Delila, deren Name "eine, die geschwächt, entwurzelt oder verarmt hat" bedeutet, verführt Samson. Samson, der langes, schönes Haar hatte, schlief nach seinem Stell-dich-ein mit Delilah ein und während er schlief, schnitt Delilah ihm die Haare ab.

Erinnerst du dich an die sieben Jahre? Ein Schwur, der das Siegel der Heiligkeit trägt, es siebenmal zu tun. Samson hatte ein asketisches Gelübde abgelegt, welches beinhaltete, dass er sich weder die Haare schneiden noch den Bart stutzen durfte. Als Delila alle sieben Locken von Samsons Haar abschnitt, beraubte sie ihn seiner geistigen Kraft.

Wie Samson sind wir von der Welt verführt worden, auf Kosten unseres authentischen Selbst. Unterdrückung trennt uns von unserer inneren Integrität. Indem wir uns von unseren Gefühlen abkoppeln, verlieren wir den Kontakt zu unserer inneren *Stärke*, der Kraft, die die Quelle unserer Gesundheit, unseres Glücks und unseres Wohlbefindens ist.

Die Haare herunterzulassen, bedeutet sich zu entspannen, loszulassen, natürlich, ungehemmt und authentisch zu sein. Die Anforderung, die Haare nicht abzuschneiden bedeutet, das Denken, Analysieren, Beurteilen und den Versuch, Dinge herauszufinden, beiseitezulegen und seinem authentischen Selbst die Erlaubnis zu geben, sich auszudrücken.

Der Bart, wenn man ihn wachsen lässt, ist ein Symbol der Reife, ein Zeichen für Wissen und Weisheit. Das höchste menschliche Ziel - ob wir es nun Weisheit oder Erleuchtung nennen - ist, alles anzunehmen.

Es ist die Erkenntnis, dass alles vollkommen in Ordnung ist, so wie es ist. Das ist es, was mit wahrer Selbsterkenntnis gemeint ist. Es ist die Erkenntnis, dass du in Ordnung bist, genauso wie du bist. Was andere Menschen von dir denken, geht dich nichts an.

Solange es irgendetwas gibt, das dich noch stört oder von dem du meinst, dass es verändert werden muss, hast du die Selbsterkenntnis noch nicht erlangt. Die Wahrheit ist, dass mit dir nichts falsch ist. Du wurdest von der Natur dazu geschaffen, Gesundheit und Glück zum Ausdruck zu bringen. Du wurdest entworfen, dich selbst zu heilen. Also, wenn es ein Problem gibt, dann deshalb, weil etwas passiert ist, das deine natürliche innere Programmierung für Gesundheit und Glück unterbrochen hat. Der Teufel weiss das. Er weiss auch, dass, was auch immer passiert ist, Gott es gut gemeint hat. An jedem Horizont hat es einen Silberstreifen. Mit jedem Fluch kommt ein Segen. Und hinter jedem Symptom verbirgt sich ein positiver Zweck. Die Herausforderung beim Blick in die Vergangenheit besteht darin, die Gaben im emotionalen Müll zu finden.

Schneide dir die Nägel nicht

Das Schneiden der Fingernägel ist eine Art, der persönlichen Erscheinung Aufmerksamkeit zu schenken. Heilung erfordert, sich von Äusserlichkeiten und dem Aussehen der Dinge abzuwenden, um tief nach innen zu schauen. Wenn man die Nägel wachsen lässt, werden sie zu Krallen, ein Zeichen von Aggression. Kindern wird beigebracht, ihre aggressiven Gefühle zu unterdrücken und *nett* zu sein. Diese soziale Konditionierung spielt eine grosse Rolle bei der Entwicklung von Unwohlsein. Was auch immer heruntergestopft, abgelehnt, vermieden, aufgegeben wurde, muss herauskommen dürfen und die Erlaubnis bekommen, sich auszudrücken.

Wische dir die Augen nicht

Emotionale Befreiungsarbeit ist ein wichtiger Teil des Heilungsprozesses der Regressionshypnosetherapie. Sie ermöglicht es dem Klienten, Klarheit zu erlangen und neue, gesündere Entscheidungen zu treffen. Augen symbolisieren das Bewusstsein. Es wird gesagt, die Augen sind der Spiegel der Seele. Eine Variante dieses Sprichworts lautet: Die *Augen sind das Fenster zur Seele.*

Die Augen nehmen gleichzeitig wahr, was um uns herum geschieht, und drücken aus, was wir fühlen. Demnach ist was wir sehen und wie wir uns fühlen eng miteinander verbunden. Unsere bewusste Wahrnehmung der Umwelt basiert auf unseren fünf Sinneswahrnehmungen - Sehen, Hören, Riechen, Schmecken, Tasten und Fühlen. Wie wir etwas wahrnehmen, bestimmt wie wir uns fühlen. Eine positive Wahrnehmung erzeugt Gefühle von Geborgenheit und Wohlbefinden. Eine negative Wahrnehmung erzeugt Gefühle des Unbehagens und Emotionen wie Angst, Traurigkeit und Wut. Das Unterbewusstsein ist der emotionale Verstand, deshalb verlangen wir, dass der Klient den Fokus auf seine Gefühle und Emotionen richtet.

Die meisten von uns wurden darauf konditioniert, unangenehme Gefühle und Emotionen abzutun oder zu ignorieren. Wir haben gelernt, mit Denken die Wahrheit über wie wir uns fühlen ausser Kraft zu setzen. Während uns das als Kinder geholfen hat, tapfer weiterzumachen, fordert das gewohnheitsmässige Ignorieren unseres biologischen Feedbacksystems schliesslich seinen Tribut. Mit der Zeit werden diese ungelösten Emotionen ihren Ausdruck in körperlichen, geistigen und emotionalen Störungen finden.

Der weltberühmte Lepra-Chirurg Dr. Paul Brand entdeckte, dass Menschen mit Lepra kein fauliges Fleisch haben. Sie haben die Unfähigkeit, ihre Gefühle körperlich zu spüren. Die Krankheit führt dazu, dass der Blutfluss von wichtigen Körperteilen abgeschnitten wird, was zum Absterben von Nervenenden führt. Wenn die Nervenenden absterben, verliert die Person die Fähigkeit, Schmerz zu empfinden.

Nicht in der Lage zu sein, Schmerz zu fühlen, kann zu ernsthaften Komplikationen führen. Zum Beispiel neigen Leprakranke dazu zu erblinden, weil sie die unangenehmen Empfindungen, die uns zum Blinzeln veranlassen, nicht spüren können. Wenn eine Person einen Deckel auf ihre Emotionen legt, werden die Gefühle darin gefangen. Dies kann zu Symptomen führen wie:

- Depression
- Kummer
- Ängste
- Schwierigkeit, Emotionen zu empfinden
- Essstörungen

- Abhängigkeit und Sucht nach Essen, Alkohol, Drogen, Glücksspiel, Pornografie usw.

- Zögern und Zaudern
- mangelndes Selbstwertgefühl
- Misstrauen
- Beziehungsprobleme
- Machtverhalten
- Vermeidungsverhalten
- Schuldzuweisung

- Selbstkritik
- Missbrauch
- Selbstsabotage
- Geldprobleme
- Zwanghafte Gedanken

Der Klient muss bereit sein, Gefühle und Emotionen als Teil des Prozesses zuzulassen. "Versuche nicht, die Wahrheit in dem, was du fühlst, wegzuwischen. Verleugne nicht deine tiefsten Gefühle." Tränen - ob aus Trauer, Wut, Leid oder Freude - müssen ins Bewusstsein gebracht und ausgedrückt werden dürfen.

Die Akzeptanz

"Der Soldat antwortete: 'Frisch dran, wenn's nicht anders sein kann.' "

Die Akzeptanz ist, wenn die andere Partei zustimmt, die Aufgabe für die im Vertrag festgelegte Vergütung auszuführen.

Der Teufel legt es von Anfang an offen auf den Tisch. Es gibt kein Verkaufsgespräch, kein Schwindel. Es ist ihm nicht erlaubt, so zu arbeiten, entgegen der landläufigen Meinung. Der Teufel muss den Naturgesetzen folgen. Also sagt er dem Soldaten: *Wenn du gesund werden willst, musst du dich anstrengen. Die Frage ist, ob du bereit bist, deine wahrsten Gefühle zuzulassen. Bist du bereit, dir die Erlaubnis zu geben, diese unangenehmen Gefühle freizulassen, um dich besser zu fühlen?*

Und was antwortet der Soldat? *Frisch dran, wenn's nicht anders sein kann.* Nicht gerade ein «Hurra!», oder? Die Annahme der Vereinbarung durch den Klienten ist eher ein Akt der Resignation als ein Akt des Willens. Das ist ein Problem. Der Wunsch nach Heilung ist nicht dasselbe wie die Bereitschaft, das zu tun, was notwendig ist, um Heilung zu ermöglichen. Manche Menschen wollen nur eine Pille. Sie sind nicht wirklich bereit, die notwendigen Veränderungen im Leben vorzunehmen, um die gewünschten anhaltenden Ergebnisse zu erzielen.[11]

Deshalb ist der Vertrag so wichtig für euren Erfolg. Das Ziel einer *nachhaltigen* Veränderung wird durch den Prozess der Wiederherstellung der inneren Balance und Harmonie erreicht. Die Natur wird den Rest erledigen. Es dauert so lange, wie es dauert, *bis die Heilung stattfindet*. Das ist der Vertrag.

Ihr begleitet den Klienten nicht nur in die Hypnose und gebt ihm ein paar Suggestionen. Regressionshypnosetherapie verlangt mehr vom Klienten. Deshalb muss das aufklärende Vorgespräch umfassender sein als das normal übliche Hypnosevorgespräch.

Regressionshypnosetherapie ist eine Reise der Selbstentdeckung, die den Klienten in unbekanntes Terrain führt. Der Klient muss bereit sein, unangenehme Gedanken, Gefühle und Erinnerungen ins Bewusstsein kommen zu lassen. Und viele der Themen, mit denen ihr arbeiten werdet, haben ihre Wurzeln in ungelösten, traumatischen Erfahrungen aus der Vergangenheit. Verständlicherweise wollen die meisten Menschen nicht dorthin gehen. Aber die Forschung zeigt, dass der einzig effektive Weg, eine traumatische Erinnerung für immer aufzulösen, darin besteht, sich den in der Erinnerung gefangenen Gefühlen zu stellen. Dies ist das Werk des Teufels.

---

[11] Caroline Myss, *Why People Don't Heal* (1998).

Die Heilung ist in dem Moment vollbracht, in dem der Leidende keinen Wert mehr sieht im Schmerz.
- Ein Kurs in Wundern

Hans' scheinbarer Mangel an Begeisterung bedeutet nicht, dass er es schwierig macht. Es ist nur so, dass er darauf konditioniert wurde, die Realität mechanistisch zu betrachten. Wenn er also mit chronischen körperlichen oder emotionalen Problemen konfrontiert wird, neigt er dazu, nach einem *Mechaniker* zu suchen, der die notwendige Behandlung durchführt, während er sich passiv zurücklehnt. Er will ja nur, dass die Symptome verschwinden.

Das Problem mit dieser Einstellung ist, dass Heilung eine *innere* Angelegenheit ist. Man kann den Geist nicht von aussen reparieren. Und der einzige Ort, wo unser Soldat nicht hingeschaut hat, ist im Inneren. Was im Inneren ist, sind Gefühle und Erinnerungen, die er nicht bereit war anzuschauen. Kein Wunder widerstrebt es ihm, dorthin zu gehen! Er will nicht fühlen, wissen, sein *müssen*. Es ist nur so, dass er bereits alle anderen Möglichkeiten ausgeschöpft hat. Welche Option gibt es noch? Also, wenn es keinen anderen Weg gibt, wenn es nicht anders geht, denkt er sich, dann kann man ja gleich anfangen ... auch wenn das bedeutet, dem Drachen gegenüberzustehen.

Damit kannst du arbeiten. An dieser Stelle würde jeder Teufel, der etwas taugt, den Deal besiegeln, indem er bekräftigt, wie *schrecklich* es war, mit so einem SCHLECHTEN Gefühl durch Leben gegangen zu sein, so total ausser Kontrolle, machtlos, hoffnungslos, verängstigt und allein zu sein- *immer und immer und immer wieder.* Der Teufel würde den Klienten dann daran erinnern, dass es einen guten Grund dafür gibt, dass er sich so fühlt. Er würde den Klienten daran erinnern, dass ungeachtet der Veränderungen der Umstände und des Laufs der Zeit, manchmal Jahrzehnte, das Gefühl immer noch da ist.

Dieses Gefühl ist es, das nach einer Lösung ruft. Und es ist mit jedem Mal verknüpft, an dem der Klient dieses Gefühl jemals hatte. Dieses Gefühl geht den ganzen Weg zurück bis zum *allerersten Mal,* als der Klient dieses Gefühl hatte. Dorthin müssen wir gehen, um die Heilung zu finden. Das ist der Vertrag, auf den ihr aus seid. *Wir gehen dorthin, wo wir hingehen müssen, um Heilung zu bekommen.*

Fahrt niemals mit der Hypnose fort, bevor ihr nicht einen verbindlichen Vertrag habt. Wenn der Klient sagt oder andeutet: "Ja, ich denke schon, da es ja sein muss", ist das keine ausreichende Motivation, um fortzufahren. Glaubt mir, da wird am Ende der Schuss nach hinten losgehen. Ihr müsst jeglichen Widerwillen des Klienten identifizieren, anerkennen und aus dem Weg räumen, bevor ihr mit dem Heilungsprozess fortfahrt.

Was ihr hören wollt ist ein hundertprozentiges *Ja! Ich will davon befreit werden!* Wenn also der Klient insgeheim die Hoffnung auf eine externe Lösung wie ein Medikament oder eine Operation hegt und lediglich bereit ist, es mit der Hypnose zu probieren, ist er schlichtweg nicht parat, weiterzugehen. Er wird nicht ausreichend in die Ergebnisse investieren, um erfolgreich zu sein.

Die Klienten müssen nicht begeistert werden, unangenehme Erinnerungen und Emotionen ins Bewusstsein zu lassen. Niemand ist begeistert. Aber sie müssen sich engagieren im Bestreben eine vollständige Heilung zu erreichen. Um dies zu erreichen, braucht ihr einen Vertrag sowohl für die Hypnose als auch für den therapeutischen Prozess der Regressionhypnose.

Widerstand

Die Annahme des Vertrages durch den Klienten muss sowohl die Hypnose als auch die Regressionstherapie ermöglichen. Ohne sie werdet ihr auf Widerstand stossen.

In Sitzungen kann sich Widerstand zeigen *gegen*:

- den Zustand der Hypnose
- das Erleben unangenehmer Gefühle
- der Aufarbeitung von schmerzhaften Ereignissen in der Vergangenheit
- das Eingestehen beschämender Wahrheiten
- dem Wahrnehmen von unangenehmen Gefühlen

Widerstand bedeutet nicht, dass der Klient schwierig ist. Es ist einfach ein Beweis dafür, dass ihr noch keinen Vertrag habt, der es erlaubt, dass *das* (was auch immer ihr antrifft) ein Teil des Prozesses sein kann. Ihr braucht sowohl die Erlaubnis des Bewusstseins wie auch des Unterbewusstseins, den Prozess zu begleiten.

Das Bewusstsein kann Widerstand leisten, weil du den Klienten aufforderst, sich bewusst mit etwas auseinanderzusetzen, das er bisher zu vermeiden versucht hat. Das Bewusstsein muss einen triftigen Grund haben, die Kontrolle abzugeben und dir zu erlauben, den Heilungsprozess zu begleiten.

Das Unterbewusstsein kann Widerstand erzeugen, weil es die Pflicht hat, den Klienten vor jeglicher Bedrohung - reale oder eingebildete - zu schützen. Das Unterbewusstsein muss sich sicher fühlen, wenn es kooperieren und sensible Informationen preisgeben soll, die in der Vergangenheit für den Klienten beängstigend oder überwältigend waren. Eine Menge unnötiger Widerstände können aus dem Weg geräumt werden, in dem im aufklärenden Vorgespräch diese wichtigen Bedürfnisse befriedigt werden.

Sekundärgewinn

Widerstand bedeutet nicht, dass der Klient an dem Problem festhält, weil es ihm irgendwie nützt. Den Klienten zu beschuldigen, wird ihn nicht heilen. Also, hör mal zu: Widerstand ist Angst. Der Mensch hat von Natur aus Angst vor dem Unbekannten. Und der Sekundärgewinn ist immer zweitrangig gegenüber dem primären Gewinn.

Wenn du dich auf den *primären* Gewinn konzentrierst, wird das Problem des Sekundärgewinns in den meisten Fällen entweder wegfallen oder ziemlich einfach zu lösen sein. Der primäre Gewinn hat fast immer mit Sicherheit zu tun. Das ist die oberste Direktive des Unterbewusstseins - zu schützen. Wenn du auf Widerstand stösst, suche das Gefühl und konzentriere dich auf *diese Angst*. Das wird der nächste Schritt sein.

Das genau ist die Arbeit der Regressionshypnosetherapie! Widerstand ist eine Blockade. Er ist aus einem bestimmten Grund da, aber er hindert den Klienten an der Heilung. Also, mache den Klienten für die Ergebnisse verantwortlich. Erinnere ihn: "Ich kann das nicht für dich tun!" Stelle sicher, dass du einen Vertrag hast, der den nächsten Schritt erlaubt, und der nächste Schritt wird wie von selbst geschehen.

Zusammenfassung

Der Zweck des aufklärenden Vorgesprächs ist es, einen verbindlichen Vertrag zu erstellen, der es dir ermöglicht, den Heilungsprozess zu begleiten. Da Regressionshypnosetherapie mehr Beteiligung vom Klienten verlangt, muss das aufklärende Vorgespräch umfangreicher sein als das, was für den Standard-Hypnosevertrag benötigt wird.

Der Hypnosevertrag erfordert lediglich die Zustimmung des Klienten, die Hypnose zuzulassen, indem er das Denken beiseitestellt und den Anweisungen folgt. Der Vertrag für die Regressionshypnosetherapie hingegen verlangt vom Klienten, ein aktiver Teilnehmer am Prozess der Veränderung von innen heraus zu sein. Um ein dauerhaftes Ergebnis zu erzielen, muss der Klient bereit sein:

1. zu erlauben, dass du den Prozess leitest und er deinen Anweisungen folgt
2. sich einem Prozess der unterstützten Selbstheilung zu verpflichten
3. zu erlauben, dass unangenehme Erinnerungen und Gefühle ins Bewusstsein treten
4. sich auf seine Gefühle zu konzentrieren

KAPITEL 6:
Testen & Regression Vorbereiten

So ging er mit dem kleinen Mann, der ihn direkt in die Hölle führte. Dort sagte ihm der Teufel, was er zu tun habe - die Feuer unter den Kesseln hüten, in denen die verdammten Seelen kochen; das Haus reinhalten; den Kehrdreck hinter die Hintertür tragen und ganz allgemein für Ordnung sorgen.

Für die Menschen im Altertum war die Hölle ein dunkler, geheimnisvoller und überwältigender Ort. Es war kein Ort von Feuer und Schwefel oder der Bestrafung für Sünden. In Ägypten war die Unterwelt ein Ort des Hohen Gerichts und der Wiedergeburt. Ägyptische Bilder der Bösen, die in den Feuergruben der Unterwelt vernichtet werden, repräsentierten die Feinde des Sonnengottes (Licht). Diese Geister der Finsternis, die durch das feurige Licht des Sonnenauf- und -untergangs verbrannt wurden, wurden von den frühen Christen als die Qualen der verdammten Seelen interpretiert.

Psychologisch gesehen ist die Hölle das Schattenreich. Dies ist das Territorium des Unterbewusstseins, wo alles, was wir verleugnet und verurteilt haben, aus dem bewussten Verstand verbannt wurde. Dies macht den Verstand zu einer lebenden Hölle.

Was in der Hölle kocht, ist jeder inakzeptable Impuls; alles, was wir uns geweigert haben zu akzeptieren, einschliesslich unseres unerreichten Potenzials, liegt in uns - lebendig begraben. Das, was wir verurteilen - in uns selbst oder in anderen - mag ausser Sichtweite sein, aber es ist nie aus dem Sinn. Und je mehr wir versuchen zu verdrängen und zu vermeiden, desto mehr Verwüstung werden diese Dinge in unserem Leben anrichten.

Die unterbewusste Ebene des Verstandes ist der Ort, an dem sich der ganze Ärger zusammenbraut. Dorthin müssen wir gehen, um das Problem zu lösen. Aber bevor du anfängst, den Klienten in schmerzhafte vergangene Ereignisse zu regressieren, musst du den Klienten auf die Arbeit vorbereiten, die ihr gemeinsam tun werdet. Du kannst es beim besten Willen nicht alleine für ihn tun.

Der Teufel macht den Klienten verantwortlich für die Ergebnisse. Stelle sicher, dass dein Klient bereit, willens und in der Lage ist, die für den Erfolg erforderliche Arbeit zu leisten, indem du ihm beibringst, was zu tun ist. Da Hypnose der optimale Zustand zum Lernen ist, beginne damit, den Klienten in die Hypnose zu führen.

Die Hypnose

Es gibt viele Wege, Hypnose einzuleiten, aber das Ziel ist, den Kritischen Faktor des Verstandes beiseitezulegen, um Zugang zum irrationalen, fühlenden Teil des Verstandes zu bekommen. Der verstorbene Dave Elman[12] definierte Hypnose als "Die Umgehung des Kritischen Faktors des Bewusstseins und die Etablierung von akzeptablem, selektivem Denken und Fühlen."

---

[12] Dave Elman, *Hypnotherapy* (1964)

Das Unterbewusstsein ist der emotionale Verstand, also ist der schnellste Weg, Hypnose einzuleiten, ein unangenehmes Gefühl zu provozieren. Aber in der ersten Sitzung ist es am besten, nicht im Dreck des Klienten zu wühlen. Bevor du beginnst, einen Klienten in schmerzhafte Ereignisse aus der Vergangenheit zu regressieren, stelle sicher, dass er bereit ist:

1. deinen Anweisungen zu folgen
2. unangenehme Emotionen ins Bewusstsein steigen zu lassen

Das ist der Vertrag.

In einem therapeutischen Setting ist die Hypnose wirklich der unwichtigste Teil der Sitzung. Die Leute bezahlen nicht für Hypnose. Sie bezahlen für Ergebnisse. Du willst wirklich nicht einen Grossteil deiner Sitzungszeit mit der Induktion verschwenden. Du willst den Klienten in Hypnose versetzen und dann das Problem angehen. Bevor du das tun kannst, braucht es einen Klienten, der davon überzeugt ist, dass die Hypnose stattgefunden hat und der sehr schnell in einen Zustand von Somnambulismus gelangt.

Echte Regression erfordert Somnambulismus. Somnambulismus ermöglicht das Wiedererleben vergangener Ereignisse, nicht bloss die Erinnerung daran. Du musst die Tiefe testen. Du musst auch den Beweis erbringen, dass der Klient hypnotisiert ist, denn das ist es, wofür er *glaubt*, dass er bezahlt. Denke daran: der Klient hat in die Hypnose als Lösung investiert. Sein Glaube, dass die gewünschte Veränderung eintreten wird, hängt von seiner Überzeugung ab, dass die Hypnose stattgefunden hat.

Wenn der Klient am Ende der Sitzung die Augen öffnet und sagt: "Ich glaube nicht, dass ich hypnotisiert war", wirst du nicht die gewünschten

Ergebnisse erzielen. Lasse also diese beiden wichtigen Schritte nicht aus. Teste die Tiefe der Hypnose und liefere einen überzeugenden Beweis.

Ich verwende die Elman-Induktion in der ersten Sitzung, weil sie für jeden Klienten angepasst werden kann. Sie lässt sich leicht in eine Entspannungsinduktion oder eine Blitzinduktion umwandeln und hat einen eingebauten Test für die Schwelle zum Somnambulismus, und zwar Amnesie durch Suggestion. Ein weiterer Test für die Schwelle des Somnambulismus ist die Handschuhanästhesie. Dieser Test kann auch als "Convincer" dienen, um dem Klienten zu beweisen, dass er wirklich und wahrhaftig hypnotisiert ist.

Entspannung wird nicht zwingend benötigt für die Hypnose, aber die meisten Menschen haben nichts gegen Entspannung. Für die erste Sitzung verwende ich gerne eine Entspannungsinduktion. Einen Klienten durch Entspannung in die Hypnose zu führen, gibt dir mehr Zeit auf Reaktionen zu achten und erlaubt dir, dich den Bedürfnissen des Klienten anzupassen. Die Gefühle und Empfindungen der zunehmenden Entspannung sind der Beweis, dass Hypnose sicher ist, und stellen sicher, dass die erste Sitzung angenehm ist. Diese Erfahrung kann dann verwendet werden, um positive Erwartungen an zukünftige Sitzungen zu wecken.

Sobald der Klient im Somnambulismus ist, nutze ich den Zustand, um ihn auf Blitzinduktionen zu konditionieren. Dann bringe ich dem Klienten die Ausführung der folgenden vier Aufgaben bei, die Teil des Heilungsprozesses der Regressionshypnosetherapie sind.

Die Aufgaben

Die Aufgaben in der Hölle sind vier universelle Heilungsschritte. Diese werden von Heilern auf der ganzen Welt angewendet und gelten für jede Heilungsintervention, egal ob es sich um eine energiebasierte, emotionsbasierte oder gute altmodische physische Heilung handelt.

Ich lernte diese Schritte zum ersten Mal in den frühen Neunzigern kennen, als ich eine Grundausbildung in *Pranic Healing* machte. Pranic Healing ist eine energiebasierte Modalität, die Heilung fördert, indem sie toxische oder blockierte Energie aus dem Geist-Körper-System entfernt und sie durch Lebensenergie oder *Prana* ersetzt. Das vierstufige Pranic Healing-Protokoll besteht aus:

1. Fühlen
2. Reinigen
3. Energie verleihen
4. Versiegeln

Zunächst **fühlst** du den Bereich der Wunde. Z. B. körperliche oder emotionale Schmerzen, Verspannungen, Enge, Entzündungen, Infektionen. Als nächstes **reinigst** du die Wunde, um toxische Ablagerungen zu entfernen, die eine Heilung verhindern könnten. Z.B. Schmutz, Splitter, Eiter, toxische Gedanken und emotionale Energien.

Du würdest dann den gerade gereinigten Bereich **Energie verleihen,** indem du die Leere mit positiver Energie füllst. Z.B. Antiseptikum, Prana-Energie, Aussagen der Bestätigung, positive Bilder. Dies hilft, den natürlichen Heilungsprozess zu fördern.

Der letzte Schritt ist die **Versiegelung** des gerade gereinigten und energetisierten Bereichs. Dies legt eine Schutzschicht über die frisch behandelte Wundstelle, um eine Reinfektion zu verhindern, während die Natur ihr Ding macht, z.B. indem man einen Verband anlegt, die Stelle mit blauem Licht flutet, Bilder zum Visualisieren präsentiert und positive Suggestionen für Veränderungen gibt.

Diese vier Schritte entsprechen den Anweisungen des Teufels, das Feuer zu hüten, das Haus zu reinigen, den Kehrdreck hinauszutragen und Ordnung zu halten.

#1. Hüte das Feuer

Hüten heisst "nach etwas schauen". Was im Topf brodelt und kocht, ist ein Gefühl im Inneren, das der Klient einfach nicht mag. Was die Schmerzgeschichte am Leben hält, ist das Feuer, das unter dem Kessel brennt. Das ist das Gebot des Symptoms.

Bis dich Klienten aufsuchen, haben sie oft echt heftige körperliche oder emotionale Schmerzen. Schmerz spielt eine wichtige Rolle, um uns auf ein Problem aufmerksam zu machen. Das ist sein Zweck. Der erste Schritt ist also, dem unangenehmen Gefühl Aufmerksamkeit zu schenken, indem man sich auf den Körper konzentriert. Denn das ist der Ort, wo unsere Gefühle gespürt werden.

Ein Symptom ist unangenehm. Es kann eine Beule, ein Knoten, ein Schmerz oder ein Leiden sein, aber das Symptom ist ein eindringliches Signal, das von einem Ereignis herrührt, das es verursacht hat. *Dieses Gefühl* hat alles mit dem Problem zu tun. Sich auf das Gefühl zu konzentrieren ist, als würde man noch mehr Holz aufs Feuer legen. Es verstärkt das Gefühl und macht es intensiver. Das Verstärken eines Gefühls bringt es mehr ins Bewusstsein. Das ist die Vorbereitung, um eine starke Brücke zu dem Ereignis schlagen zu können, das das Problem verursacht hat. Das Feuer zu hüten bedeutet, sich auf das Gefühl zu konzentrieren.

#2. Reinige das Haus

Wenn wir am Ende unserer Kräfte angelangt sind, verlangt die wahre Freiheit nach einem gründlichen Reinemachen. Ein Haus zu reinigen, bedeutet alles loszuwerden, was man nicht will. Das Haus ist der Ort, an dem man liebt. Der Ort, an dem wir leben, ist unser Geist. Das bedeutet, alle Gedanken und Gefühle loszulassen, die zu dem Problem beitragen. Es geht nicht darum zu versuchen, das Gefühl loszuwerden. Es geht darum, das Gefühl anzuerkennen und ihm die Erlaubnis zu geben, sich zum Ausdruck zu bringen.

Der einzige Ort, an dem ein Gefühl uns verletzen kann, ist im Innern, wenn es eingesperrt ist. Es ist wie Schmutz, der in einer offenen Wunde gefangen ist. Wird es zu lange ignoriert, wird die Wunde zu eitern beginnen und immer schmerzhafter werden. Aber Gefühle halten normalerweise nicht sehr lange an, wenn wir uns einfach erlauben, sie zu haben. Der Zweck das Gefühl aufzuspüren ist, es loslassen zu können. Das Fühlen des Gefühls befreit das Gefühl.

Alle Gefühle sind sanft und kurzlebig, es sei denn, es gibt einen Widerstand gegen das Gefühl. - **Gay Hendricks**

Gefühle sind so konzipiert, dass sie relativ schnell entstehen und wieder vergehen. Wenn wir uns ihnen *widersetzen*, bleiben sie *stecken* und beginnen, Probleme zu verursachen. Der Widerstand gegen das Gefühl blockiert seinen natürlichen Fluss.

Alle Gefühle dienen einem positiven Zweck. Sie sind Teil unseres natürlichen, biologischen Feedback-Systems. Demzufolge sind alle Gefühle gut - auch die unangenehmen. *Gute* Gefühle fühlen sich gut an. Sie lassen uns wissen, dass alles in Ordnung ist. Alle unsere Bedürfnisse werden angemessen befriedigt. *Schlechte* Gefühle sind wie Alarmglocken, die losgehen. Sie sind dazu da, uns zu alarmieren, wenn unser Wohlbefinden bedroht ist, damit wir angemessen reagieren können, um die Harmonie wiederherzustellen.

Das Problem ist, dass sich schlechte Gefühle nicht gut anfühlen. Wir haben die Tendenz zu versuchen, sie zu vermeiden. Das funktioniert nie. Wenn du deine schlechten Gefühle unterdrückst, unterdrückst du alle deine Gefühle. Das ist das Problem mit Antidepressiva. Sie machen keinen Unterschied zwischen guten und schlechten Gefühlen. Sie setzen einen Deckel auf alle Gefühle. Die Person fühlt sich vielleicht nicht mehr schlecht, aber das geht auf Kosten ihrer guten Gefühle. Das ist keine Art zu leben.

Dies ist keine effektive Strategie für den Umgang mit Emotionen. Klienten müssen das wissen. Das Blockieren von Emotionen kann zu sehr unerwünschten Symptomen führen, weil die Gefühle immer noch da sind. Sie sich nicht weg. Verdrängte Gefühle brodeln einfach unter der Oberfläche vor sich hin und bauen mit der Zeit Druck auf. Die Lösung ist, das Haus zu reinigen, indem man das Gefühl zulässt.

Schon früh im Leben wurden wir mit vielen Gedanken und Gefühlen vorprogrammiert, damit wir auf der Ebene der Welt funktionieren können. Die Welt ist jedoch widersprüchlich. Das Zulassen des Gefühls löst den inneren Druck und stellt das Gleichgewicht und die Harmonie im Geist-Körper-System wieder her. Vertraue darauf, dass wenn das Gleichgewicht wiederhergestellt ist, Heilung stattfinden wird.

Hippokrates lehrte, dass Heilung nicht etwas ist, was wir tun. Sie ist etwas, das wir *erlauben*, indem wir die Hindernisse für den natürlichen Energiefluss durch den Körper beseitigen. Darauf kannst du dich verlassen, denn eine Hausreinigung wird zu inneren Verschiebungen führen. Und wenn sich eine Blockade gelöst hat, wird der Klient dies körperlich spüren. Es kann sich als ein Gefühl der Erleichterung, der Leichtigkeit oder des Friedens ausdrücken. Vielleicht können die Klienten endlich atmen! Dies sind die natürlichen Nebenprodukte des Loslassens.

#3. Trage den Kehrdreck hinaus

Das Tragen hinter die Tür ist der Prozess des Sammelns der positiven Veränderungen in der Wahrnehmung und im Gefühl, indem man sie bestätigt. Sie hinter die Tür zu tragen, weist das Unterbewusstsein an, die Veränderung beizubehalten. Es ist so ähnlich wie das Drücken der Speichertaste. Dies ermutigt das Unterbewusstsein, mehr von diesen Veränderungen zuzulassen.

Heilung ist in der Regel ein Prozess, in dem sich Veränderungen anhäufen. Es geschieht nicht immer alles auf einmal. Das gilt besonders, wenn man mit einem physischen Problem arbeitet, denn der Körper ist an physische Gesetze gebunden. Das liegt in der Natur der Sache. Emotionale Veränderungen können auch Zeit brauchen, weil grosse Emotionen unangenehm sind. Das kann die natürlichen Abwehrmechanismen des Unterbewusstseins auslösen, die zum Schutz eingreifen und damit die Heilung effektiv verhindern.

Schrittweise Veränderung ist viel sicherer und daher für das Unterbewusstsein leichter zuzulassen. So können viele bemerkenswerte Veränderungen passieren im Laufe der Zeit. Diese schrittweisen Veränderungen können dann genutzt werden, um dem

Klienten einen greifbaren Beweis zu liefern, dass er etwas losgelassen hat. Ihr müsst nur die Aufmerksamkeit darauf lenken. Der Klient bemerkt vielleicht gar nicht, dass eine Veränderung stattgefunden hat, weil sie oft klein und sogar unbedeutend erscheinen kann. Wenn es also eine Veränderung in Richtung Besserung gibt, lenkt die Aufmerksamkeit darauf. Anerkennt sie. Sammelt sie und legt sie für später beiseite.

Wenn Sie eine Fähigkeit erlernen, suchen Sie nicht nach der grossen, schnellen Verbesserung. Suchen Sie die kleine Verbesserung, einen Tag nach dem anderen. - **Daniel Coyle**

Der Teufel versteht, dass das Geheimnis wahren Reichtums - ob physischer, emotionaler oder spiritueller Art - darin liegt, die Wahrheit zu verifizieren. Anstatt zu versuchen eine Veränderung vorzuschlagen, *validiere* jeden Schritt der Verbesserung, sobald er gemacht wird. Das ist die Wahrheit des Klienten! Bestätige jede Einsicht oder jedes bessere Gefühl. Validiere dann das Recht des Klienten durch diesen Prozess weiter zu wachsen und sich verändern zu können. Dies ebnet den Weg für weitere Veränderungen.

Sobald der innere Druck abfällt, wird der Klient mehr geistige Klarheit erlangen. Beim Wiedererleben eines Ereignisses aus der Vergangenheit wird er in der Lage sein, mehr Details zu liefern, was eure Arbeit erleichtert. Der Klient wird auch beginnen, Einsichten in die Ursache(n) des Problems zu erlangen, ebenso wie sich diese Dinge im täglichen Leben auf ihn ausgewirkt haben. Das öffnet das Tor zu echter Veränderung.

Jedes Loslassen erzeugt eine schrittweise Veränderung durch eine Verschiebung der Wahrnehmung. Dies wird zu einem Kehren, das als unterbewusstes Lernen abgelegt werden kann. Einsicht führt zu Selbsterkenntnis und -befähigung. Dankbarkeit und Mitgefühl beginnen zu fliessen und ermöglichen, dass man sich selbst und anderen vergeben kann. Dies ist der Zeitpunkt, an dem höhere Bewusstseinszustände erreicht werden können, die ein zusätzlich erweitertes Gefühl von Erfüllung und Weisheit mit sich bringen.

Das Loslassen von gefangenen Emotionen schafft ein Gefühl der Weite im Geist. Positive Emotionen fliessen in den neu geschaffenen Raum, weil sie auf unseren natürlichen Zustand von Gesundheit, Glück und Wohlbefinden ausgerichtet sind. Der durch den Befreiungsprozess geschaffene Raum macht das Unterbewusstsein viel empfänglicher für Suggestionen. Anstatt nur Vorschläge für Veränderungen anzubieten, *bestätige* unmittelbar nach dem Loslassen die stattgefundene Veränderung. Dies wird das verstärken, was bereits im Innern des Klienten geschieht.

Die Validierung dessen, was der Klient tatsächlich erlebt, wird zu einer wahrheitsgemässen Aussage. Das erhöht die Suggestibilität und fördert das Lernen auf der unterbewussten Ebene des Geistes. Du brauchst dafür kein Skript. Alles, was du tun musst, ist zu bestätigen, was für den Klienten bereits wahr ist. Berichtet der Klient zum Beispiel, dass er sich besser fühlt, validiere das neuere, bessere Gefühl.

Bestätige alle eventuellen Erkenntnisse, die in den Sinn gekommen sind. Diese Erkenntnisse deuten darauf hin, dass ein Lernprozess im Gange ist. Biete Suggestionen an, die bestätigen, dass Veränderung stattgefunden hat, stattfindet und weiterhin stattfinden wird. Dann validiere das Recht des Klienten, weiter zu wachsen, sich zu verändern und zu verbessern. Die Validierung von Veränderungsschritten kann den Weg für eine dramatischere Veränderung ebnen.

Validieren nutzt die Macht des *Compoundings*. Compounding ist was passiert, wenn Geld auf der Bank Zinsen von den Zinsen erwirtschaftet. Jede Bestätigung von Veränderung ist wie ein Ziegelstein in der Mauer der permanenten Veränderung, die ihr am Bauen seid.

Der erste Ziegelstein legt den Grundstein für die nachfolgenden Ziegellagen. Das ist die Macht der Eins.

1

Die Ziegel werden jedoch nicht einfach übereinandergestapelt. Der korrekte Bau einer Mauer erfordert, dass die Steine versetzt übereinandergelegt werden, um die Stabilität zu gewährleisten. Die nächste Validierung verstärkt also die unterste Ebene, indem ein weiterer Ziegel neben dem ersten abgelegt wird. Darauf kann die nächste Ebene gelegt werden.

Jetzt liegen zwei Ziegelsteine an der Basis und einer liegt obenauf, genau zwischen den beiden unteren. Das ist die Potenz von Drei.

3

1 - 2

Die nächste Validierung verstärkt die in den vorangegangenen Schichten enthaltene Energie noch einmal. Ein weiterer Ziegel wird an die Basis gelegt, ebenso wie an der zweiten Ebene, bevor die nächste Schicht errichtet wird. Jetzt befinden sich drei Ziegel an der Basis, zwei

Ziegel auf der zweiten Ebene und einer auf der obersten Lage. Das ist die Macht der Sechs.

$$6$$
$$3 - 5$$
$$1 - 2 - 4$$

Jede Validierung fügt eine weitere Lage hinzu, indem sie die vorangegangenen Lagen verstärkt. Die nächste Schicht erhöht die Energie der Veränderung auf zehn; vier an der Basis, drei auf der zweiten Schicht, zwei auf der dritten und eine auf der vierten Ebene.

$$10$$
$$6 - 9$$
$$3 - 5 - 8$$
$$1 - 2 - 4 - 7$$

Die nächste Schicht bestünde aus 5 + 4 + 3 + 2 + 1 = 15 Ziegeln. Und so weiter. Da die Kraft der Aufsummierung exponentiell ist, stapeln sich die Bestätigungen der Veränderung sehr schnell im Unterbewusstsein.

All in all, it's just another brick in the wall. -
Pink Floyd

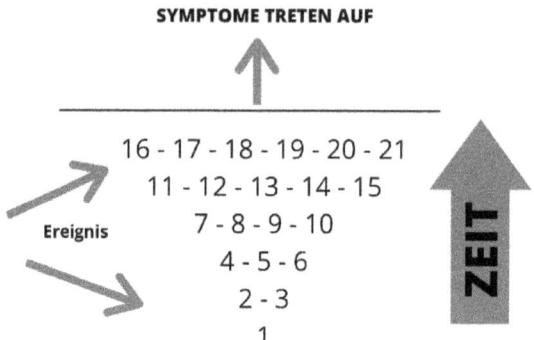

#4. Im Allgemeinen für Ordnung sorgen

Für Ordnung sorgen bedeutet, die Dinge im richtigen Verhältnis zueinander zu bewahren. Das ist eine Aufgabe, die das Unterbewusstsein grossartig erledigt. Es tut dies, indem es alles Lernen pauschalisiert. Jedes Kehren ist das Nebenprodukt des Loslassens, eine kleine Verschiebung in der Wahrnehmung, die als unbewusstes Lernen hinter der Tür abgelegt wird. Wenn du konsequent beim Prozess bleibst, werden diese Erkenntnisse zunehmen und schliesslich wird das Unterbewusstsein *sie* als *Wahrheiten* pauschalisieren.

Tritt eine Veränderung ein, zwingt sie das Unterbewusstsein in einen Zustand der Reorganisation. Es nimmt diese neuen *Erkenntnisse* und rieselt sie durch die verschiedenen Schichten des Bewusstseins und verallgemeinert sie auf andere Bereiche des Lebens der Person. Dadurch wird eine neue innere Ebene der Ordnung und Stabilität geschaffen. Du kannst die Reorganisationsbemühungen des Unterbewusstseins fördern, indem du den Klienten dazu bringst, *den Deal* mit einer bestätigenden Aussage zu *besiegeln*.

Bestätige zunächst, dass eine Änderung stattfindet. Frage dann den Klienten, ob er diese Veränderungen beibehalten möchte. Wenn er mit "Ja" antwortet, lasse ihn das laut aussprechen. Dies wird Autosuggestion genannt. Eine Autosuggestion ist viel stärker als eine direkte Suggestion, weil sie eine Form des Selbstgesprächs ist. Die Suggestion kommt nicht von jemand anderem. Der Klient sagt sie *sich selbst*, was der Suggestion, wenn sie wahr ist, automatisch mehr Gewicht verleiht.

Fordere den Klienten auf zu sagen: "Ich möchte diese Änderung behalten." Bitte den Kunden dann, ein paar *Gründe* für das Behalten der Änderung zu nennen. Du kannst dies mit Hilfe einer Übung mit Vervollständigungen von Satzanfängen tun. Bitte den Klienten zum Beispiel dir nachzusprechen und den Satz zu vervollständigen: "Ich möchte diese Änderung behalten, weil [Satzende=Grund]."

Wenn du es als vernünftig erscheinen lässt, den Veränderungsschritt zu akzeptieren, wird es helfen, eine Übereinstimmung zwischen dem Bewusstsein, der für alles einen Grund braucht, und dem Unterbewusstsein, das die Wahrheit jedes Gedankens und jeder Entscheidung fühlt, herzustellen.

> *Ihr Haus in Ordnung zu bringen ist wesentlich für die Befreiung. Es erfordert, dass Sie Ihre Aufmerksamkeit nach innen auf die Gefühlsebene des Geistes richten. Sie wischen rein, um alles zu eliminieren, was Sie nicht mehr in Ihrem Bewusstsein haben wollen und schliessen dann die Tür.* - **Jason Lotterhand**

Zusammenfassung

Der dritte Schritt in der Vorbereitungsphase konzentriert sich auf das Testen, um sicherzustellen, dass ihr einen verbindlichen Vertrag habt, gefolgt vom Vorbereiten des Klienten auf das Mitwirken in der Regressionshypnosetherapie.

Der Vertrag erfordert, dass der Klient Anweisungen befolgt und unangenehme Emotionen an die Oberfläche des Bewusstseins kommen lässt. Hypnose erfordert, dass der Klient Anweisungen folgt. Echte Regression erfordert Somnambulismus. Du solltest in der Lage sein, den Klienten sehr schnell in eine tiefe Hypnose zu versetzen.

Wenn du den Klienten in der ersten Sitzung auf eine schnelle Induktion konditionierst, wird dir das in den folgenden Sitzungen von Nutzen sein, weil du dich auf das Thema des Klienten fokussieren kannst. Du kannst dem Klienten dann beibringen, wie er mit dir in einer Regressionssitzung mit dem Begehen der vier universellen Heilungsschritten zusammenarbeiten kann.

Erfahre mehr im Kurs *Create Your Ideal Client* hier: *www.tribeofhealers.com/ready-for-regression-first-session-system-course*

KAPITEL 7:
Die 4 Schritte zur Universellen Heilung

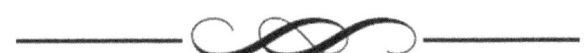

Mary wurde mit einer panischen Angst vor Schlangen vorstellig. Es ging ihr gut, solange niemand nur das Wort Schlange aussprach oder ein Wort, das im Entferntesten nach Schlange klang. Dies stellte eine interessante Herausforderung dar, denn Mary konnte mir nicht sagen, was ihr eigentliches Problem war. Sie brachte es nicht fertig, das Wort Schlange zu sagen oder zu schreiben. Wir mussten ein Ratespiel mit zwanzig Fragen spielen, bis ich herausfinden konnte, womit sie es zu tun hatte.

Alles, was Mary an Schlangen erinnerte, löste eine Panikattacke aus. Dazu gehörten Worte, die sie in irgendeiner Weise mit einer Schlange in Bezug brachte oder ähnlich klangen wie "Schlange", ebenso wie verschnörkelte Linien und Karikaturen von Schlangen. Sie hatte einen äusserst sensiblen Abzug, und wenn er erst ausgelöst wurde, übernahm die Angst die Kontrolle.

Mary hatte eine kognitive Verhaltenstherapie gemacht. Sie hatte bereits gelernt, jegliche situativen Auslöser zu vermeiden und wie sie damit umgehen soll. Aber sie hatte immer noch das Problem, und es kontrollierte ihr Leben. Jeder Ort, an dem es Schlangen geben könnte, war für Mary tabu. Dazu gehörten Zoohandlungen, Zoos, Parks, Filme und Kanäle über Natur im Fernsehen. Bilder von Schlangen, egal ob in Farbe oder in schwarz-weiss, versetzten sie in völlige Panik.

Alle in ihrer Familie führte einen Eiertanz auf im Bemühen, Mary zu schützen und ihr bei der Bewältigung ihres Alltags zu helfen. Die Kindertagesstätte ihres Sohnes war alarmiert und angehalten worden, jeglichen möglichen Trigger zu eliminieren. Trotz allem wurde etwas übersehen. Als Mary mit einer kleinen Gummischlange konfrontiert wurde, hatte sie vor einer Gruppe von Kleinkindern einen totalen Zusammenbruch. Das war für Mary der Tropfen, der das Fass zum Überlaufen brachte. Sie beschloss nach diesem Vorfall, es mit Hypnosetherapie zu versuchen.

Die Schlangen waren jedoch nicht das Problem. Mary lief mit einer eiternden emotionalen Wunde aus ihrer Vergangenheit herum, die nach Heilung schrie. Deshalb funktionierten die Bewältigungsstrategien nicht. Während sie es auf der einen Seite mehr oder weniger schaffte, sich an das Leben mit der Wunde zu gewöhnen, musste sie alles und jeden um sich herum kontrollieren. Es ist schlichtweg nicht möglich, alle äusseren Faktoren zu kontrollieren. Es würde unweigerlich unerwartete und unvermeidbare Auslöser geben.

Carla erschien mit schweren Ekzemen, die fast ihren ganzen Körper bedeckten. Der schlimmste Bereich war ihre Schultern, wo Läsionen tiefe Risse hatten, und ein Sekret absonderten, was sehr schmerzte. Der Juckreiz und die Schmerzen quälten sie Tag und Nacht. Sie hatte es bereits mit Medikamenten, Meditation, Psychotherapie und Brain Balancing Technology versucht. Diese hatten ihr zwar kurzfristig etwas Linderung verschafft, aber nichts hatte das Problem gelöst.

#1. Suche es!

Der erste Schritt im Heilungsprozess besteht darin, das Gefühl zu suchen und ihm die Erlaubnis zu geben, an die Oberfläche zu steigen. Es könnte ein Gefühl der Anspannung oder Enge im Körper sein. Es könnte ein Schmerz oder ein Leiden sein. Es könnte ein Knoten oder eine Verletzung sein. Es könnte eine schmerzhafte Emotion wie Angst, Wut oder Traurigkeit sein.

Was auch immer da ist, schenke ihm Aufmerksamkeit. Anerkenne es. Gib ihm die Erlaubnis, da zu sein. In dem Moment, in dem der Klient dem Gefühl Aufmerksamkeit schenkt, vermeidet er seine Gefühle nicht mehr. Indem er sich weiterhin auf das Gefühl konzentriert, wird das Gefühl stärker werden. Er wird sich mehr und mehr bewusst, wie unangenehm dieses Gefühl wirklich ist. So verstärkt ihr ein Gefühl. Richtet die Aufmerksamkeit auf die Gefühle und Empfindungen im Körper.

Allein das Sprechen über das Problem wird das Gefühl im Inneren aktivieren. Wenn ihr die Aufmerksamkeit auf das lenkt, was im Körper passiert, während die Klienten euch ihre Geschichte erzählen, werden sie das Gefühl finden. Achtet darauf, was während des Vorgesprächs passiert, denn eure Klienten werden in Hypnose gehen, lange bevor ihr mit der formellen Induktion beginnt.

Das Unterbewusstsein ist der emotionale Verstand, also umgeht ihr den Kritischen Faktor in dem Moment, in dem der Klient eine Emotion erlebt. Dies ist eine natürliche Induktion. Je stärker die Emotion, desto tiefer taucht der Klient ins Unterbewusstsein. Das ist die Hypnose.

Was ihr sucht ist ein Gefühl irgendwo im Körper. Emotionen drücken sich als körperliche Empfindungen im Rumpf des Körpers aus - üblicherweise in der Kehle, der Brust und dem Bauch. Es geht darum, den Klienten dazu zu bringen, Gefühle, die sich im Körper ausdrücken, wahrzunehmen und ihnen Aufmerksamkeit zu schenken. Die zugeschnürte Kehle. Der Druck im Bauch. Der Schmerz im Herzen.

In Marys Fall bestand der erste Schritt im Heilungsprozess darin, das Gefühl zu suchen, das mit Schlangen zu tun hatte. Um dieses Gefühl hervorzurufen, benutzte ich die Suggestion: "Es gibt ein Gefühl in dir drin, was direkt mit dem Problem, wegen dem du mich aufsuchst, zu tun hat." Hast du bemerkt, dass ich das Wort Schlange nie gebraucht habe? Sowohl Marys Bewusstsein wie ihr Unterbewusstsein wussten, worauf ich mich bezogen habe, aber das Wort Schlange zu auszusprechen, hätte eine starke Abreaktion ausgelöst. Dafür war es noch zu früh. In diesem Stadium des Prozesses musste Mary lernen, dass es sicher war, Gefühle und Emotionen ins Bewusstsein zu lassen.

Carla spürte ein Gefühl der Angst in ihrem Bauch. Das war nicht das einzige Gefühl, das Carla quälte, aber Angst ist die Mutter aller negativen Gefühle. Das ist immer ein guter Ort, um anzufangen. Konzentriert euch auf die Angst, denn Angst ist ein Gefühl, das sagen will: *Etwas Schlimmes könnte passieren.* Diese Angst ist erlernt. Es ist eine Erwartung, die ihre Wurzeln in einer Erfahrung hat. In Carlas Fall rührte die Angst von einer tiefen Verletzung, die in ihrer frühen Kindheit stattgefunden hatte.

Jedes Symptom ist das Ergebnis einer Lebenserfahrung. Dies ist die grundlegende Basis der Regressionshypnose. Der erste Schritt ist also, das Gefühl zu suchen, denn es entspringt dem Ereignis der Verwundung. Der Ort, wo man ein Gefühl findet, ist im Körper. Das ist der Ort, an dem wir unsere Gefühle spüren. Wenn erst ein Gefühl gefunden wird, könnt ihr euch entscheiden, entweder das Gefühl loszulassen oder ihm zurück zum Ursprung zu folgen. Wie ihr euch entscheidet, hängt von der Regressionsbereitschaft des Klienten.

Das Ziel der Regressionshypnosetherapie ist es, das ursächliche Ereignis zu lokalisieren und das Problem dort zu lösen, wo es entstanden ist. Aber um das ursächliche Ereignis finden zu können, braucht ihr ein starkes Signal. Ein schwaches Signal wird verpuffen, bevor ihr dort ankommt. Das kann frustrierend sein. Der Klient muss also zwingend bereit, willens und in der Lage sein, die unangenehmen Gefühle wahrzunehmen und zuzulassen.

Um eine Brücke zurück zum ursächlichen Ereignis zu schlagen, müsst ihr eine vorhandene Emotion wie Angst, Wut oder Traurigkeit finden. Subtile oder vage Empfindungen im Körper sind weder spezifisch noch stark genug, um die Verbindung zu dem Ereignis der Verletzung herzustellen. Ein Gefühl wie Besorgnis ist im ganzen Körper verteilt. Es ist zu vage, um eine effektive Brücke zu schlagen. Emotionen hingegen sind zielgerichtete Gefühle im Rumpf, d.h. im Bauch, in der Brust, in der Kehle.

Um das Gefühl zu suchen, suggeriere dem Klienten, dass es in seinem Inneren ein unangenehmes Gefühl gibt, das mit dem Problem, wegen dem er dich aufsucht, zu tun hat. Das wird das Gefühl provozieren, aus seinem Versteck zu kommen. Lenke dann die Aufmerksamkeit auf das, was gerade im Körper passiert.

Denke daran, dass Emotionen nicht einfach aus dem Nichts entstehen. Sie wurzeln in gemachten Lebenserfahrungen, die starke Eindrücke hinterlassen haben. Es war nicht etwas, das im Büroalltag geschehen ist, dass dieses Gefühl verursachte. "Jenes Gefühl" ist im Inneren gefangen, versteckt in einem ungelösten Ereignis aus der Vergangenheit. Das ist es, was in den Kesseln der Hölle steckt - Erinnerungen.

Was diese bestimmte Erinnerung am Leben erhält, ist die Energie des Ereignisses. Das ist das Feuer. Also: richtet eure Aufmerksamkeit auf die Emotion. Der Knoten im Bauch ist die Art wie das Unterbewusstsein kommuniziert. Um welche Emotion könnte es sich handeln? Die Enge im Hals oder in der Brust ist ein Signal aus der Vergangenheit. Ermutige den Klienten, diese Emotion zu benennen. Furcht? Wut? Traurigkeit? Etwas anderes?

Indem du den Klienten dazu bringst, seine volle Aufmerksamkeit auf das Gefühl im Körper zu richten, wird das Gefühl verstärkt und ihr kriegt eine stärkere Brücke zu dem ursächlichen Ereignis. Das Benennen des Gefühls wird ein gezieltes Signal geben, dem ihr folgen könnt. Gebt deshalb dem Gefühl die Erlaubnis, da zu sein.

Bringt dem Klienten bei, sein Unterbewusstsein zu honorieren, indem er Gefühle akzeptiert und zulässt, denn wenn der Klient sich mit einer Emotion körperlich verbindet, beginnt er *bereits* zu regressieren. Das Ereignis, das für dieses Gefühl verantwortlich ist, kommt an die Oberfläche des Bewusstseins.

Das Ereignis ist genau dort: im Speicher. Der Klient muss nicht einmal in der Zeit zurückkreisen. Sein Bewusstsein springt *in* das Gefühl *hinein*, das immer noch in dem vergangenen Ereignis feststeckt. Das ist im Grunde alles, was Regression ist. Regression ist eine Reise ohne Distanz, denn soweit es das Unterbewusstsein betrifft, geschieht alles jetzt.

Der einzige Ort, an dem ein Gefühl uns verletzen kann, ist wenn es im Inneren gefangen ist. Leider sind unangenehme Gefühle wie Schmutz, der in einer offenen Wunde gefangen ist. Werden sie zu lange ignoriert, fängt die Wunde an zu eitern. Wir müssen die Wunde säubern. Die Wunde säubern können wir, indem wir das Gefühl zulassen, das im Energiesystem des Körpers gefangen ist.

#2. *Fühle es!*

Mary hatte es mit einer grossen, haarsträubenden Angst vor Schlangen zu tun. Ich leitete sie dazu an, gerade einmal so viel vom Gefühl hochkommen zu lassen, dass sie es loslassen konnte. Dadurch lernte Mary, dass sie dem Gefühl nicht ausweichen musste und dass nichts Schlimmes passieren würde, wenn sie das Gefühl zuliess, und dass ich sie auch nicht in eine Schlangengrube hinunterwerfen würde. Dadurch entdeckte sie, dass es ihr möglich war, sich besser zu fühlen.

Das gab ihr die Zuversicht, die sie brauchte, um mir bei der Begleitung durch den Heilungsprozess zu vertrauen. Während des Prozesses führte uns das Gefühl der Angst zurück in Marys Kindheit, wo wir auf die Wahrheit stiessen. Die Schlangen waren nicht das Problem. Ihr Bruder war das Problem! Es machte den Anschein, dass ihr älterer Bruder Mary von ganz klein auf gepiesackt hatte.

Mary war von klein an ein sensibles Kind, und das Schikanieren setzte sich bis weit in ihre Teenagerzeit hinein fort. Dies schuf einen inneren Konflikt. Mary liebte ihren Bruder. Sie fürchtete ihn aber auch. Liebe und Angst können nicht denselben Raum belegen, also war dies der zugrunde liegende Konflikt. Als Marys Bruder einmal die Gelegenheit nutzte, seine kleine Schwester zu quälen, indem er sie mit einer Schlange neckte, hatte ihr Unterbewusstsein die perfekte Lösung parat.

Alle ungelösten Gefühle, die im Inneren gefangen waren, wurden auf Schlangen übertragen.

Marys Angst vor Schlangen war eine brillante unbewusste Lösung für ein viel tieferes Problem. Mary war nicht in Sicherheit. Mary war ein besonders empfindsames Kind, deshalb schoben ihre Eltern ihre Angst beiseite und weigerten sich, sie ernst zu nehmen, als sie ihren Bruder verpetzte. Anstatt Mary zu beschützen, nahmen sie die "Jungs sind halt Jungs"-Haltung ein und liessen Mary ungeschützt und verängstigt zurück.

Als Erwachsene konnte sich Mary von ihrem missbräuchlichen Bruder distanzieren. Aber jedes Mal, wenn Mary ihren Bruder sah, wurden die irrationalen Ängste der Kindheit ausgelöst. Und wenn ihr Bruder nicht da war, waren überall Schlangen.

Schlangen fungierten als Stellvertreter, die sie an ihren verletzenden Bruder erinnerten und daran, wie verletzlich sie als Kind gewesen war. Und die Angst wurde immer stärker. Wut mischte sich in den Mix. Wut auf die Grausamkeit ihres Bruders. Wut auf die Unfähigkeit ihrer Eltern zu sehen, wie verängstigt sie war. Verletzt darüber, wie sie sie im Stich gelassen hatten. Sie gab auch sich selbst die Schuld. Sie dachte, sie sei nicht normal. Sie war nicht wie andere Menschen. Sie hatte Panik, dass ihr Sohn ihre Krankheit erben würde.

Das Loslassen der vielen Schichten aufgestauter Emotionen eines ganzen Lebens brauchte einige Zeit. Wir mussten langsam und behutsam vorgehen. Sicherheit ist Regel Nr. 1. Aber Maria erlangte ihre Kraft zurück und die Fähigkeit, sich wieder sicher zu fühlen. Sie vergab den Menschen, die sie im Stich gelassen hatten und veränderte ihre Beziehung zu einzelnen Familienmitgliedern.

Mit der Zeit verspürte Mary nicht mehr die Notwendigkeit, Schlangen zu meiden. Sie realisierte, dass sie Schlangen nicht mögen musste, aber dass sie keine wirkliche Bedrohung für ihr Leben darstellten. Das befreite sie von der Vergangenheit.

Einmal besuchte sie eine Gartenparty (was in der Vergangenheit eine potenziell gefährliche Situation gewesen wäre). Als eines der Kinder hinter ihr herlief und mit einer kleinen Schlange vor ihrem Gesicht herumfuchtelte, zuckte Mary nicht einmal zusammen, sehr zur Überraschung ihrer Familie. In diesem Moment verstand Maria, dass sie wirklich nicht mit ständiger Angst durchs Leben gehen musste. Endlich war sie frei, das Leben zu geniessen.

Die wichtigste Person im Leben eines Kindes ist die Hauptbezugsperson. Normalerweise ist das die Mutter. Ein Kind ist fürs Überleben auf seine Bezugspersonen angewiesen. Unabhängig der Umstände, die zu dem Problem eines Klienten geführt haben, ist die Mutter oft ein mitwirkender Faktor, entweder für das, was sie getan oder für das was sie unterlassen hat. Carlas Gefühle reichten bis in die früheste Kindheit zurück.

Das erste verletzende Ereignis hatte damit zu tun, dass sie gleich nach der Geburt von ihrer Mutter abgelehnt wurde. Carla, so scheint es, war das Ergebnis einer ungewollten Schwangerschaft. Die Ablehnung durch ihre Mutter pflanzte Samen der Angst in Carla ein. Jeder Säugling weiss, dass er versorgt werden muss. Wenn das Kind verlassen wird, wird es unweigerlich sterben. Carla bangte also buchstäblich um ihr Leben.

Während sie pflichtbewusst gefüttert und gewickelt wurde, wie es erforderlich war, wurde sie körperlich und emotional im Stich gelassen. Baby Carla wurde stundenlang allein gelassen, ohne zu wissen, ob jemals jemand kommen würde! Während Carlas körperliche Bedürfnisse befriedigt wurden, wurden ihre emotionalen Bedürfnisse während ihrer Entwicklungsjahre ernsthaft vernachlässigt.

Carlas einzige Rettung war, dass ihr Vater sie anbetete, aber er war die meiste Zeit des Tages abwesend. Als sie älter wurde, versuchte Carla verzweifelt, die Liebe und Anerkennung ihrer Mutter zu gewinnen, ohne Erfolg. Mit der Zeit verwandelte sich Carlas tiefe Verletzung in Hass gegen ihre Mutter. Sie gab sich selber die Schuld daran, eine Last zu sein. Dieser Glaubenssatz kreierte Blockaden rund ums Thema Geld.

Jedes Problem, mit dem ihr es zu tun habt, wurzelt immer in irgendeiner Form von Stress. Denkt daran, dass Stress eine natürliche, biologische Reaktion auf das Wahrnehmen einer Bedrohung ist, ob real oder nur eingebildet. Dies veranlasst den Körper, Stresshormone zu produzieren, um den Kampf oder die Flucht zu unterstützen. Währenddessen werden andere Funktionen, die nicht direkt zum Überleben notwendig sind, auf Eis gelegt. Dazu gehören Wachstum, Fortpflanzung, Immun- und Hautfunktionen sowie Kognition. Sobald eingeschlossenen Gefühlen die Erlaubnis gegeben wird zum Ausdruck zu kommen, können sie vollständig losgelassen werden und Heilung wird unweigerlich geschehen.

Carla liess die Wahrheit ihrer Gefühle zu. Sie liess den emotionalen Schmerz los, den ihre Haut versucht hatte zum Ausdruck zu bringen. Sie fand Vergebung für ihre Mutter und sich selbst. Wie durch ein Wunder heilte ihre Haut vollständig, ohne dass sie Medikamente einnehmen musste. Als erfreulicher Nebeneffekt liess Carla auch 10 Pfund Übergewicht mühelos los und ihre Geldprobleme lösten sich in Luft auf!

Wir haben Carlas Symptome nie behandelt. Das Hautproblem, das Gewichtsproblem und das Geldproblem waren alle nicht das eigentliche Problem. Sie waren Symptome, greifbare Beweise für ein zugrunde liegendes, ungelöstes Problem im Unterbewusstsein. Indem wir das Gefühl fanden, waren wir in der Lage, dem Gefühl zu seinem Ursprung zu folgen. Dadurch erhielten wir Zugang zu dem symptomverursachenden Problem – zu einer Lebenserfahrung. Das Lösen des wirklichen Problems führte zu *echter* Heilung und die Symptome lösten sich von selbst auf.

Befreiungstechniken

Das Fühlen des Gefühls setzt das Gefühl frei. Emotionen wollen sich bewegen. Emotion. Das Einbeziehen irgendeiner Art von Bewegung hilft, ein schnelleres und tieferes Befreien des Gefühls. Zum Beispiel beinhaltet Kissentherapie körperliche Bewegung, die traditionell ein Ansatz zum Loslassen von Wut als Teil der Vergebungsarbeit ist. Durch die Pumpbewegung wird das Gefühl im Körper in Bewegung gebracht.

Ein anderes Vorgehen zur Befreiung von unangenehmen Gedanken und Emotionen ist die Meridian-Tapping-Technique (MTT). MTT ist der Überbegriff für alle energiepsychologischen Modalitäten wie Thought Field Therapy (TFT) und Emotional Freedom Technique (EFT). Es gibt viele Variationen und Versionen, aus denen man wählen kann. Alle funktionieren und sind sehr einfach in der Hypnosetherapie anzuwenden.

Es wird debattiert darüber, inwiefern das Tapping, das Klopfen, funktioniert, und niemand weiss es genau. Manche glauben, es hat mit unserer Biologie zu tun. Andere glauben, dass Klopfen funktioniert, weil es gewisse Muster im Zusammenhang mit Traumen unterbricht. Viele glauben, dass unser Energiefeld mit unserer Physiologie interagiert und dass Klopfen die negativen Emotionen, die mit schmerzhaften, historischen Ereignissen verbunden sind, befreit. Dr. Bruce Lipton, Autor von *The Biology of Belief*, bezeichnet die Energiepsychologie als "ein aufkeimendes Feld, das auf der Neuen Biologie basiert", die verspricht, unsere genetische Programmierung zu verändern.

Aus energiepsychologischer Sicht wird durch das Klopfen auf die Punkte auf die wichtigsten Meridianbahnen zugegriffen, um Blockaden aus dem Nervensystem des Körpers zu lösen. Sobald gefangene Energie befreit wird, erfährt der Klient Erleichterung, denn die Energie kann nun fliessen und zum Ausdruck gebracht werden. Oft sogar sehr schnell. Dr. Robert Scaer, Autor von *The Body Bears the Burden,* ist ein Experte auf dem Gebiet Trauma. Aufgrund der Art und Weise, wie das Gehirn Informationen verarbeitet, sieht Scaer ein grosses Potenzial im Klopfen als therapeutische Modalität auf dem Gebiet der somatischen Psychologie.

Regressionshypnosetherapie beinhaltet die Suche nach dem ursächlichen Ereignis sowie nach nachfolgenden Ereignissen, die dazu dienten, das Initial Sensitizing Event (ISE) zu verstärken. In der Gehirntheorie ist das ISE das Ereignis, das die Amygdala dazu veranlasste, überempfindlich (sensibilisiert) auf diesen spezifischen Reiz zu werden. Die Amygdala ist der Teil des Gehirns, der für die Angstkonditionierung verantwortlich ist. Es ist das Frühwarnsystem im emotionalen Gehirn, das Wahrnehmungen von Bedrohung verarbeitet.

Wenn die Amygdala, der Mandelkern, wiederholt stimuliert wird, führt dies zu einer Sensibilisierung in Bezug auf den Auslöser (d.h. klassische Konditionierung). Dr. Scaer führt den Fall einer Frau an, deren Amygdala verkalkt war. Als Folge davon konnte sie weder Angst noch Wut empfinden. Sie war völlig gelassen. Es scheint, dass wir ohne die Amygdala nicht in der Lage sind, Angst oder Wut zu fühlen. Der Schlüssel zur Lösung dieser Gefühle ist also, den Mandelkern auszuschalten.

Eines der Dinge, die die Amygdala herunterfährt, ist *soziale Bindung*. In indigenen Gesellschaften heilen die Menschen durch Rituale. Verwendet man ein akzeptiertes Ritual, wird das die Amygdala eher hemmen. Dr. Scaer erklärt: "Da EFT mit vielen Ritualen in Verbindung gebracht wird, ist es wahrscheinlich nicht wichtig, ob das Klopfen auf den Meridianebenen und -punkten homöostatisch ist und das autonome Nervensystem reguliert oder ob es überhaupt ein Ritual ist oder nicht. Wahrscheinlich ist es beides."

Eine andere Möglichkeit, die Amygdala abzuschalten, ist durch *Empowerment*. Die Klopfphrasen mögen zwar mechanistisch und trivial klingen, sind aber tatsächlich Ermächtigungserklärungen. Klopfen bietet sowohl soziale Bindung als auch Ermächtigung, was den Mandelkern beruhigt, während es sich auf den Auslöser konzentriert und das Trauma effektiv auslöscht.

Meridian-Klopftechniken

Roger Callahan, der Entwickler der Gedankenfeldtherapie (TFT), glaubte, dass jede Emotion oder jedes Problem eine Diagnose und

Behandlung mittels spezifischer Algorithmen erforderte, bei dem eine bestimmte Reihenfolge von Punkten angetippt wird. Das Problem bei dieser Methode ist, dass es manchmal mehrere und/oder widersprüchliche Emotionen gibt, und es nicht immer möglich ist, eine Emotion von einer anderen zu unterscheiden. Callahan versuchte zwar nachzuweisen, dass das «Tapping» allein eine Heilung bewirken kann, und es gibt sicherlich Beweise dafür, aber oft sind viele Behandlungen nötig, um die vielen Aspekte anzugehen, die zum Problem eines Klienten beigetragen haben.

Es gibt Menschen, die über Callahans Methoden hinausgegangen sind und entdeckt haben, dass die Verwendung von Suggestionen die Ergebnisse verbessert, und dass die Algorithmen nicht so wichtig sind. Gary Craig, der Entwickler der *Emotional Freedom Techniques* (EFT), hielt spezifische Algorithmen für unnötig und entwickelte ein *Grundrezept*, das auf jedes Problem angewendet werden kann. Er glaubte, dass EFT ein universelles Heilmittel werden könnte.

EFT hat sich als sehr wirksam erwiesen in der Beseitigung von negativen Emotionen, der Reduktion von Heisshungerattacken, der Linderung oder Beseitigung von Schmerzen und der Verwirklichung von positiven Zielen. Craig fordert uns immer wieder dazu auf, es bei allem Möglichen auszuprobieren. Durch die Bereitstellung eines kostenlosen Handbuchs und einer umfassenden Bibliothek mit Fallstudien für jeden, der interessiert ist, hat Gary Craig der Welt ein wirkungsvolles, medikamentenfreies und kostengünstiges Selbsthilfewerkzeug zur Verfügung gestellt, das jeder anwenden kann.

Die Ursache aller negativen Emotionen ist eine Störung im Energiesystem des Körpers. - **Gary Craig**

Steve Wells und Dr. David Lake, die Schöpfer der *Provocative Energy Techniques*, haben herausgefunden, dass eine Person in jeder beliebigen Reihenfolge klopfen kann, und solange sie ihre Aufmerksamkeit darauf richtet, wird sie Ergebnisse erzielen. Tatsächlich kann jeder in nur wenigen Minuten lernen, wie man es macht. Was auch immer Tapping ist, die Forschung hat gezeigt, dass es einen Einfluss hat auf das tiefe Unterbewusstsein. Das ist der Ort, an dem wir arbeiten. Klopfen ist ein wunderbares Werkzeug für in euren Heilungsbaukasten.

Klopfen ist ein Ritual, das sich Elemente wie Wiederholung, Autosuggestion und fokussierte Konzentration zunutze macht - alles Komponenten der Hypnose. Das macht es zu einer natürlichen Hypnose-Induktion. Weil es den Anschein macht, als würdest du nur reden, ist der Klient nicht auf der Hut vor dem Beginn der Hypnose. Und da es keinen Widerstand gegen den Eintritt in den Zustand gibt, passiert es einfach. Tapping kann als verdeckte Induktion verwendet werden.

Tapping beschäftigt den bewussten Verstand, indem es ihm mehr als eine Aufgabe zur gleichen Zeit zu bearbeiten gibt. Gleichzeitig auf die Klopfsequenz achten, aufmerksam Empfindungen im Körper registrieren, Aussagen nachsprechen und Assoziationen wahrnehmen, die während des Prozesses entstehen, überlasten den bewussten denkenden Verstand. Das macht Tapping auch zu einer Technik der Verwirrungsinduktion.

Die meisten Klienten werden während des Klopfens in einen leichten Zustand der Hypnose eintreten. Sobald eine starke Emotion an die Oberfläche des Bewusstseins auftaucht, erkennst du, dass der Kritische Faktor umgangen wurde. Und je stärker die Emotion ist, desto tiefer ist die Hypnose. Du kannst das Klopfen verwenden, um einen Klienten in einen sehr tiefen Hypnosezustand zu bringen.

Nicht jeder Klient wird sofort für eine Regression bereit sein. Manche Klienten brauchen mehr Zeit, um auf den Prozess vorbereitet zu werden. In diesem Fall können vorbereitende Techniken wie Klopfen verwendet werden, um einen Klienten auf die Arbeit der Regressionshypnosetherapie vorzubereiten. Wenn du dem Klienten das Klopfen in der ersten Sitzung beibringst, wirst du verblüfft sein, wie schnell er Erleichterung finden kann. Das macht es zu einem effektiven Überzeugungsinstrument. Es braucht nur ein paar Runden, bis der Klient die Technik beherrscht. Und bald wird es für den Klienten automatisch, die Augen zu schliessen und sich beim Klopfen nach innen zu konzentrieren. Du kannst es dann in deinen Regressionssitzungen als Induktion verwenden und um unangenehme Gefühle und Emotionen zu lösen, die in vergangenen Ereignissen gefangen sind.

#3. *Heile es!*

Heilung geschieht, wenn wir es zulassen. Das ist etwas, was Hippokrates gelehrt hatte. Heilung ist nicht etwas, das wir tun. Es ist etwas, das wir *zulassen*, indem wir die Hindernisse beseitigen, die den natürlichen Energiefluss durch den Körper behindern. Wenn eine Blockade gelöst wurde, wird der Klient dies körperlich als ein Gefühl der Erleichterung, Leichtigkeit oder des Friedens spüren. Für den Klienten ist dies ein greifbarer Beweis dafür, dass etwas losgelassen wurde. Als Ergebnis können die Vorteile des Loslassens von innerem Stress auf organischem Weg durch den Prozess erreicht werden.

a) Körperlich - sich besser fühlen; Gefühle von Erleichterung, Sicherheit, Geborgenheit, Ruhe, Frieden und Entspannung.
b) Geistig - erhöhte Klarheit. Sobald der Klient in der Lage ist, klarer zu denken, beginnt der Verstand, die Punkte zwischen Ursache und Wirkung zu verbinden.
c) Emotional - Einsicht führt zu Verständnis, was Gefühle der Ermächtigung und des Mitgefühls ermöglicht.
d) Spirituell - Ermächtigung und Mitgefühl ermöglichen Vergebung von sich selbst und anderen, was zu Weisheit und Dankbarkeit führt.

Kleine innere Veränderungen können sich als Riesensprünge in Bezug auf die Heilung erweisen, weil das Unterbewusstsein sämtliche Veränderungen ganz automatisch annehmen wird, sobald es eine einzige akzepiert hat. Sobald eine Veränderung anerkannt wird, egal wie klein, besteht der nächste Schritt darin, das Unterbewusstsein zu ermutigen, sie auf einer tieferen Ebene zu integrieren.

Die Art und Weise dies zu tun, besteht darin, die Aufmerksamkeit des Klienten auf die Tatsache zu lenken, dass es eine Veränderung gegeben hat und diese zu bestätigen. Der Klient erkennt vielleicht nicht immer, wann eine Veränderung stattgefunden hat. Deine Aufgabe ist es, darauf aufmerksam zu machen, indem du den Klienten anleitest zu bemerken, dass sich in der Tat innerlich etwas verändert hat.

Wie können Klienten wissen, dass sie etwas losgelassen haben? Sie werden es fühlen! Ein besseres Gefühl wird eintreten, um das unangenehme Gefühl zu ersetzen. Wenn sich also etwas verändert hat, und sei es auch nur ein bisschen, bestätige diese Veränderung. Feiert es so, als ob ihr gerade im Lotto gewonnen hättet! Dies ermutigt das

Unterbewusstsein, weitere Veränderungen zuzulassen, was eure Arbeit erleichtert.

Die Validierung kleinster Änderungen während sie stattfinden, macht es für den Kunden sicherer und einfacher, grössere Änderungen zuzulassen. Grosse Veränderungen werden oft als Bedrohung wahrgenommen. Es ist ein zu grosser Sprung ins Unbekannte. Es scheint unmöglich zu sein. Das kann Widerstand erzeugen. Aber selbst eine kleine Veränderung zum Besseren kann den gesamten Lebensweg des Klienten verändern. Das ist alles, was ihr braucht.

Die Reise von tausend Meilen beginnt mit einem einzigen Schritt. - **Chinesisches Sprichwort**

Heilung ist selten ein einmaliges Ereignis. Es ist eine Reise. Ein kleiner Schritt führt ganz natürlich zu einer Veränderung zum Besseren, was den nächsten Schritt ermöglicht, und dann den nächsten. Auf diese Weise häufen sich die Vorteile der Veränderung für den Klienten. Es ist vielleicht nur ein einziger Schritt, aber es ist ein Schritt, der den Klienten dem Endziel der Heilung näherbringt. Ermutige und verstärke positive Veränderungen, indem du Aussagen der Bestätigung, Anerkennung und Wertschätzung entweder durch direkte oder Auto-Suggestionen machst.

Die Validierung jeder Veränderung kann Einsicht generieren. Einsicht ist eine Form der Selbsterkenntnis. Es ist ein Moment der Erkenntnis, in dem etwas, das vorher nicht bewusst realisiert wurde, ans Licht gebracht wird; es ist ein Moment der Erleuchtung. Diese neue Erkenntnis verändert den Klienten, weil er etwas über sich selbst entdeckt, was er vorher nicht wusste. Also, macht euch gute Notizen, denn die sind Gold wert! Ihr könnt sie später verwenden, um kraftvolle Suggestionen zu formulieren!

Wenn ihr das Gefühl gefunden habt, könnt ihr wählen, ob ihr es loszulässt oder ihm zurück zum Ereignis der Verletzung folgt. Der einfachste Ort für das Loslassen ist das ursächliche Ereignis, weil ihr euch nicht mit dem akkumulativen Effekt von verstärkenden Ereignissen im Laufe der Zeit befassen müsst. Sobald die Wunde gereinigt ist, wird der Klient Ruhe und ein Gefühl des Friedens empfinden, was anzeigt, dass er sich in einem Zustand hoher Empfänglichkeit befindet. Dies ist der Zeitpunkt, um Suggestionen der Heilung anzuwenden, die die Veränderung bestätigen, weil Heilung stattfindet. Ermutige sie! Dann versiegle alle Veränderungen.

#4. Versiegle es!

Der letzte Schritt der Universellen Heilung ist eine Schutzmassnahme, um sicherzustellen, dass der Klient die eingetretenen Veränderungen beibehält. Es ist, wie wenn man die Speichertaste für alle positiven Veränderungen drückt. Versiegeln bedeutet einschliessen. Das ist der Zweck der Sitzungsnachbereitung. Es geht darum, alle eingetretenen Veränderungen zu versiegeln, eine tiefere Ebene der Heilung zu fördern und sicherzustellen, dass die Ergebnisse von Dauer sind.

Bei diesem letzten Schritt werden Techniken von vorläufigen Tests und Oberflächentechniken angewendet. Testtechniken, wie z. B. das Durchschreiten der Zukunft und mentales Proben, ermöglichen es euch sicherzustellen, dass ihr alles bekommen habt und dass die Heilung vollendet ist. Oberflächentechniken wie geführte Bildsprache und direkte Suggestionen können dazu eingesetzt werden, um alle positiven Veränderungen, die eingetreten sind, zu verstärken und zu generalisieren.

Beginnt mit einem kurzen Rückblick auf das, was während der Sitzung passiert ist. Was hat der Klient entdeckt? Welche Erkenntnisse wurden ans Licht gebracht? Wie viel besser fühlt er sich, weil er etwas losgelassen hat? Welche anderen Veränderungen sind jetzt möglich, weil diese Veränderungen vorgenommen wurden?

Verbinde all diese Dinge mit dem therapeutischen Ziel des Klienten. Inwiefern werden diese Erkenntnisse, Verschiebungen zum Besseren und Einsichten dazu beitragen, das Ziel zu erreichen? Erinnere den Klienten an all die gewünschten Vorteile der Veränderung. Das ist der motivierende Faktor. Das wird ihn dazu bewegen, sich weiterhin für eine vollständige Lösung des Problems einzusetzen.

Zusammenfassung

Die 4 Universellen Heilungsschritte können in jeder Phase des Heilungsprozesses angewendet werden. Am nützlichsten sind sie bei der Unterstützung der emotionalen Befreiungsarbeit. Zu den Befreiungstechniken, die in Regressionshypnosetherapiesitzungen sehr effektiv sind, gehören das Tapping und die Kissentherapie.

Nicht jeder Klient ist sofort für eine Regression bereit. Manche Klienten brauchen mehr Zeit, um auf den Prozess vorbereitet zu werden. Wenn du deinen Klienten beibringst, wie man ein Gefühl loslässt, bevor ihr mit dem Regressionsprozess beginnt, kann das helfen, sie auf den Heilungsprozess vorzubereiten, so dass du mit viel besseren Klienten arbeiten kannst.

1. Suche es – richte die Aufmerksamkeit auf das Gefühl.
2. Fühle es - fühle das Gefühl, um es loszulassen.
3. Heile es - validiere Verbesserungsschritte und gewichte Veränderungen.
4. Besiegle es - gehe eine Verpflichtung ein, die Änderung beizubehalten.

Erfahre mehr im Kurs *Create Your Ideal Client* hier: *www.tribeofhealers.com/ready-for-regression-first-session-system-course*

Ich werde die Behandlung nutzen, um den Kranken zu helfen. Ich werde sie niemals benutzen, um sie zu verletzen oder ihnen Unrecht zu tun. Ich werde niemandem Gift geben. – **Der hippokratische Eid**

KAPITEL 8:
Emotionales Loslassen

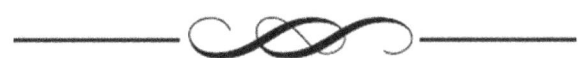

Das ursächliche Ereignis ist wie eine infizierte, offene Wunde. Was es so schmerzhaft macht ist, dass die toxischen Emotionen, die in dem Ereignis gefangen sind, inneren Druck erzeugen. Das Loslassen der eingeschlossenen Emotionen mindert den inneren Druck, was dem Klienten Erleichterung bringt. Wird alles losgelassen, kann die im verletzenden Ereignis gefangene Energie in Richtung Heilung gelenkt werden.

Der Schlüssel zur Heilung ist, das Gefühl loszulassen. Die Art und Weise wie man ein Gefühl freisetzt, ist es zu fühlen. Es gibt viele Möglichkeiten, dies zu tun, aber die häufigsten Techniken zum Loslassen von Gefühlen, die in Regressionshypnosetherapiesitzungen verwendet werden, sind Reden, Klopfen und Kissentherapie. Die Meridian-Klopftechnik (MTT) beinhaltet einen sehr einfachen Prozess, der leicht in die Regressionssitzungen eingebaut werden kann, um unangenehme Emotionen freizusetzen.

#1. Suche es!

Fokussiere auf das, was dich stört (je spezifischer, desto besser die Ergebnisse)

Ich bringe dem Klienten das Klopfen oft in der ersten Sitzung bei. Während des Vorbereitungs- und des Aufklärungsgesprächs warte ich und beobachte, ob eine Emotion auftaucht. Wenn das passiert, lenke ich die Aufmerksamkeit des Klienten darauf:

1. Welche Empfindung spürt er gerade im Körper?
2. Wo im Körper wird dieses Gefühl ausgedrückt?
3. Welche spezifische Emotion könnte dieses Gefühl sein?
4. Wie unangenehm ist dieses Gefühl auf einer Skala von 1 - 10?
5. Möchte er an diesem Gefühl festhalten oder es loslassen?

Auf diese Weise bereitest du den Befreiungsvorgang vor. Sobald du den Klienten dazu gebracht hast, sich auf das Gefühl zu konzentrieren, kannst du ihm mit seiner Erlaubnis beibringen, wie er ein Gefühl loslassen kann. Ich beginne gerne mit dem Tapping, weil das jeder in ein paar Minuten erlernen kann. Es gibt wirklich keine richtige oder falsche Art es zu machen. Und es gibt dem Klienten den Beweis, dass er sich sehr schnell besser fühlen kann.

#2. Fühle es!

Klopfen hilft dem Klienten auf das *Gefühl* zu fokussieren. Das Fühlen des Gefühls befreit es. So wird das Haus gereinigt. Konzentriert euch auf das Gefühl, das mit dem Problem verbunden ist, während ihr eine Sequenz von Berührungen, Klopfen oder Reiben durchführt.

Haltet den Fokus auf den Körper, während ihr über das Problem nachdenkt. Der Schlüssel ist, so spezifisch wie möglich zu sein. Z.B.:

Dieser enge Knoten in meinem Bauch. Dieses ängstliche Gefühl in meiner Kehle. Sprechen und Klopfen funktionieren wunderbar zusammen. Es lässt sich also leicht in die Vorgesprächs- oder Aufklärungsphase des Prozesses einbauen.

Bringe dem Klienten bei, wie er Autosuggestionen und Klopfen verwenden kann, um unangenehme Emotionen zu erkennen und loszulassen. Z.B.: *Ich habe Angst! Ich kann es in meinem Bauch spüren!* Das ist die Wahrheit. Und die Wahrheit zu sagen, ist gut für die Seele. Es ist so, als würde man ein Geständnis ablegen. Das lehrt den Klienten, dass es in Ordnung ist, eine (schreckliche) Wahrheit zuzugeben. Er wird nicht sterben, und du wirst ihn nicht verurteilen. Das ebnet den Weg für den Aufdeckungsvorgang in der Regressionshypnosetherapie.

Dies ist die Zusammenarbeit *mit* dem Unterbewusstsein. Das *Gefühl* ist nicht das Problem. Es ist die Art des Unterbewusstseins mitzuteilen: "*Hilfe! Hier gibt es ein Problem!* Also wollen wir das anerkennen. Das eigentliche Problem hat mit dem Ereignis zu tun, das das Gefühl *verursacht* hat. Dorthin wollen wir gehen. Aber um die Erlaubnis zu erhalten, *dorthin* zu gehen, musst du beweisen, dass es sicher ist für die Gefühle ins Bewusstsein zu kommen, um losgelassen zu werden.

Die Tapping-Routine

Nachfolgend ist der traditionelle Klopfablauf, aber eigentlich scheint die Reihenfolge, die du anwendest, keine Rolle zu spielen, solange du mindestens drei bis vier verschiedene Punkte in den Prozess einbeziehst. Klopfe nur ganz leicht. Verwende den gleichen Druck, wie wenn du an die Armlehne eines Stuhls tippen würdest.

1. Innere Augenbraue (IA)
2. Seite vom Auge (SA)
3. Unter dem Auge (UA)
4. Unter der Nase (UN)
5. Kinngrube (KG)
6. Schlüsselbein (SB)
7. Brustbein/Thymusdrüse
8. Daumen(nagel)
9. Zeigefinger
10. Mittelfinger
11. kleiner Finger
12. Handkante (HK) (= Karate Chop Point)

Weitere Punkte, auf die man tippen kann:

- Unterarm (UA)

- Scheitel (S)

- Innere Handgelenke (IH)

Beginne die Klopfsequenz mit der Handkante (HK) oder reibe den Selbstakzeptanzpunkt (SA) zwischen Schlüsselbein und Brustwarze und wiederhole dreimal den Kernsatz: "Auch wenn ich diese [negative Wahrnehmung/Gefühl einfügen] habe, liebe und akzeptiere ich mich voll und ganz so wie ich bin."

Fahre mit der Tappingsequenz fort, während du eine Erinnerungsphrase wiederholst: "Dieses [Gefühl, Beschreibung und Körperstelle einfügen]". Zum Beispiel dieses enge, wütende Gefühl in meinem Bauch.

Tippe auf jeden Punkt jeweils fünf bis sieben Mal, während du die Erinnerungsphrase wiederholst. Der Zweck der Erinnerungsphrase ist es, den Fokus auf das Gefühl zu richten. Je spezifischer du sein kannst, desto besser werden die Ergebnisse sein.

Beende jede Sequenz mit dem Handkantenpunkt (HK) und dem Satz der Selbstakzeptanz: "Und ich akzeptiere mich voll und ganz so wie ich bin." Lass den Klienten dann tief einatmen, ausatmen und nach innen gehen, um zu bemerken, was, wenn überhaupt, noch übrig ist.

Falls der Klient immer noch ein gewisses Unbehagen hat, nimm einen SUD. SUD steht für "Subjective Unit of Discomfort". Lasse den Klienten einfach die Intensität des Gefühls auf einer Skala von 1 - 10 bewerten. Vergleiche dann die Intensität mit der, die zu Beginn der Behandlung herrschte, indem du eine rückwirkende Schmerzmessung vornimmst. Wenn der Klient zum Beispiel sagt, dass das Gefühl eine Sechs ist, frage: "Wie stark war das Gefühl, als wir angefangen haben?"

Wenn das Gefühl zu Beginn stärker war (z. B. 10), dann weisst du, dass ein Teil davon freigelassen wurde. Ihr müsst nur weiter loslassen, bis es ganz verschwunden ist. Um loszulassen, was übriggeblieben ist, ändere den Einleitungssatz in "Auch wenn ich immer noch etwas von diesem [Gefühlsbeschreibung einfügen] fühle, liebe und akzeptiere ich mich voll und ganz so wie ich bin."

Ändere die Erinnerungsphrase, während du auf die Punkte tippst, in "Das verbleibende [Gefühlsbeschreibung einfügen]". Wenn sich das Gefühl immer noch nicht verändert hat, musst du entweder...

1. die Konzentration auf das Gefühl erhöhen, oder
2. konkreter werden mit den Suggestionen

Denke daran, dass das Fühlen des Gefühls das Gefühl freisetzt. Um den Grad der Aufmerksamkeit auf das Gefühl zu erhöhen, bitte den Klienten, das Gefühl zu beschreiben. Wie gross ist es? Hat es eine Farbe? Hat es eine Form, eine Temperatur? Je spezifischer du sein kannst, desto besser werden die Ergebnisse sein.

Die Sprache des Unterbewusstseins ist Bildersprache und Emotionen. Welche spezifische Emotion könnte das Gefühl sein? Traurig? Wütend? Ängstlich? Oder etwas anderes? Wenn es sprechen könnte, was würde es sagen? Gib dem Gefühl die Erlaubnis zu sprechen, indem es sagt: "Ich fühle [beende den Satz]."

Kissen-Therapie

Der Trick beim Befreien besteht darin, die Technik an den Grad des Unbehagens des Klienten anzupassen. Klopfen kann verwendet werden, um so ziemlich alles zu lösen. Aber wenn ein Klient etwas ins Bewusstsein bringt, das sehr empfindsam ist, ändere den Ansatz, um der Energie des Gefühls zu entsprechen. Kinderanteile sind Gefühlsanteile. Achte auf den Tonfall des Klienten. Oft wird es eine Verschiebung geben, weil der Klient in ein jüngeres Alter zurückgereist ist. Wenn das passiert, erkenne, dass du es mit einem Inneren Kind zu tun hast und wechsle zu einer eher mütterlichen Vorgehensweise. Ermutige den Klienten, das Gefühl fliessen zu lassen.

Manchmal klopfe ich *für* den Klienten sehr sanft und langsam auf die Punkte. Das erlaubt ihm, sich ganz und gar auf das Gefühl zu konzentrieren. Wenn dem Klienten Tränen über die Wange und den Hals laufen, tupfe ich sie sanft mit einem Taschentuch ab. Diese liebevolle Geste fördert das Freilassen von Traurigkeit und Kummer und gibt dem verletzten Inneren Kind die dringend benötigte Unterstützung. Grosse, haarsträubende, beängstigende Gefühle hingegen können zu stark werden und den Klienten in einen Zustand der Überforderung versetzen. Wenn intensive Gefühle wie schreckliche Angst oder Rage ins Bewusstsein kommen, kann das für den Klienten sehr furchteinflössend sein. Da ist zu viel Volumen und Intensität!

Wenn der Klient von einem Panikgefühl berichtet, holt das Kopfkissen. Wenn der Klient nicht atmen kann, ist er vielleicht nicht in der Lage zu sprechen. Lasst ihn nicht in diesem Gefühl stecken! Übernehmt die Verantwortung, nehmt das Kissen und weist den Klienten an, das Gefühl in das Kissen hineinzupumpen. Kissentherapie kann schnellere Erleichterung bringen als Klopfen oder Reden.

Lege sanft ein Kissen auf den Schoss des Klienten und weise ihn an: "Konzentriere dich auf dieses Gefühl." Zeige ihm dann, wie er das Gefühl herauslassen kann, indem du seine Hand nimmst und sie zu einer Faust formst. Dann pumpst du ein paar Mal auf und ab in das Kissen, während du die Suggestion gibst, es herauszulassen. Lass den Klienten wissen, dass das, was er tut, dem Gefühl einen Ort gibt, an den es gehen kann. Das bedeutet, dass er es nicht mehr in sich herumtragen muss. Durch das Herauslassen des Gefühls wird sich der Kunde sehr schnell besser fühlen. Sag ihm: "Lass es raus, du wirst dich soooooo gut fühlen. Jetzt lass es raus! Lass alles raus, und es ist vorbei!" Ruhige Unterstützung und das Zulassen des Gefühls werden helfen, das innere Gleichgewicht sehr schnell wiederherzustellen.

Wirklich GROSSE Gefühle wie Wut fliessen viel schneller heraus, wenn der Klient den Lautstärkeregler hochfährt und grössere Bewegungen macht. Schreien ist sehr effektiv, wenn es sich um eine laute Emotion wie Wut handelt und kann besonders für weibliche

Klientinnen kraftvoll sein. Stellt einfach klar, dass alles worum ihr bittet, ist, das Gefühl aus dem Körper und in das Kissen zu *pumpen*, um sich danach besser zu fühlen. Der Klient darf diese Methode niemals als *Schlagen* interpretieren. Jede Assoziation zu Gewalt kann starken Widerstand hervorrufen. Wir wollen dem Gefühl im Bauch oder in der Kehle einen Ort geben, an den es hingehen kann. Das ist das Kissen.

Es ist wirklich erstaunlich, wie schnell einem Klienten geholfen werden kann, den inneren Druck abzulassen, um das Gleichgewicht im Geist-Körper-System wiederherzustellen. Nicht nur wird dem Klienten geholfen, mehr Kontrolle darüber zu haben, wie er sich fühlt, sondern ihr werdet danach einen viel kooperativeren Klienten haben, wenn es darum geht, die Heilungsprozesse in der Regressionshypnosetherapie zu fördern.

#3. Heile es!

Nimm zur Kenntnis was sich durch den Prozess verändert hat.

Heilung geschieht ganz natürlich, wenn die Bedingungen dafür gegeben sind. Das Freilassen unangenehmer Gedanken und Gefühle schafft die Voraussetzung dafür, dass Heilung geschehen kann. Alles, was ihr tun müsst, ist die Aufmerksamkeit auf jede Veränderung zum Besseren zu lenken und sie zu bestätigen. Die Art und Weise, dies zu tun ist, eine Runde des Loslassens abzuschliessen. Dann testen.

Gebt dem Klienten nach einer Runde Klopfen oder Kissentherapie einen Moment Zeit, sich auszuruhen und sich neu einzustellen. Lasst ihn dann nach innen gehen und wahrnehmen, was sich verändert hat. In den meisten Fällen wird sich der Klient besser fühlen. Aber er wird das vielleicht nicht bemerken, bis ihr ihn anweist, nach innen zu gehen und es zu beachten.

Des Teufels Therapie

Wenn der Klient sagt: "Ich fühle mich besser!", bestätige dies. Sage: "Gut gemacht!" oder "Sehr gut gemacht!" Fordere den Klienten dann auf, es laut auszusprechen: "Ich fühle mich besser!" Verwandelt es in eine Offenbarung, indem ihr hinzufügt: "Ich darf mich besser fühlen!"

Ernsthaft, zu viele Menschen wissen nicht, dass sie ihre Gefühle haben dürfen. Eure Aufgabe ist es, Gefühle und Emotionen zu validieren, denn so kommuniziert das Unterbewusstsein. Was auch immer da ist: es zu erlauben sich zum Ausdruck zu bringen, ist gut.

Wenn der Klient sagt: "Ich fühle mich immer noch (ängstlich)", bedeutet das nur, dass er das Gefühl noch nicht vollständig losgelassen hat. Mache einen SUD. Wieviel von dem Gefühl wurde losgelassen? Bestätige es. Lass dann los, was immer noch übrig ist.

Das Ziel ist es, eine vollständige Befreiung zu erreichen, indem der SUD-Level auf Null gesenkt wurde. Aussagen zur Validierung ermutigen das Unterbewusstsein noch mehr von dem Gefühl ins Bewusstsein kommen zu lassen, damit es befreit werden kann. Wenn zum Beispiel das enge, würgende Gefühl der Angst im Hals eine 10 war und jetzt auf eine 5 gesunken ist, ist das eine 50%ige Verbesserung in nur ein paar Minuten! Mach darauf aufmerksam!

Menschen haben von Natur aus Vorurteile. Man tendiert, sich auf das Leiden zu konzentrieren. Aber Veränderung geschieht meist nicht auf einmal. Wenn der Klient in einem Alles-oder-Nichts-Denken verhaftet ist, wird er die Tatsache übersehen, dass die Energie sich bewegt. Die Validierung von Verbesserungsschritten kann den Klienten dazu bringen, sich in die richtige Richtung zu bewegen.

Mache den Prozess der *Veränderung* bewusst, während er stattfindet, indem jede Veränderung zum Besseren anerkannt wird. Wenn noch etwas übrigbleibt, validiert auch das. Zum Beispiel: *Auch wenn ich noch etwas von dem ängstlichen Gefühl im Hals habe, fühle ich mich besser.* Ich darf mich besser fühlen! Macht dann weiter mit dem Prozess des Loslassens.

Suche das Gefühl, fühle das Gefühl. Waschen, Spülen, Wiederholen. Denkt daran, wir räumen auf. Das bedeutet, dass alles ausser Liebe, wegmuss!

Wenn es sich nicht gut anfühlt, braucht es nicht da zu sein. Es kann erkannt, gefühlt und vollständig freigelassen werden, was bewirkt, dass sich der Klient wieder gut fühlen kann. Sage dem Klienten: "Atme tief ein und aus. Während du ausatmest, geh nach innen und nimm wahr, was sich verändert hat."

Anerkenne es. Bestätige es! Zelebriere es! Bemerke, dass du deine Energie in Bewegung gebracht hast!

#4. Versiegle es!

Hat der Klient erst einmal den ganzen inneren Druck abgelassen, fühlt er sich ruhiger, entspannter und in Frieden. In diesem Zustand ist der Geist sehr empfänglich für Vorschläge zur Veränderung. Dies ist der perfekte Zeitpunkt, um ein paar Suggestionen einzubringen, die mit der inneren Erfahrung des Klienten übereinstimmen.

Verwende Suggestionen, um das zu verstärken, was bereits wahr ist, und die Suggestion werden wie ein heisses Messer durch Butter gehen.

Du brauchst kein Skript. Bekräftige einfach die Erkenntnisse und die Veränderungen, die bereits gemacht worden sind, und vertraue darauf, dass das Unterbewusstsein genau das tut, wozu es ausgelegt ist – zu heilen!

Zusammenfassung

Der Schlüssel zur Heilung liegt in der Emotionalen Befreiungsarbeit. Das Ablassen des inneren Drucks bringt dem Klienten schnelle Erleichterung.

Zwei Techniken, die sich gleichermassen gut für die Regressionshypnosetherapie eignen, sind das Klopfen (EFT) und die Kissentherapie.

Während das Klopfen für praktisch jedes Gefühl wirksam ist, machen es die grösseren Bewegungen, die mit dem «Pumpen» in ein Kissen verbunden sind, einfacher, grössere Emotionen wie Wut, loszulassen.

Emotional Befreiungsarbeit folgt den 4 Schritten zur Universellen Heilung.

1. Suche es – Finde das Gefühl im Körper.
2. Fühle es - Lass das Gefühl durch Klopfen oder Pumpen in ein Kissen los.
3. Heile es - Bemerke, was sich verändert hat und validiere es.
4. Versiegle es - Biete Vorschläge an, die Änderungen zu verfestigen.

Wenn Sie mit mir arbeiten, ist Hypnose einfach der Wechsel vom Denken zum Fühlen. - **Randy Shaw, Erweiterte Hypnosetherapie von Utah**

KAPITEL 9:
Nicht Hinschauen

"Aber", sagte der Teufel, "schau nicht in diese Kessel hinein! Nicht ein einziges Mal, sonst bekommst du Ärger." Der Soldat sagte, dass er es verstehe und versprach, dass alles in Ordnung sein würde. Und der Teufel machte sich auf den Weg und liess den Soldaten zurück, der sich um das Feuer kümmerte, fegte, den Kehrdreck hinter die Hintertür trug - alles so, wie es ihm aufgetragen worden war.

"Nicht hinschauen" bedeutet nicht versuchen, sich zu erinnern. Denk nicht nach. Analysiere nicht. Urteile nicht. Bleibe einfach auf das Gefühl konzentriert und lass das Unterbewusstsein den Weg aus dem Problem zeigen. Denke daran: Regression passiert. Es ist ganz natürlich. Du musst es für den Klienten nur ungefährlich machen, wenn er dorthin geht, wo er hingehen soll, um das zu tun, was er tun soll, um die Heilung sicherzustellen.

Einige Klienten werden bereit sein, direkt in die Regressionsarbeit einzutauchen. Andere werden sehr resistent gegenüber unangenehmen Gefühlen sein. Die meisten werden ein wenig Überzeugungsarbeit benötigen, bevor sie bereit sind, sich voll und ganz darauf einzulassen, unangenehme Gefühle aufzuspüren, zuzulassen und loszulassen. Bitte nie einen Klienten *dorthin* zu gehen, bevor du sicher bist, dass er dazu bereit ist.

1. Ein Klient ist zur Regression bereit, wenn er Folgendes kann:
2. Anweisungen folgen, um einen Zustand des Somnambulismus zu erreichen.
3. Überzeugt ist, dass Hypnose stattgefunden hat.
4. Bereit ist, unangenehme Gefühle und Emotionen ins Bewusstsein kommen zu lassen.
5. In der Lage ist, unangenehme Gefühle und Emotionen loszulassen, um sich besser zu fühlen.

Der Klient macht die Arbeit.

Jede Heilung ist Selbstheilung. Du kannst es wirklich nicht für die Klienten tun. Der Klient muss bereit sein, die notwendige Arbeit zu leisten, um die Ergebnisse zu erzielen. Um zu heilen, muss der Klient bereit sein, sich dem Problem zu stellen und es zu fühlen. Das bedeutet, dass es unangenehm werden wird. Aber wir Menschen sind ja so festgefahren, dass wir das Vergnügen suchen und den Schmerz vermeiden. Niemand will sich unbehaglich fühlen.

Das wirkliche Problem ist eine Leidensgeschichte, die das Bewusstsein nicht kennt, die es nicht beheben kann oder die es nicht sehen will. Das Unterbewusstsein hat die Pflicht zu beschützen. Eine der Arten wie es dies tut ist, den Klienten vor schmerzhaften Erinnerungen zu schützen. Der Teufel weiss es besser, als dass er den Deckel vom Kessel mit den schmerzhaften Ereignissen aus der Vergangenheit sofort wegnimmt.

Es gibt nicht ohne Grund einen Deckel auf diesen Kesseln! Und nichts wird geschehen, bis das Unterbewusstsein das Gefühl hat, dass es sicher ist, es geschehen zu *lassen*. In jedem Kessel ist eine Erinnerung an ein Ereignis gefangen, die mit ungelösten, unangenehmen Gefühlen und Emotionen aus der Vergangenheit vor sich hin brodelt und blubbert. Der Deckel ist zum Schutz da, weil er alle Details eines vergangenen Ereignisses vor dem Bewusstsein verborgen hält. Den Deckel zu früh abzunehmen könnte Probleme bereiten.

Man braucht keine Probleme. Man braucht echte Regression zurück zum ursächlichen Ereignis. Man braucht einen Klienten, der in der Lage ist, in ein Ereignis aus der Vergangenheit einzutreten und die Erfahrung wiederzubeleben. Es ist nötig, dass die Klienten das Erlebnis sehen, hören, riechen, schmecken und fühlen und sich nicht nur daran erinnern.

Darin unterscheidet sich die Regressionshypnosetherapie von anderen Herangehensweisen. Hypnotische Methoden wie Dissoziation oder das Wegsuggerieren einer Emotion versuchen, den Klienten vor den Inhalten seines eigenen Verstandes zu schützen. Das Vermeiden dessen was das Problem verursacht, führt nicht zur Heilung des Klienten.

Der Zweck der Dissoziation ist es, zu verhindern, dass das Unbewusste bewusst wird. In Krisenzeiten kann dies hilfreich sein, indem es kurzfristige Erleichterung bietet. Antidepressiva können hilfreich sein. Dissoziationstechniken können hilfreich sein. Aber für eine langfristige Linderung muss man herausfinden, was das Problem verursacht.

Hat man es mit einem emotionalen Problem zu tun, wird euch die dissoziierte Sichtweise keinen Zugang zu allen Details verschaffen. Und indem man versucht, eine Person vor ihren Gefühlen zu schützen, verstärkt man nur das Problem des Vermeidens. Schlimmer noch, die blosse Behandlung der Symptome führt schliesslich zu einem Wiederauftreten, einem Rückfall oder einer Umwandlung.

Wiederauftreten, Rückfall, Umwandlung

Wenn man es mit einem emotionalen Problem zu tun hat, ist das Symptom selten das ganze Problem. Es handelt sich um eine unbewusste Lösung für das eigentliche Problem. Wenn man versucht, das Symptom zu beseitigen, ohne die zugrundeliegende Ursache anzugehen, wird das Symptom entweder wiederkehren oder sich auf eine andere Art und Weise ausdrücken.

Das Wiederauftreten des Symptoms passiert, wenn man nur das Symptom behandelt. Durch die Behandlung wird der Knoten, die Beule, der Schmerz oder der Ausschlag vorübergehend beseitigt. Aber irgendwann treten die Symptome wieder auf und erfordern eine weitere Behandlung. Und warum? Weil das Symptom nicht das Problem ist. Es ist eine unbewusste Kommunikation, die auf ein tieferes Problem hinweist.

Ein Rückfall passiert, wenn man nur das Verhalten behandelt. Die Rückfallquote bei herkömmlichen Ansätzen zur Behandlung von Alkoholismus liegt bei 40 % - 60 %. Raucher haben eine Rückfallquote von 60 % - 90 % im ersten Jahr. Neunzig Prozent der Diätwilligen, die erfolgreich abgenommen haben, nehmen innerhalb von zwei Jahren wieder zu, und dann noch etwas mehr.

Warum? Weil Essen, Rauchen oder Trinken nicht das Problem sind. Sie sind unbewusste Lösungen für ein tieferes Problem. Symptomumwandlung ist das was passiert, wenn das Unterbewusstsein eine bessere Lösung für das Problem findet. Es kann die Form eines neuen Symptoms annehmen oder sich an einen neuen Ort bewegen. Zum Beispiel springt ein körperlicher Schmerz zu einem anderen Körperteil. Wenn man sich also dabei ertappt, wie man einem körperlichen Schmerz durch den Körper nachjagt, hat man es wahrscheinlich mit einem emotionalen Problem zu tun.

Das Unterbewusstsein kann nicht zwischen körperlichem und emotionalem Schmerz unterscheiden. Beide werden von demselben Bereich des Gehirns verarbeitet. Das ist der Grund warum Depressionen körperlich schmerzen. Wenn man den Schmerz mit Medikamenten oder hypnotischen Suggestionen blockiert, schaltet man die einzige Möglichkeit des Unterbewusstseins zu kommunizieren aus. Es beginnt nach einer anderen Lösung zu suchen. Normalerweise wird es mit etwas kommen, das schwieriger ist loszuwerden.

Deshalb werden oberflächliche Ansätze scheitern. Es ist der Grund weshalb Menschen, die mit dem Rauchen aufhören, oft zunehmen. Es ist der Grund, weshalb die Rückfallquote bei Drogen- und Alkoholmissbrauch so hoch ist und weshalb ein hoher Prozentsatz von Kriminellen erneut straffällig wird. Es liegt daran, dass die treibende Emotion hinter dem Bedürfnis zu rauchen oder zu trinken, sich zu überessen, zu zocken oder zu vergewaltigen, nicht verarbeitet wurde.

Zu viele Hypnose-Praktiker beschäftigen sich nur mit den Symptomen. Sie denken, dass das Verhalten das Problem ist oder der Schmerz das Problem ist und konzentrieren sich darauf, *das* loszuwerden. Aber ein emotionales Problem wegsuggerieren zu wollen ist so, als würde man dem Unterbewusstsein sagen, es solle die Klappe halten. Das ist keine gute Idee. Schlimmer noch, manchmal wird eine einfache Technik tatsächlich funktionieren. Aber nur die allerwenigsten Hypnosetherapeuten verfolgen tatsächlich ihre Ergebnisse über einen längeren Zeitraum. Kommt es später zu einem Rückfall, werden sie es nie erfahren. Und wenn das passiert, wird der Klient annehmen, dass die Hypnose nicht funktioniert hat.

Das Problem ist, dass man keine Oberflächentechnik für ein tiefer liegendes Problem anwenden und dann erwarten kann, ein *dauerhaftes* Ergebnis zu erzielen. Um ein dauerhaftes Ergebnis zu erzielen, muss man zur Wurzel des Problems vorstossen. Man muss unter der Oberfläche graben, alle Wurzeln herausziehen und sicherstellen, dass man alles erwischt, was das Problem nährt.

Die zugrundeliegende Emotion kann ein Gefühl von Angst, Traurigkeit, Wut oder etwas anderem sein, aber hinter jeder negativen Emotion steckt ein unbefriedigtes Bedürfnis. Das Gefühl ist nicht das Problem. Es ist das Unterbewusstsein, das mit einer roten Flagge winkt und schreit: "Hey! Schau mal hierher!" Das Gefühl ist ein Signal des Unterbewusstseins. Es zeigt, *wohin* man hinschauen soll, weil es dem Ereignis entspringt, das es verursacht hat.

Komplexität

Manche Themen sind relativ einfach. Sie haben eine Art von Linearität an sich. In diesem Fall wird ein direkter Weg, der von dem Punkt, an dem sich der Klient gerade befindet, zu dem kausalen Ereignis führen. Es wird nur ein paar Ereignisse geben, die in das Problem einfliessen. Und nur eine Emotion, um die man sich kümmern muss.

Hierbei handelt es sich um das einfache Regressionsmodell, das den meisten von uns im Hypnoselehrgang beigebracht wurde. Aber im wirklichen Leben findet man die Klienten nicht in Lehrbüchern. Da Probleme dazu neigen, sich im Laufe der Zeit zu entwickeln, kann zum anfänglichen Problem noch mehr hinzukommen, was die Komplexität erhöht. Es kann mehrere Ereignisse geben, mehrere Aspekte, mehrere Schichten von Wahrnehmungen, Gedanken und Gefühlen und mehr als ein kausales Ereignis, die zu einem Problem beitragen.

Die Vorgehensweise wird immer dieselbe sein. Aber je mehr Dinge nach einer Lösung schreien, desto mehr Zeit wird es brauchen, eine vollständige Heilung zu erreichen. Und wenn ihr es mit traumatischen Erinnerungen zu tun habt, wird eine erhebliche emotionale Ladung im Ereignis gefangen sein. Das ist es, was die Erinnerung an ihrem Platz hält.

Was jedes Ereignis unvergesslich macht, hat mit einem Gefühl zu tun. Das Problem ist, dass das Unterbewusstsein die Zeit nicht auf dieselbe Weise speichert wie das Bewusstsein. Das Bewusstsein ordnet die Ereignisse entlang einem linearen Zeitstrahl und denkt sich Geschichten aus, um diesen Erfahrungen einen Sinn zu geben. Dies schafft ein dringend benötigtes Gefühl der Kontrolle.

Ich überesse mich, weil . . . Ich habe Angst vor Spinnen, weil . . . Das ist der bewusste Verstand, der sich eine Geschichte ausdenkt, die den Dingen Sinn verleiht. Aber das Unterbewusstsein arbeitet nicht auf diese Weise. Bleibt ein Ereignis unverarbeitet, wird es nicht als ein vergangenes Ereignis gespeichert. Es wird festgehalten, damit das Unterbewusstsein weiter daran arbeiten kann.

Es ist immer noch aktiv als besorgniserregende Situation. Das Unterbewusstsein versucht immer wieder eine Lösung zu präsentieren, kann aber nicht, weil es bloss die Ressourcen hat, die zu diesem Zeitpunkt verfügbar waren. Wenn das Ereignis in der Kindheit stattgefunden hat, verfügt es nur über die Ressourcen eines Kindes. Das ist der Grund weshalb die Innere-Kind-Arbeit so zentral ist in der Regressionshypnosetherapie. Die meiste Zeit werdet ihr in die Kindheit zurückgehen, denn je jünger ein Kind ist, desto beeinflussbarer ist es. Und desto verletzlicher ist es in Bezug auf wahrgenommene Bedrohungen. Das ist die Definition von Trauma.

Trauma

Trauma wurde schon definiert als "die Wahrnehmung einer Bedrohung, während man sich in einem Zustand der Hilflosigkeit befindet." Es geht darum, sich verletzlich zu fühlen. Jedes Kind ist hilflos. Also hat jeder irgendeine Art von Kindheitstrauma erlebt.

Probleme entstehen, wenn ein Erlebnis nicht gut ausgeht. Wird ein traumatisches Erlebnis nicht sofort verarbeitet und gelöst, wird daran festgehalten und besteht weiter als aktuelles Ereignis. Das bedeutet, dass die Bedrohung unbewusst immer noch präsent ist. Meistens stellt sich heraus, dass das Geschehene vom Kind falsch interpretiert worden war. Aber wenn das Problem unverarbeitet bleibt, wird es ins Erwachsenenalter hinübergetragen und erzeugt weiterhin die scheinbar irrationalen Ängste eines Kindes. Das ist es, was wir oft in Regressionssitzungen finden. Die Bedrohung war in Wirklichkeit gar keine grosse Sache. Dem Kind fehlten nur die Informationen oder die Reife, um zu begreifen was geschehen ist. Infolgedessen fühlte es sich für das Kind übermannend an.

Davor versucht das Unterbewusstsein den Klienten zu schützen. Es ist die Bedrohung wieder übermannt zu werden. Das Unterbewusstsein weiss gar nicht, dass der Klient ein Erwachsener ist, weil das Kind immer noch in diesem Ereignis feststeckt und versucht, einen Ausweg zu finden. Unbewusst existiert die Bedrohung immer noch. Um das Kind zu schützen, setzt das Unterbewusstsein alles daran zu verhindern, dass die Erinnerung ins Bewusstsein kommt. Eure Aufgabe ist es, *mit* dem Unterbewusstsein zu arbeiten, indem ihr den Klienten Sicherheit bietet, während ihr sie durch den Prozess führt.

Ihr müsst es für die Klienten sicher machen, damit ihre tiefsten Gefühle an die Oberfläche kommen können. Sie müssen euch vertrauen, dass ihr sie begleitet, so dass sie dorthin gehen, wo ihr sie haben wollt und das tun, was sie tun sollen, wenn ihr sie darum bittet. Wenn nicht, werdet ihr auf Widerstand stossen.

Wenn die Klienten merken, dass es sicher ist, euren Anweisungen zu folgen, wird die Regression, wenn es an der Zeit ist, sehr leicht geschehen. Eine Möglichkeit den Prozess nochmals zu erleichtern ist, indem man an der ersten Sitzung eine positive Regression macht. Schaut nicht in die Kessel. Führt die Klienten einfach zurück in angenehme, wohlige, glückliche Ereignisse in der Vergangenheit.

Es gibt keinen Widerstand, wenn man in glücklichere Zeiten zurückkehrt. Und während ihr dort seid, könnt ihr eure Star-Athleten trainieren! Ihr könnt die Sicherheit einer positiven Regression nutzen, um Ressourcen aufzudecken, die die Klienten bei der Heilung unterstützen können. Ihr könnt viele der Werkzeuge und Techniken, die ihr gemeinsam verwenden werdet, einführen und die Bereitschaft zur Regression abtasten, bevor ihr anfängt, in die Kessel zu schauen.

Das erleichtert nicht nur eure Arbeit, sondern gibt euch auch willigere Klienten, mit denen ihr arbeiten könnt, wenn ihr dann anfängt, sie durch raue Gewässer zu lotsen. Sie werden kooperativer, einsichtiger und eher in der Lage sein, die Arbeit der Selbstheilung anzugehen.

Gut gemacht!

Als der Teufel zurückkam, um zu sehen, ob der Mann die Arbeit getan hatte, sagte er: "Gut gemacht", und ging wieder weg.

Das Bewusstsein hat die Macht, den Heilungsprozess zu blockieren. Der Hauptgrund dafür, dem Klienten beizubringen, wie er die Aufgaben auszuführen hat, ist sicherzustellen, dass das Bewusstsein nicht versucht, die Show zu schmeissen. Bevor ihr die Deckel von den Kesseln abnehmt, müsst ihr dem Klienten beibringen, wie er das Denken, Analysieren und das Probieren etwas herauszufinden, auf die Seite schieben kann.

Der Klient muss bereit sein, das was in den Kesseln ist, durch den Prozess offenbaren zu lassen. Was ist in den Kesseln? Die Wahrheit. Zumindest die, die das Unterbewusstsein kennt. Jede Situation, jeder Umstand und jedes Ereignis, das verurteilt und aus dem Bewusstsein verbannt wurde, ist immer noch da und macht dem Verstand das Leben zur Hölle. Und in den Kesseln gären Bilder, Erinnerungen, Gefühle und Emotionen, die zu schmerzhaft waren, um sich ihnen zu stellen.

Jede Person, die den Klienten jemals in irgendeiner Weise verletzt hat, sei es durch Worte oder Taten, schmort in den Kesseln vor sich hin. Und als Folge verletzen sie den Klienten immer noch *in seinem Geist*. Nimmt man den Deckel von diesen Erinnerungen ab, wird sich zeigen, wer für diese unangenehmen Gefühle verantwortlich ist. Aber der

Teufel weiss es besser, als den fühlenden Verstand zu zwingen. Die Deckel sind aus einem sehr guten Grund auf diesen Erinnerungen. Zu einem bestimmten Zeitpunkt im Leben drohten die mit diesen Ereignissen verbundenen Gefühle - Angst, Wut, Hass, Verachtung, Trauer, Einsamkeit, Schuld, usw. - den Klienten zu erdrücken. Also griff das Unterbewusstsein ein, um zu beschützen. Das ist sein Job.

Es wird erst dann mit euch kooperieren, wenn es überzeugt ist, dass sowohl ihr als auch der Kunde mit der Wahrheit umgehen könnt. Das erinnert mich an den Film "*Eine Frage der Ehre*". Stellt euch Jack Nicholson als das Unterbewusstsein (UB) und Tom Cruise als das Bewusstsein (BS) vor.

UB (Jack Nicholson): *Sie wollen Antworten?*

BS (Tom Cruise): *Ich denke, ich habe ein Recht auf sie.*

UB: *Sie wollen Antworten?*

BS: *Ich will die Wahrheit!*

UB: *SIE KÖNNEN DIE WAHRHEIT DOCH GAR NICHT ERTRAGEN! Junge, wir leben in einer Welt voller Mauern. Und diese Mauern müssen von Männern mit Gewehren bewacht werden. Wer wird es tun? Sie?*

Ich trage eine grössere Verantwortung, als es für Sie überhaupt vorstellbar ist... Sie geniessen den Luxus, nicht zu wissen, was ich weiss... Und meine Existenz, obwohl grotesk und unverständlich für Sie, rettet Leben.

SIE WOLLEN DAS NICHT WAHRHABEN. Denn tief in Ihrem Innern – aber das sagen Sie nicht auf Partys - wollen Sie, dass ich an dieser Mauer stehe. Sie brauchen mich an dieser Mauer.

Der Teufel weiss, dass die Wahrheit durch den Prozess zum Vorschein kommen kann.

Der Prozess des Loslassens wird einen Teil des Drucks wegnehmen. Je mehr Entlastung der Klient erfährt, desto mehr registriert das Unterbewusstsein, dass der Klient *tatsächlich* mit der Wahrheit umgehen kann! Während dies geschieht, wird das Unterbewusstsein anfangen, nach Möglichkeiten zu suchen, in denen noch mehr Druck weggenommen werden kann.

Der Teufel macht auch den Klienten für die Ergebnisse verantwortlich. Alle Heilung ist Selbstheilung. Also, anstatt sich mit etwas zu beschäftigen, das möglicherweise übermannend sein könnte, lehrt der Teufel den Klienten, sich weiterhin auf das Gefühl zu konzentrieren.

Der Teufel verwendet Aussagen der Validierung, um die Aufmerksamkeit des Klienten auf Zeichen des Erfolgs zu lenken. Gut gemacht! Und wenn der Klient lernt, sich diese Schritte des Erfolgs zu eigen zu machen, wird jeglichen Widerstand dorthin zu gehen, durch Neugierde ersetzt.

Zusammenfassung

Der Zweck der Vorbereitungsphase ist es, die Klienten darauf vorzubereiten, sich der Wahrheit zu stellen, wie sie das Unterbewusstsein sieht. So wie Hypnose immer Selbsthypnose ist, ist Heilung immer Selbstheilung. Die erste Aufgabe besteht darin, die Klienten für die Heilungsreise vorzubereiten.

Die Vorbereitungsphase beinhaltet die ersten drei Schritte des siebenstufigen Protokolls:

1. Das Vorgespräch
2. Das Aufklärungsgespräch
3. Die erste Hypnosesitzung

Das Vorgespräch ermöglicht es euch, eine therapeutische Beziehung aufzubauen und die Schlüsselinformationen zu eruieren, die benötigt werden, um den Heilungsprozess effektiv zu begleiten. Das Aufklärungsgespräch ermöglicht es euch, einen Vertrag abzuschliessen, der die Erlaubnis zur Hypnose und zur Regression einholt. Die erste Hypnosesitzung ermöglicht es euch, die Klienten in den Zustand zu führen, der für eine echte Regression erforderlich ist.

Hypnose ist der optimale Lernprozesszustand. Während der Hypnose könnt ihr dem Klienten beibringen, wie er die notwendige Arbeit leisten kann, um dauerhafte Ergebnisse zu erzielen. Dies kann es viel einfacher machen, das ursächliche Ereignis zu finden und zu klären. Denkt daran: der Klient ist für die Ergebnisse verantwortlich. Schliesslich ist es sein Verstand! Um erfolgreich zu sein, muss er bereit, willens und in der Lage sein, die notwendige Arbeit zu leisten, um sein Therapieziel zu erreichen.

Indem ihr euren Klienten beibringt, wie man ein Gefühl sucht, wird das euch helfen, eine Brücke zur Vergangenheit zu suchen. Indem ihr den Klienten beibringt, wie sie Gefühle loslassen können, kriegt ihr Klienten, die sich unangenehmen Emotionen stellen und zulassen können, die in vergangenen Ereignissen gefangen sind. Die Validierung kleiner Erfolge ebnet den Weg für grössere Erfolge, da Zweifel und Angst ersetzt werden durch Hoffnung und Enthusiasmus für die Beseitigung dessen, was dem Klienten bisher im Weg gestanden ist.

Die Liebe bringt alles zur Heilung hervor, was nicht sie selbst ist. - **Sondra Ray**[13]

---

[13] Sondra Ray, *Loving Relationships* (1995).

PHASE 2: TRANSFORMIEREN

Transformationsphase

4 REGRESS TO CAUSE (R2C)	5 INNERE KIND ARBEIT
Ursache suchen	*Geschichte umschreiben*
4.1 Brücke suchen	5.1 Dialogarbeit
4.2 ISE testen	5.2 Inneres Kind neu beeltern (Re-Parenting)
4.3 Geschichte aufdecken	5.3 ISE-Geschichte umschreiben

Hypnosetherapie ist nicht wie Chirurgie oder Medizin. Es sind nicht nur Techniken, die gelehrt werden können. Um ein guter Hypnosetherapeut zu sein, muss eine Person einen Instinkt dafür haben - und eine angeborene Freundlichkeit und eine uralte Weisheit. - **Gil Boyne, Transforming Therapy**

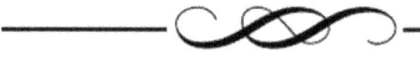

KAPITEL 10:
Altersregression (R2C)

Dieses Mal sah sich der Soldat genau um, und in jeder Ecke der Hölle brodelte und blubberte es in den Kesseln mit lodernden Feuern darunter. Er hätte zu gerne in sie hineingeschaut, aber der Teufel hatte es ausdrücklich verboten.

Der Klient ist sich möglicherweise teilweise bewusst, was die Ursache des Problems ist. Er mag einige der beitragenden Faktoren erkennen. Aber wenn er keinen Ausweg aus dem Problem finden kann, liegt das daran, dass die Informationen, die zur Lösung des Problems benötigt werden, dem Bewusstsein nicht zugänglich sind. Diese Informationen sind auf einer unbewussten Ebene des Verstandes vergraben. Also müssen wir dorthin gehen, um die Antworten zu finden.

Das Problem ist, dass der bewusste Verstand versuchen will, die Dinge zu verstehen. Und bewusste mentale Aktivität steht nur im Weg. Deshalb werden Denken, Analysieren und der Versuch, Dinge herauszufinden, im Vertrag ausdrücklich verboten. Schaue nicht in die Töpfe. *Denk nicht nach.* Folge einfach den Anweisungen, konzentriere dich auf das Gefühl und reagiere mit deinem ersten Eindruck. Die

Klienten müssen diese Fähigkeit demonstrieren, bevor sie bereit sind, mit der Regressionshypnosetherapie zu beginnen.

Hypnose gibt uns Zugang zu dem Teil des Geistes, der für emotionale Erinnerungen verantwortlich ist. Während schon ein leichter Zustand der Hypnose die Fähigkeit einer Person, Erinnerungen abzurufen erhöht, ist es nicht tief genug, um eine echte Regression zu bekommen. Echte Regression erfordert Somnambulismus. Also, müsst ihr den Zustand testen.

Man braucht Somnambulismus, um ein Ereignis wiederzubeleben. Regression ist nicht blosses denken an oder sich erinnern an ein vergangenes Ereignis. Es ist ein Wiedererleben des Erlebnisses – es sehen, hören, spüren und fühlen – alles genauso wie es beim ersten Mal war. Der Klient tritt in das Ereignis ein, und alles geschieht jetzt. Dadurch kann die zugrundeliegende Ursache für die Symptome des Klienten ins Bewusstsein geholt werden.

Die wichtigsten Methoden, die verwendet werden, um die zugrundeliegende Ursache für das vorliegende Problem des Klienten zu finden und zu lösen, sind:

1. Brücken-Techniken
2. Aufdeckungs-Prozeduren
3. Freisetzen der verborgenen Ursache(n)

Die Bücken-Techniken bieten einen Weg zurück zu jenen Ereignissen, die für die Entstehung der Symptome verantwortlich sind. Die Aufdeckungs-Prozedur fördert die Wiederbelebung, bevor sie die Aspekte ans Licht bringt, die zum Problem des Klienten beitragen. Das

Freisetzen der beitragenden Aspekte ermöglicht, die zugrundeliegende(n) Ursache(n) zu beheben.

Die zwei Rs in R2CH

Die beiden Rs in R2CH sind Regress und Release (Freisetzen). *Regression* ermöglicht den Zugang zu Informationen, die im kausalen Ereignis gefangen sind. *Releasing* beseitigt der unbewusste Bedarf für die Symptome. Das Geheimnis dauerhafter Ergebnisse liegt im Freisetzen. Einsicht ist selten genug, um ein emotionales Problem endgültig zu lösen. Man muss die Gedanken und Gefühle löschen, die in dem ursächlichen Ereignis gefangen waren. Das schafft die Bedingungen unter denen Heilung geschehen kann. Hippokrates lehrte dies. Löse die Blockaden und Heilung wird geschehen, weil es in unserer Natur liegt.

Es gibt eine Zen-Lehre, die rät: "Vor der Erleuchtung hacke Holz, trage Wasser." Das ist der Ratschlag des Teufels. Füttere das Feuer, putze das Haus. Halte den Fokus auf dem Gefühl. Das Zulassen eines Gefühls setzt das Gefühl frei. Das Loslassen von allem, was nicht Liebe ist, bringt den Geist in seinen natürlichen Zustand von Gleichgewicht und Harmonie zurück. Infolgedessen fallen unerwünschte körperliche Symptome, Denkmuster, Gefühle, Reaktivität oder Verhaltensweisen weg. Liebe heilt.

Der Mensch ist wie ein Baum. - **Cal Banyan**

Ein anderes Denkmodell

Gemäss der Wissenschaft gibt es eine Energie im Kern von allem, die es definiert. Die Religion nennt diese Energie Geist, Seele oder den innewohnenden Gott. Psychologisch gesehen ist dies unser angeborener Zustand, einfach "zu genügen". Hier befindet sich die Kernprogrammierung für unser körperliches, geistiges und emotionales Glück.

Das Unterbewusstsein wächst und entwickelt sich in ähnlicher Weise wie ein Baum. Es wächst von innen nach aussen, aber es ist nicht linear; es ist ein zyklisches Wachstumsmuster. So funktioniert die Natur - alles bewegt sich in einer Spirale. Das Bewusstsein ist wie die Rinde des Baumes. Es ist der äusserste Teil des Baumes und gleichzeitig die erwachsenste Ebene des Geistes. Dieser Teil des Verstandes ist dafür verantwortlich, die Welt um uns herum zu verstehen. Vernunft und Logik helfen Entscheidungen zu treffen, um wichtige Bedürfnisse zu befriedigen.

Hinter dem Bewusstsein befinden sich alle Ringe des Wachstums und der Entwicklung. Jeder Ring steht für ein Jahr im Leben des Baumes. Und in diesen Ringen sind Erinnerungen an Erfahrungen gespeichert, die einen Eindruck hinterlassen haben. Wenn der Baum zum Beispiel eine Dürre, einen Käferbefall oder einen Blitzschlag überlebt hat, ist die Erinnerung an diese Erfahrung immer noch da, aufgezeichnet in den Ringen des Baumes. In ähnlicher Weise hält das Unterbewusstsein alle unsere emotionalen Erinnerungen fest.

So wie ein erwachsener Baum um den Schössling wächst, so wächst der erwachsene Geist um den Geist des Kindes. Unter den richtigen Bedingungen wird es gedeihen und zu einem starken, gesunden erwachsenen Baum heranwachsen. So wie der Schössling der Teil des Baumes ist, der den genetischen Code für den ganzen Baum enthält, so enthält das Zentrum unseres Geistes den Bauplan der Natur für Gesundheit und Wohlbefinden. Das meinte Hippokrates mit *der heilenden Kraft der Natur*. Sie ist immer noch in jedem von uns vorhanden. Aber wenn wir diesen tiefsten Teil von uns nicht mehr bewusst wahrnehmen, wird er unbewusst.

Der Geist eines Kindes ist weit offen und höchst beeinflussbar. Während ein Kind vom Säuglings- zum Erwachsenenalter heranwächst, bilden sich Ringe des Wachstums und der Entwicklung um diesen inneren Kern von uns selbst. Dieses bildet das, was wir das Unterbewusstsein nennen. Im Unterbewusstsein befinden sich die Erinnerungen an Situationen, die in der Vergangenheit einen emotionalen Eindruck auf uns gemacht haben. Jede Erinnerung ist für später in dem Ring gespeichert, der das Alter repräsentiert, in dem die Erfahrung stattfand. Wenn die Ursache für ein Problem in einem Ereignis im Alter von zwei Jahren auftrat, ist dieses Ereignis immer noch lebendig und wird im zweiten Ring des Baumes gespeichert. Das Kind in diesem Ereignis ist das Bewusstsein *zu jener Zeit*.

Das Unterbewusstsein ist das Bewusstsein *der Vergangenheit*. Das heisst, wenn ihr einen Klienten zu einem Ereignis in der Kindheit zurückführt, sprecht ihr mit dem Bewusstsein des Klienten *in diesem Alter*. Während ihr zu immer früheren Ereignissen regressiert, nähert ihr euch dem Zentrum des Baumes, wo der Bauplan oder der genetische Code oder das Ahnengedächtnis für einen gesunden Bewusstseinszustand liegt.

Dies ist die Kerninformation, mit der der Baum ins Leben gestartet ist. Ein Zustand des nur Seins. Ein Zustand des Genug-Seins, unabhängig von äusseren Bedingungen. Heilung ist ein Prozess, bei dem sich der Mensch wieder mit dem Bewusstsein dieser energetischen Quelle verbinden kann.

Der ISE

Die Regressionstheorie besagt, dass in Ermangelung einer organischen Ursache die Quelle des Problems in der Vergangenheit des Klienten zu suchen ist. Die Symptome kommen nicht einfach aus dem Nichts. Etwas musste geschehen, um sie zu verursachen.

Jedes Problem ist das Ergebnis einer Lebenserfahrung. Regression zur Ursache (R2C) ist ein Prozess bei dem das Ereignis, das das Problem verursacht hatte, lokalisiert wird. Dieses Ereignis wird der Initial Sensitizing Event (ISE) genannt. Der ISE ist die Erfahrung, die den Klienten veranlasst hat, auf etwas Bestimmtes sensibel zu reagieren. Jedes Ereignis, das mit dem Problem des Klienten zusammenhängt, aber *nach dem* ISE eintritt, wird als Subsequentes Sensibilisierungsereignis (SSE) bezeichnet.

SSEs

Ein SSE ist wie Dünger für den ISE. Es nährt das Problem, indem es als Erinnerung an den ISE wirkt. Jedes Mal, wenn der Klient auf eine Situation stösst, die ihn an den ISE erinnert, verstärkt es bewusst oder unbewusst das zugrunde liegende, ungelöste Problem.

Ist eine Person einmal sensibilisiert, haben wiederholte Stimulationen des Musters einen verstärkenden Effekt. Das ist es, was nachfolgende sensibilisierende Ereignisse bewirken. Sie sind nicht die *Ursache* des Problems. Sie bekräftigen es, machen es stärker. Jedes Mal, wenn das Muster erneut stimuliert wird, werden die Symptome ein wenig schlimmer. Das ist der Grund weshalb Probleme, in der Regel, mit der Zeit schlimmer werden.

Erinnerst du dich an den Stapel von Ziegelsteinen? Schaut man den pyramidenförmigen Stapel von Ziegeln in der Widerspiegelung an, sieht man eine umgekehrte Pyramide. Dies veranschaulicht, wie sich Ereignisse im Laufe der Zeit aufstapeln. Der erste Ziegelstein ist das kausale Ereignis. Es ist der ISE. Jedes nachfolgende sensibilisierende Ereignis (SSE) ist wie ein weiterer Ziegelstein, der das zugrundeliegende Muster stärkt, indem es die Wahrnehmungen, Gedanken und Gefühle bestätigt, die durch das ursprüngliche Ereignis entstanden sind. Mit jeder Bestätigung wird das Muster gefestigt, wodurch es stärker wird.

Schliesslich gewinnt das Ganze genügend Momentum, um Symptome zu erzeugen. Wie lange dies dauert, hängt grösstenteils davon ab, wie viele Wiederholungen erlebt werden. Je häufiger sich Ereignisse wiederholen, desto eher treten Symptome auf. Während das Muster weiter wächst und sich durch Folgeereignisse entwickelt, können weitere Probleme hinzukommen. Dabei handelt es sich jedoch um *sekundäre* Probleme, die in der Regel leicht zu beheben sind, sobald man den Stecker des ISEs gezogen hat.

Das SPE

Der sprichwörtliche "Tropfen, der das Fass zum Überlaufen bringt", wird als Symptom Producing Event (SPE) bezeichnet. Das ist der Zeitpunkt, an dem Symptome auftreten. Die Symptome können sein:

- Irrationale oder zwanghafte Gedanken, z.B. Selbstkritik
- Erdrückende Gefühle, z.B. Phobie, Angst, Wut
- Unerwünschte Verhaltensweisen, z.B. übermässiges Essen, Rauchen, exzessives Händewaschen

- Körperliche Beschwerden, z.B. Nesselsucht, Diabetes, Krebs

Was diese Probleme alle gemeinsam haben ist, dass sie *Symptome* eines zugrunde liegenden Problems sind, das im Initial Sensitizing Event gefangen ist. Das Initial Sensitizing Event (ISE) ist das erste Mal, dass der Klient ein bestimmtes Muster von Wahrnehmungen, Gedanken und Gefühlen erlebt hat. Das ist es, was jetzt für die Gedanken, Gefühle und Verhaltensweisen des Klienten verantwortlich ist. Das Ziel ist es, eine Brücke zum ISE zu suchen.

KAPITEL 11:
Suche eine Brücke zur Vergangenheit

Dieses Mal hat sich der Soldat genau umgesehen, und in jeder Ecke der Hölle brodelte und blubberte es in den Kesseln, mit lodernden Feuern darunter. Er hätte zu gerne in sie hineingeschaut, aber der Teufel hat es ausdrücklich verboten.

Das Unterbewusstsein ist der Verstand des Kindes. Was passiert, wenn man einem Kind sagt: "Schau nicht hin!"? Sie können nicht anders. Sie können nicht *nicht hinsehen!* Adam und Eva wurden angewiesen, nicht von der Frucht des Baumes der Erkenntnis von Gut und Böse zu essen. Aber Eva war neugierig.

Der Name Eva bedeutet *die Lebendige* oder *das Leben*. Es liegt in unserer Natur neugierig zu sein. Neugierde motiviert uns nach dem zu suchen, was wir im Leben brauchen. Sie hilft, uns am Leben zu erhalten, indem sie wichtige Bedürfnisse nach Dingen wie Nahrung, Unterkunft, einem Partner, Sicherheit und Geborgenheit befriedigt.

Pandora war neugierig. Man sagte ihr, sie solle nicht hineinsehen, aber sie nahm den Deckel trotzdem ab. Dabei liess sie alles Üble frei. Alles

Üble sind die Gefühle, die darin gefangen sind. Gefühle unter Verschluss zu halten, nennt man Verdrängung. Oder Unterdrückung. Oder Depression. Verdrängung ist wie wenn man einen Ball unter der Wasseroberfläche zu halten versucht. Es erzeugt inneren Druck. Je grösser der Ball ist, desto mehr Druck ist erforderlich, um ihn unter Wasser zu halten, und desto mehr Energie wird investiert, damit er dortbleibt.

Irgendwann wird der Druck im Unterbewusstsein zu gross. Wenn das passiert, wird der *Ball* der emotionalen Energie einfach im Bewusstsein auftauchen und einst verbotenes Wissen mit sich bringen, das in dem vergangenen Ereignis verborgen war. Das ist im Wesentlichen das, was passiert, wenn eine Person getriggert wird. Sie regressiert. Der Teufel weiss das. Der Teufel weiss auch, dass man sich nicht aktiv zurück zum ISE denken kann. Also, nicht hineinschauen. Lass es sich durch den Prozess offenbaren.

Suche eine Brücke

Endlich konnte er sich nicht mehr zurückhalten. Die Versuchung wurde zu gross, und er hob den Deckel des ersten Kessels an, nur ein wenig, und spähte hinein. Und was entdeckte er? Seinen alten Feldweibel! "Aha, du Hund!" sagte er, "Du hier? Du hast es für mich heiss gemacht! Jetzt mache ich es für dich heiss."

Der Teufel weiss, dass alle Dinge miteinander verbunden sind, weil sie dieselbe Quelle haben. Infolgedessen kann der Verstand sich leicht mit einer vergangenen Erfahrung zusammenhängen. Das ist möglich, weil es eine Verbindung zwischen dem jetzigen Problem und dem Ereignis gibt, das es verursacht hat. Diese Verbindung ist eine Brücke zur Vergangenheit.

Eine Brücke ist ein energetischer Weg, der zwischen zwei oder mehreren Ereignissen besteht. Was diese Ereignisse miteinander verbindet, ist etwas, das sie gemeinsam haben. Es könnte ein Gedanke sein. Es könnte eine Emotion sein. Es könnte eine körperliche Empfindung sein. Da die Brücke bereits existiert, musst du sie nur noch finden und kannst ihr bis zum Ausgangspunkt folgen. Dort ist der ISE.

Wenn die gemeinsame Verbindung zwischen zwei Ereignissen ein Gedanke ist, nennt man es eine kognitive Brücke. Wenn die Verbindung eine Empfindung im Körper ist, nennt man es eine somatische Brücke. Wenn die Verbindung emotionaler Art ist, nennt man es eine Affektbrücke.

Affektbrücke

Affektbrücke ist ein hypnoanalytischer Begriff, der 1961 von John Watkins geprägt wurde. Watkins erkannte die Tendenz des Geistes zu assoziieren. Man erinnert sich an Erinnerung A, was einen an Erinnerung B erinnert, was zu Erinnerung C führt und so weiter. In der Hypnose verlassen wir uns vor allem auf die Affektbrücke, weil die Verbindung zwischen Erinnerung A und allen anderen Erinnerungen eine energetische Verbindung ist.

Erinnerung A ist der ISE. Was diese Erinnerung festhält, ist eine bestimmte Energie. Es ist ein identifizierbares Gefühl. Indem man die Aufmerksamkeit auf *dieses Gefühl* richtet, kriegt man die direkteste Brücke zu dem kausalen Ereignis. Auf der Symptomebene könnte sich das Problem zum Beispiel als Verlangen oder Zwang äussern, aber hinter diesem Gefühl steckt eine Emotion wie Angst oder Wut. Emotionen steuern das Verhalten. Sie sind dazu da, uns zu motivieren, etwas zu tun. Die Frage ist: Was hat die Emotion verursacht oder dieses Gefühl ausgelöst?

Man kann eine kognitive Brücke, eine somatische Brücke oder eine Affektbrücke verwenden, um zum ISE zu regressieren, aber die bevorzugte Methode für die Regressionshypnosetherapie ist die Affektbrücke. Das liegt daran, dass, was jedes SSE mit dem ISE gemeinsam hat, eine Emotion ist.

Jedes Ereignis wird Gedanken und Gefühle und Empfindungen enthalten, aber die sind alle *emotional* miteinander verbunden. Emotionen sind die Muttersprache des Unterbewusstseins. Diese emotionale Energiesignatur macht die Affektbrücke zum direktesten Weg zum kausalen Ereignis.

Kognitive Brücke

Eine *kognitive Brücke* zu schlagen ist der Prozess, einem Gedanken zu folgen. Freuds Ansatz war es, einer Gedankenkette oder freien Assoziation zu folgen. Kann man einen wiederkehrenden oder zwanghaften Gedanken identifizieren, kann man damit eine Brücke zurück zum ersten Mal schlagen, als der Klient diesen Gedanken jemals gehabt hat.

Klienten, die eine Menge negativer Selbstgespräche führen, spielen alte Bänder immer und immer wieder ab. Sie stecken in einer Wiederholungsschleife fest. Das Problem bei diesem ständigen Abspielen eines Gedankens ist, dass es die unangenehmen Gefühle ständig verstärkt. Es macht alles noch schlimmer. Da der Gedanke und das Gefühl miteinander verbunden sind, wird die mit dem Gedanken verbundene Emotion automatisch ans Tageslicht gebracht, indem die Aufmerksamkeit auf den Gedanken gerichtet ist. Folglich kann man eine kognitive Brücke in eine Affektbrücke umwandeln. Wenn der Klient *diesen Gedanken* hat, wie fühlt er sich dann? Wo spürt er dieses Gefühl im Körper? Welche Emotion könnte das sein? Das kann euch einen direkteren Weg zum ISE aufzeigen.

Somatische Brücke

Bei einer *somatischen Brücke* wird eine körperliche Empfindung wie Anspannung, Druck oder Schmerz im Körper genutzt, um eine Brücke zurück zur Ursache zu schlagen. Der Knoten, das Geschwulst oder der Schmerz, den der Klient verspürt, ist ein Signal aus der Vergangenheit, das bis zu seinem Ursprung zurückverfolgt werden kann. In einer Sitzung mit Stephen Parkhill habe ich mich zum Beispiel auf einen Knoten in meiner Brust konzentriert.

Ein unangenehmes Gefühl im Körper ist oft mit einer unverarbeiteten Emotion verbunden. In meinem Fall verwandelte sich der Knoten in eine Emotion, die mich direkt in den Mutterleib zurückbrachte. Man kann sich nicht bewusst an eine Erfahrung im Mutterleib erinnern! Und genau da war die Wurzel des Problems.

Die Beobachten- & Abwarten-Methode

Wer auch immer gesagt hat, dass "die Zeit alle Wunden heilt", lag völlig falsch. Bewusste Erinnerungen an schmerzhafte Ereignisse in der Kindheit mögen mit der Zeit verblassen, aber auf der Ebene des Unterbewusstseins sind sie immer noch lebendig und wohlauf. Als solche haben sie immer noch die Macht, den Klienten zu verletzen, selbst Jahrzehnte später. *Jenes Gefühl,* das die Kessel am Brodeln und Blubbern hält, könnte Angst, Wut, Traurigkeit oder etwas anderes sein, aber es ist mit jedem Mal verknüpft, wo der Klient sich jemals so gefühlt hat. Früher oder später wird das Unterbewusstsein wieder mit einer vergangenen Situation assoziieren, die mit diesem Gefühl zu tun hat. Dann wird der Deckel vom Topf gehoben und der Klient wird in ein vergangenes Ereignis eintreten. Man muss nur abwarten bis es passiert.

Ich selbst habe etwas über das Zurücktreten und das «Einfach-Geschehen-Lassen» gelernt, als ich einem Aikido-Meister zuschaute. Der Lehrer, ein kleiner Japaner, wollte einer Gruppe von neunjährigen Jungen demonstrieren, wie sie mit ihren Stäben arbeiten sollten. Nachdem er die Hilfe eines Freiwilligen in Anspruch genommen hatte, wies er einen der Jungen an, sechs Fuss entfernt am Ende der Matte zu stehen und sich bereit zu machen, einen Angriff zu starten.

Die Aufgabe des Jungen war es, auf seinen Lehrer zuzulaufen und mit aller Kraft zu versuchen, den kleinen Mann mit dem Stab zu schlagen. Der Junge war sichtlich begeistert von der gestellten Aufgabe, startete energisch seinen Angriff und rannte mit Volldampf auf den Lehrer zu. Der Lehrer hingegen zeigte sich unbeeindruckt von seinem rasant heranstürmenden Angreifer. Er blieb standhaft stehen bis zum allerletzten Moment.

Gerade als der Junge auf sein Ziel schlagen wollte, trat der kleine Mann geschickt zur Seite. Er leistete keinen Widerstand und widersetzte sich seinem Angreifer in keiner Weise. Er drehte einfach und elegant seinen Körper um 90 Grad und trat einen Schritt zurück. Der Junge, der unterdessen vollends den kräftigen Hieb eingeleitet hatte, konnte seinen Vorwärtsschwung nicht stoppen. Er sah sehr verblüfft aus, als er plump an seinem Ziel vorbeistolperte.

Ein verstohlenes Grinsen huschte über das Gesicht des kleinen Mannes, als der Junge Kopf voran auf die Matte stolperte. Nicht nur verursachte der Sturz körperlichen Schmerz, er war äusserst peinlich obendrein, denn der Lehrer klopfte seinen Stab dem verwirrten Jungen sanft auf den Hintern, was die ganze Sache nur noch verschlimmerte.

Ähnlich wie der Schüler muss auch der Klient bereit sein, sich auf den Prozess einzulassen. Als Lehrer ist es eure Aufgabe, den Klienten zu ermutigen, sich auf das Gefühl zu konzentrieren und nichts zurückzuhalten. Während das Gefühl stärker wird, wird es beginnen, die Kontrolle zu übernehmen. Die Intensität wird an Momentum gewinnen. Wenn das passiert, könnt ihr das Unterbewusstsein mit einem sanften Klaps in die richtige Richtung weisen, indem ihr die Suggestion gebt, dem Gefühl zurück zu einem früheren Ereignis zu folgen. Tretet dann zur Seite und lasst der Natur ihren Lauf.

Die allermächtigste Brücke

Die Affektbrücke gibt euch den direktesten Weg zur Wurzel des Problems und macht es somit zum Rückgrat der Regressionshypnosetherapie. Deshalb lehrt der Teufel den Klienten zuerst, wie man mit Gefühlen und Emotionen arbeitet.

Aber wenn man einen Gedanken *und* ein Gefühl *und* eine Empfindung im Körper verbinden kann, und den Klienten dazu bringen kann, sich auf alle drei gleichzeitig zu fokussieren, hat man eine mächtige Brücke zur Vergangenheit. Sagen wir zum Beispiel der Gedanke ist: *Ich bin nicht gut genug*. Dieser Gedanke wird eine Emotion wie z.B. Angst erzeugen. Emotionen werden im Körper wahrgenommen. Sagen wir, dass diese bestimmte Angst im Körper als ein Knoten im Bauch erlebt wird. Jetzt habt ihr eine *mächtige* Brücke zur Vergangenheit. Je spezifischer man sein kann, desto besser werden die Ergebnisse sein. Wenn ihr ein bestimmtes Gedanken-Gefühls-Empfindungs-Muster anvisieren könnt, gibt es euch eine sehr spezifische Brücke, der ihr folgen könnt. Der Gedanke «*Ich bin nicht gut genug, was bewirkt, dass ich Angst im Bauch spüre*», gibt euch ein sehr spezifisches Signal, dem ihr bis zu seinen Wurzeln folgen könnt.

#1. Suche das Gefühl

"Aha, du Hund!", sagte er, "Du hier? Du hast es für mich heiss gemacht! Jetzt mache ich es für dich heiss."

Der einfachste Weg, ein Gefühl für eine Regression zu suchen ist, mit einem kürzlich stattgefundenen, auslösenden Ereignis zu beginnen. Allein das Sprechen über dieses Erlebnis wird das Gefühl dazu bringen, aus seinem Versteck zu kommen. Wenn das passiert, lenkt die Aufmerksamkeit des Klienten auf dieses Gefühl. Sucht das *Gefühl* im Körper. Dann leitet den Klienten an, das Gefühl zu benennen.

Denkt daran, dass Emotionen im Rumpf gespürt werden - vor allem in der Kehle, der Brust und dem Bauch. In dem Moment, in dem der Klient die Emotion benennt, bestätigt sie, indem ihr sagt: "Da ist das Gefühl!" Dann bestimmt die Stärke des Gefühls.

Wie stark ist dieses Gefühl?

#2. Bestimme die Stärke des Gefühls

Du brauchst eine starke Brücke, der du zurück zum kausalen Ereignis folgen kannst. Um ein Gefühl einzustufen, bittest du den Klienten, die Intensität auf einer Skala von 1 bis 10 zu bewerten. Dies wird als *Subjective Unit of Discomfort/ Distress* (SUD) bezeichnet. Um eine SUD zu ermitteln, bitte den Klienten, sich auf das Gefühl in seinem Körper zu konzentrieren. Frage dann: "Auf einer Skala von 1 - 10, wobei zehn das stärkste ist, was es je war, wie stark ist dieses Gefühl (im Bauch) jetzt gerade?"

Wenn es eine Sieben oder mehr ist, habt ihr genug Intensität für eine Brücke. Wenn es weniger als eine Zehn ist, hole dir die Erlaubnis des Klienten, das Gefühl stärker zu machen. Schüre das Feuer. Sage ihm: "Dieses Gefühl hat alles mit dem Grund zu tun, warum du hier bist. Dieses Gefühl muss mindestens eine Zehn sein. Wärst du bereit, es auf eine Zehn ansteigen zu lassen, damit wir uns darum kümmern können?" Mit der Erlaubnis des Klienten kannst du fortfahren, das Gefühl zu verstärken.

#3. Schüre das Gefühl

Daraufhin liess er den Deckel fallen, schürte das Feuer und legte noch etwas Holz nach.

Die Affektbrücke ist ein sehr natürlicher Prozess. Es ist auch ziemlich einfach, sie zu fördern. Lasse den Klienten sich einfach auf das Gefühl konzentrieren, teste, ob ihr eine starke Brücke habt, und gib ihm dann die Weisung, diesem Gefühl zurück zu einem früheren Zeitpunkt zu folgen, wo er es empfunden hat. Der Trick besteht darin, das Gefühl kräftig zu schüren, denn ihr braucht eine starke Brücke, die euch den ganzen Weg zurück zum ISE bringen wird. Hast du ein Gefühl der Angst hervorgerufen, lasse den Klienten sich auf das Gefühl der Angst konzentrieren. Stelle sicher, dass er es wirklich fühlt! Wo im Körper fühlt er diese Angst? In der Kehle? Im Bauch? In der Brust?

Haltet den Fokus darauf, während ihr weiter das Gefühl verstärkt. Der traditionelle Ansatz zur Verstärkung eines Gefühls sind einfach direkte Suggestionen, während man hochzählt. Zum Beispiel: "In einem Moment werde ich von 1 bis 10 zählen. Während ich das tue, lasse dieses Gefühl kräftiger in dir aufsteigen, während du verstehst, ... dass dieses Gefühl berechtigt ist, da zu sein. Und deine Erlaubnis, dieses Gefühl zuzulassen ... zu fühlen und freizulassen ... ist das, was dir erlaubt zu heilen". Das sagt dem Klienten, was er tun soll - das Gefühl zu einer Zehn werden zu lassen. Es liefert dann einen Grund dafür, dies zuzulassen.

Das Hochzählen wird dann mit gelegentlichen Suggestionen fortgesetzt, um die Intensität oder Stärke des Gefühls zu verstärken. Zum Beispiel: "Eins ... da ist das Gefühl ... Zwei ... es kommt stark in dir hoch ... du spürst das Gefühl", und so weiter.

Ein alternativer Ansatz ist, mit dem Zählen bei dem SUD-Level des Klienten zu beginnen. Wenn der Klient zum Beispiel sagt, dass es eine Sieben ist, dann beginne mit dem Zählen bei sieben. "Da ist das Gefühl. Es ist eine Sieben. Du kannst es in deiner Brust spüren. Es wird jetzt eine Acht. Du hast das Gefühl." Und zähle einfach weiter, bis du bei zehn angelangt bist. Dieser Ansatz entspricht eher der subjektiven Erfahrung des Klienten, aber beide Wege funktionieren.

Wenn du bei zehn angekommen bist, machst du einen weiteren SUD, um zu verifizieren, dass es tatsächlich zu einer zehn angewachsen ist. Frage den Klienten: "Auf einer Skala von 1 bis 10 ... Wie stark ist dieses Gefühl?" Wenn es mindestens eine Zehn ist, weisst du, dass der Klient den Anweisungen folgt und das Feuer genug geschürt hat, um eine Brücke zurück zum ISE zu schlagen.

Anleitung: Das Gefühl Aufwühlen

Konzentriere dich auf dieses Gefühl. Während du dich darauf konzentrierst, wird es immer stärker. Dieses Gefühl darf hier sein. Und deine Erlaubnis, dieses Gefühl zuzulassen, zu fühlen und freizulassen ist das, was dir erlaubt zu heilen. Verstehst du das? Während du dich auf dieses Gefühl konzentrierst, wird es immer stärker. Während ich von 1 bis 5 (oder 7 bis 10) zähle, sprudelt dieses Gefühl an die Oberfläche. Es wächst so stark an und wird so real, wie du es jemals gehabt hast. Lasse es geschehen. Dies hier ist der perfekte Ort dafür.

EINS - Da ist das Gefühl. Es ist dieses Gefühl in dir, das du überhaupt nicht magst. Du kannst es in deinem Körper spüren. Es fühlt sich nicht gut an.

ZWEI - Das Gefühl kommt jetzt kräftig in dir hoch, sprudelt an die Oberfläche und du fühlst es. Und bei der nächsten Zahl ist das Gefühl da, so stark wie es jemals zuvor war.

DREI - Stärker werdend, jetzt, an die Oberfläche quellend, spürst du das Gefühl.

VIER – Es wird noch stärker. Du spürst das Gefühl! Und bei der nächsten Zahl ist das Gefühl da, als ob die Schleusen eines Staudamms brechen würden.

FÜNF! - Da ist das Gefühl! Dieses Gefühl ist ein Wegweiser zur Vergangenheit. Es ist mit jedem Ereignis verbunden, bei dem du dieses Gefühl jemals wahrgenommen hast, bis hin zum Ursprung.

#4. Folge dem Gefühl

Als nächstes ging er zum zweiten Kessel, hob den Deckel ein wenig an und schaute hinein. In diesem befand sich sein Leutnant. "Aha, du Hund!" sagte er, "Du hier? Du hast es für mich heiss gemacht! Jetzt mache ich es für dich heiss." Er schloss den Topf wieder und schob noch ein Holzscheit nach, um es richtig heiss zu machen.

Da das Unterbewusstsein mittels Assoziationen arbeitet, wird es dir alle Ereignisse zeigen, die mit diesem Gefühl zu tun haben. Aber das Unterbewusstsein wird nur selten direkt zum ISE gehen. Oft ist das einfach eine Brücke zu weit weg, besonders wenn der ISE in der frühen

Kindheit liegt. Also, weise den Klienten beim Brückenschlagen an, zu einer *früheren* Zeit zurückzugehen, als er dieses Gefühl (Angst, Wut, Traurigkeit usw.) hatte.

Denk daran, dass der ISE lediglich das erste Mal ist, dass der Klient *dieses Gefühl* hatte. Nachfolgende Ereignisse verstärken dann das unverarbeitete Muster und erhöhen den inneren Druck. Deshalb wollen wir den grössten Teil der Arbeit im ISE leisten. Es ist das Ereignis, das mit der geringsten emotionalen Ladung verbunden ist, so dass sich ihm zu stellen und die Gefühle zuzulassen, viel einfacher ist.

SSEs stellen dringlichere Probleme dar, weil in einem SSE mehr Druck herrscht als im ISE. Infolgedessen ist es sehr wahrscheinlich, dass du in einem Subsequent Sensitizing Event landest, einfach weil die emotionale Ladung in diesem Ereignis stärker ist.

Wenn mehrere Emotionen zu dem Problem beitragen, wähle diejenige mit der grössten Intensität für die Brücke aus. Denk daran, dass du eine starke Brücke brauchst, um die Distanz zum ISE zu überbrücken. Evaluiere die Stärke mit einem SUD und konzentriere dich auf diejenige mit der grössten Ladung. Emotionale Intensität ist wie Treibstoff für einen Raketenabschuss!

Die Kette von Ereignissen, die für die Erzeugung der Symptome verantwortlich ist, ist mit demselben Gefühl verhängt. Das ist die Brücke. Das Geheimnis des Brückenschlagens besteht darin, dass du sicherstellst, dass du einer tatsächlichen Emotion wie Angst, Wut oder Traurigkeit folgst, und dann bei dieser Emotion dranbleibst. Versuchst du eine Brücke mit Besorgnis oder Depression zu schlagen, wirst du nicht weiterkommen. Du brauchst eine echte Emotion.

Indem der Fokus auf einer bestimmten Emotion bleibt - der Angst, der Traurigkeit, der Wut – kannst du von Seerosenblatt zu Seerosenblatt hüpfen, den ganzen Weg zurück zum ISE. Wechsle nur nicht mitten im Rennen das Pferd. Wenn du der Traurigkeit folgst, bleibe bei der Traurigkeit. Wenn du der Wut folgst, bleibe bei der Wut.

Andere Emotionen werden auftauchen, während ihr in immer frühere Ereignisse zurückgeht. Notiere diese, aber bleibt bei der primären Emotion, für die ihr euch zum Brückenschlagen entschieden habt. Das ist das Gefühl, dem ihr bis zu seiner Wurzel zurückverfolgt. Nachfolgende Ereignisse tragen zusätzliche Aspekte zum Gesamtmuster bei. Das macht es leicht, sich ablenken zu lassen. Wenn ihr z.B. der Wut folgt, und diese in Angst umschlägt, behaltet den Fokus auf der Wut. Habt ihr euch einmal auf eine bestimmte Brücke festgelegt, bleibt auf *diesem Gefühl* fokussiert, bis zum Ende der Strecke.

Der Affektbrücken-Abzählvers

Da ist das Gefühl! Ich zähle jetzt von 5 bis 1 herunter. Bei 1 hat dein Unterbewusstsein dich in eine frühere Szene, Situation oder einem Erlebnis hineinversetzt, das alles mit diesem Gefühl zu tun hat.

FÜNF - In der Zeit zurückgehen.

VIER - Zu einer Szene, Situation oder einem Ereignis, das für dieses Gefühl von Bedeutung ist.

DREI - Arme und Beine werden jetzt vielleicht kürzer, während dein Geist dich immer weiter zurückführt.

ZWEI - Direkt ins Ereignis von Bedeutung rein. Die Szene wird lebendig, real und klar. Und bei der nächsten Zahl bist du da, so real wie beim ersten Mal.

Und EINS - Du bist da. Sag: "Hier bin ich.... (Warte auf die Wiederholung durch den Klienten)... *Und ich fühle mich* [setze ein Ende zum Satz].... [warte bis der Klient es wiederholt]. Sobald du dich vergewissert hast, dass (a) der Klient beim Ereignis anwesend ist und (b) er das Gefühl immer noch hat, kannst du fortfahren, die Geschichte über was bei diesem Ereignis passiert ist, aufzudecken.

Löse den Widerstand

Wenn ihr der Wut folgt und diese in Angst umschlägt, lasst euch nicht ablenken. Fangt nicht an, der Angst zu folgen. Die Angst ist eigentlich Widerstand. Die Art mit Widerstand umzugehen ist, ihn zu lösen. Wenn ihr das nicht tut, wird der Deckel wieder herunterfallen und ihr verliert die Brücke zum ISE. Aber wenn ihr die Angst loslässt, werdet ihr entdecken, dass die Wut genau dort ist, hinter ihr. Validiert die Wut. Gebt ihr die Erlaubnis, da zu sein. Dann schlagt die Brücke von dort zurück.

Den meisten von uns ist eingetrichtert worden, dass Wut schlecht ist. Der erste Schritt im Umgang mit Wut könnte also darin bestehen zu lernen, keine Angst vor ihr zu haben. Wut ist eine natürliche menschliche Emotion. Wut ist aus einem bestimmten Grund da. Sie ist dazu da, die Person angesichts einer Bedrohung zu stärken. Und wenn wir verletzt worden sind, fühlen wir uns wütend. Und das ist gut so! Wut ist dazu da, uns zu motivieren, *etwas zu tun*, damit wir uns danach besser fühlen können. Das Problem mit *dieser* Wut ist, dass sie im Inneren feststeckt und den Klienten und alle, die ihn lieben, verletzt. Gebt der Wut also die Erlaubnis, da zu sein.

Erkenne, dass dieses Ereignis etwas ist, das im Unterbewusstsein schon seit Jahren schmort und Unwohlsein erzeugt. Das Eingeständnis "*Ich bin wütend!*" kann für einen Klienten, der gelernt hat, seine schlechten Gefühle zu verbergen, eine Art Offenbarung sein. Er beginnt zu erkennen, dass er nicht anders kann, als wütend zu sein über das, was ihm angetan wurde. Bestätigende Aussagen wie "Ich bin wütend! Ich fühle es in meinem Körper! Es ist mir erlaubt, dieses Gefühl zu fühlen! Das ist mein Gefühl!" helfen dabei, authentische Gefühle der Wut an die Oberfläche zu bringen und den Enthusiasmus des Klienten zu schüren, sie herauszulassen.

Um den Ärger loszulassen, startet beim Allgemeinen und geht von dort hin zum Spezifischen. Beginnt damit, alle Gedanken und Gefühle freizulassen, die mit dem Ereignis selbst verbunden sind (d. h. mit dem, was geschehen ist). Dann lasst die spezifischen Gedanken und Gefühle in Bezug auf die einzelnen Beteiligten frei (der Täter und alle anderen, die dabei waren). Oft war der Täter ein geliebter Mensch - Elternteil, Grosselternteil, Betreuer, Geschwister usw. Es herauszulassen kann die Sache nur zum Besseren verändern. Also, schürt das Feuer! Dann ermutigt den Klienten zu sagen, wie er sich fühlt. Je mehr sich der Klient auf die Gefühle und Empfindungen konzentriert, die mit der Person, die ihn verletzt hat, verbunden sind, desto mehr Energie wird für die Befreiung verfügbar sein.

"Eine grosse Sache, die mir auffiel und die alle im Dienst erlebt hatten, war ein schreckliches Gefühl des Verrats. Sie alle fühlten sich von einem vorgesetzten Offizier, von ihrer Dienststelle, von ihrem Land oder von irgendjemandem oder irgendetwas verraten. Dies kam zu allem anderen Verrat hinzu, den sie im Leben bereits erlebt hatten. Die Wut, an der sie festhielten, hielt oft ein Trauma lebendig. Sie wollten diese Wut und das Gefühl des Verrats aufrechterhalten, um die Gedanken an die Bestrafung desjenigen oder derjenigen, auf die sie wütend waren,

am Leben zu erhalten. Das ist, als ob man Gift trinken und hoffen würde, dass die Person, auf die man wütend ist, krank wird und stirbt." - **EFT bei PTSD**[14]

Wut unterdrücken verbraucht viel Energie. Diese Energie kann zur Heilung genutzt werden! Wenn Wut auftaucht, kann durch die Reduktion der Intensität dem Klienten sofortige Linderung verschafft werden. Beginne damit, den Klienten zu bitten, den Grad der Wut, die er im Körper fühlt, mit der SUDS-Skala (Subjective Unit of Distress Scale) einzustufen.

Klopfen wird niedrigschwellige Wut lösen, aber ein Kissen, das dem Klienten zum Schlagen zur Verfügung steht, ist ideal, um eine vereiterte Wunde zu säubern. Je grösser die Wut, desto grösser die Bewegung, die erforderlich ist. Passe die Stärke der Bewegung an die Stärke des Gefühls an. Verärgert oder irritiert ist auf der Intensitätsskala niedriger als wütend, zornig oder erzürnt. Allerdings ist der Grad des Ärgers, den der Klient empfindet, nicht immer ersichtlich. Ich habe Klienten gehabt, die ganz ruhig erschienen und dann berichteten, Wut zu empfinden.

Sich alten Autoritätsfiguren zu stellen und ihnen die Hölle heiss zu machen, fühlt sich gut an! Gib den Klienten ein richtig grosses Kissen, um reinzuhauen und beobachte das Grinsen, wenn sie zum ersten Mal ihre Wut in das Kissen pumpen, freilassen und sie ausdrücken. Lass sie entdecken, dass es in Ordnung ist, dieses *verbotenste* aller Gefühle zu haben. Sie werden nicht vom Blitz getroffen und niemand wird sterben, wenn sie ihre Wut auf gesunde Weise loslassen.

---

[14] Gary Craig, *EFT for PTSD* (2009).

Während der Klient die Gefühle gegenüber dem Täter loslässt, darf er direkt mit dem Täter sprechen und die Worte finden, die zu dem Gefühl passen. Was auch immer gesagt werden muss, er darf es sagen. Die einzige Regel ist, *alles* herauszulassen. Laut zu sagen: "Du hast mich verletzt! Du hast mein Leben so miserabel gemacht! Ich hasse dich!", ist nicht negativ gemeint. Es bedeutet ehrlich zu sein und zu seinen Gefühlen zu stehen. Und du weisst, was man sagt: "Die Wahrheit erlöst dich."

Zu sagen: "Du hast mich verletzt! Du hast mich dazu gebracht, mich so zu fühlen", macht den Klienten nicht schlecht. Es bietet Bestätigung, Erleichterung und Ermächtigung und erinnert den Klienten daran, dass alle seine Gefühle gut sind. Sogar die wütenden. Zu sagen: "Ich muss das nicht für den Rest meines Lebens mit mir herumtragen", erinnert den Klienten daran, dass es einen triftigen Grund gibt, das Gefühl freizulassen. Der ganze Schmerz, den sie wegen dieses Ereignisses/dieser Person ertragen mussten, kann endlich losgelassen werden.

Erkenne, dass was beim ersten Mal gefehlt hatte, das *Ausdrücken* dieser *schlechten* Gedanken, *schlechten* Worte und *schlechten* *Gefühle* war. Wenn man sie herauslässt, hört der Schmerz auf. Der Klient muss das wissen. Er muss auch wissen, dass Gefühle endlich sind. Selbst Ärger, Groll, Wut, Verurteilung und Hass halten nicht sehr lange an, wenn sie zugelassen, gefühlt und ausgedrückt werden. Sie loszulassen, schafft Raum für gute Gefühle, die in den Klienten zurückfliessen können. Als Ergebnis wird der Klient eine neue Ebene des Friedens und der Klarheit erfahren, die das Tor zu tieferer Heilung öffnen kann.

Das Loslassen von Wut ist ein Akt der Ermächtigung, der unnötige Ängste und Widerstände vertreibt und es leichter macht, den ISE zu suchen. Mach dir keine Sorgen, die Brücke zu verlieren. Jenes Signal kommt aus dem Ereignis heraus, das es verursacht hat. Es ist nicht verschwunden. Und sobald die Angst weggeräumt ist, die verhinderte, dass es zum Ausdruck gebracht wurde, wird der Klient in der Lage sein, die Wahrheit zu erkennen und genau wieviel Schmerz diese vergangenen Erlebnisse ihm bereitet haben.

Der Holzhacker

Hier ist eine nützliche Yoga-Bewegung, die speziell für das Loslassen von Wut geeignet ist. Der *Holzhacker* nimmt eine Stellung ein, bei dem die Füsse fest auf dem Boden stehen, die Knie leicht gebeugt sind und die Fersen etwa einen halben Meter auseinander stehen. Er hebt die Arme mit verschränkten Händen über den Kopf und wölbt den Rücken leicht. Dann schwingt er den gesamten Oberkörper nach unten, wobei er die Hände zwischen den Beinen hindurchführt, als würde er eine Axt schwingen und stösst dabei einen "ah"-Laut von sich.

Die Bewegung sollte gleichmässig und schnell sein und so viel Kraft und Energie wie möglich abgeben, während der Laut voll und kräftig sein soll: "Ha!" Als Übung kann dies fünf bis zehn Mal in einer Sitzung wiederholt werden. Das Gefühl der Energie wird in den Oberkörper eindringen, während der Zweck, den Ärger loszulassen, erfüllt wird.

Man kann mit dem Holzhacker in den Sitzungen improvisieren. Zum Beispiel kann man ihn als Aufwärmübung für Kissentherapie oder als Hausaufgabe zum Lösen von Restwut verwenden. Suche kreative Wege, um deine Klienten zu ermutigen, die Wut rauszulassen!

Spontane Regression

Die gängigste Herangehensweise an die Affektbrücke besteht darin, ein Gefühl zu provozieren und es bis zu früheren Ereignissen zurückzuverfolgen. Der Teufel arbeitet jedoch mit der Natur. Er weiss, dass früher oder später eine Regression stattfinden wird. Man muss nur beobachten und darauf warten. Oft werden Veränderungen im Körper darauf hinweisen, dass der Klient in ein vergangenes Ereignis eintritt. Du musst genau beobachten, denn der Klient kann so sehr damit beschäftigt sein, wohin sein Geist ihn führt, dass er dir nicht sagen wird, was passiert. Achte auf den Körper. Der Körper lügt nie.

Möglicherweise bemerkst du, dass sich die Augen hinter den Augenlidern hin und her bewegen, was auf visuelle Aktivität hinweist. Dies kann von einer subtilen Veränderung der stimmlichen Tonalität begleitet sein. Zum Beispiel könnte der Klient beginnen, leiser oder in einem kindlicheren Ton zu sprechen. Du könntest eine körperliche Reaktion wie Erröten, Zucken oder Zittern beobachten. Eine Träne könnte über die Wange kullern.

Der Klient sagt vielleicht etwas wie: "Ich erinnere mich daran, als mein Hund starb." Das sagt dir, dass das Unterbewusstsein den Klienten zu diesem Ereignis gebracht hat. Es wird etwas ins Bewusstsein geholt. Während das Ereignis an die Oberfläche des Bewusstseins sprudelt, regressiert der Klient in das Gefühl hinein. Wenn das passiert, bist du vielleicht versucht zu erforschen, was passiert, aber dafür ist es noch zu früh. Du musst sicherstellen, dass du eine ausreichend starke Brücke hast, um zum ISE zu gelangen. Behalte den Fokus auf dem Gefühl.

Manche Klienten regressieren spontan in ein schmerzhaftes Ereignis. Wenn das passiert, könnte es zu einer Abreaktion kommen. Das zeigt dir, dass ihr Unterbewusstsein dir genug vertraut, um dir zu zeigen, woher der Schmerz kommt. Es zeigt dir, dass es eine Linderung wünscht. Das ist grossartig! Aber es kann sehr überraschend sein, plötzlich in eine Szene aus der Kindheit geworfen zu werden, die sich nicht sehr gut anfühlt!

Während das Unterbewusstsein bereit sein mag, sich dem zu stellen, was da ist, bedeutet das nicht, dass das Bewusstsein darauf vorbereitet ist. Du musst den Klienten ermutigen, das Gefühl zuzulassen, indem du Sicherheit bietest, den Fokus auf dem Gefühl hältst und schnell arbeitest.

#1. Sicherheit bieten

Aufgabe Nr. 1 ist Sicherheit. Wenn das Unterbewusstsein den Klienten in ein schmerzhaftes Ereignis der Vergangenheit führt, erkenne, dass was das Bewusstsein will, ein Gefühl der Kontrolle ist. Das Problem ist, dass das Bewusstsein Emotionen nicht kontrollieren kann. Es hat nicht die Macht dazu. *Du schon.* Versichere dem Klienten, dass *er es schafft.* Lass den Klienten wissen, dass alles unter Kontrolle ist. Es laufe alles genau so ab, wie es solle, und du wüsstest genau, was zu tun ist.

Erinnere den Klienten daran: "Dieses Gefühl hat alles mit dem Grund zu tun hat, warum du hier bist! Wenn du es zulassen kannst, kannst du es heilen! Der einzige Ort, an dem es dich verletzen kann, ist im Inneren gefangen!"

#2. Fokussiere auf das Gefühl

Das Bewusstsein hat die Macht, das Gefühl zu blockieren. Es ist erforderlich, dass der Klient deinen Anweisungen folgt, damit du dich darum kümmern kannst. Gib gute Gründe dafür, dass das Gefühl kraftvoll an die Oberfläche sprudeln darf. Dann gib sofort die Anweisung: *Bleibe auf dieses Gefühl fokussiert.* Pflege das Feuer, indem deine konzentrierte Aufmerksamkeit auf dem Gefühl im Körper bleibt.

Dieses Gefühl ist die Art und Weise wie das Unterbewusstsein kommuniziert, und es sagt: "*Hey! Hier gibt es ein Problem!* Indem der Klient dem Gefühl gefolgt ist, bewusst oder unbewusst, ist er spontan in eine Szene, eine Situation oder ein Ereignis eingetreten, das alles mit diesem Gefühl zu tun hat. Halte den bewussten Verstand auf das Gefühl fokussiert. Das ist es, was nach Heilung ruft.

Sage dem Klienten: "Dein Unterbewusstsein hat uns gerade gezeigt, was nach Heilung ruft. Konzentriere dich weiter auf dieses Gefühl". Dann gehe direkt in den Aufdeckungsprozess über und finde heraus, was gerade in dieser Situation passiert, was dieses Gefühl verursacht.

#3. Arbeite zügig!

Während du mit dem Aufdeckungsverfahren fortfährst, arbeite schnell. Du musst den erlernten Bewältigungsstrategien des Klienten voraus sein. Gib dem Klienten keine Zeit zum Nachdenken. Denk daran, dass Denken nur im Weg steht.

Erinnere den Klienten: *Denk nicht! Fühle die Antwort.* Dann gehe direkt in den Aufdeckungsprozess über. Du musst schnell arbeiten, um dem Bewusstsein einen Schritt voraus zu sein. Dem Bewusstsein wurde beigebracht, unangenehme Gefühle zu vermeiden, besonders wenn sie keinen Sinn ergeben. Wenn ein Gefühl einfach aus dem Nichts kommt, ist es irrational. Du musst dem Klienten einen Grund liefern, um lange genug in dem Ereignis präsent zu bleiben, um herauszufinden, was am Geschehen ist. Zum Beispiel: "Dein Unterbewusstsein weiss, warum du hier bist. Es hat uns aus einem bestimmten Grund hierhergebracht, damit du heilen kannst. Bleib konzentriert auf dem Gefühl! Der erste Eindruck!"

Denk daran, dass das Gefühl immer aus einem bestimmten Grund da ist. Etwas ist passiert, um es zu verursachen. Du musst herausfinden, was in dem Ereignis passiert ist, um das Gefühl zu verursachen. Dies ist der Zweck des Aufdeckungsverfahrens.

Zusammenfassung

Alle Ereignisse sind mit einem Faden verbunden. Der Faden kann ein Gedanke, eine körperliche Empfindung oder eine Emotion sein. Du kannst zwar jedes dieser Dinge als Brücke benutzen, aber die Affektbrücke bietet dir einen sehr organischen Ansatz, um einen Klienten zur Ursache des Problems zurückzuführen. Das liegt daran, dass das, was die Erinnerung festhält, ein Gefühl ist. Und es ist die *emotionale Ladung*, die in dem Ereignis gefangen ist, die das Problem aktiv hält.

Was auch immer dieses Gefühl sein mag - Angst, Wut, Traurigkeit oder was auch immer - irgendetwas ist passiert, um es zu verursachen. Aber um das Ereignis zu identifizieren, das dieses Gefühl überhaupt erst verursacht hat, brauchst du eine starke Brücke. Je stärker das Gefühl, desto stärker ist die Brücke zur Vergangenheit. Das ist das Geheimnis des Brückenschlagens - stelle sicher, dass du eine starke Brücke hast.

Zugang zu einer starken Brücke kriegt man, wenn man dranbleibt. Du musst das Bewusstsein dazu bringen, sich auf die *eine* Sache zu fokussieren. Konzentriere dich nur auf einen Gedanken, ein Gefühl oder eine bestimmte Empfindung im Körper. Denk daran, dass dieser Gedanke oder dieses Gefühl oder diese Empfindung ein Signal ist, das aus dem Ereignis kommt, das es verursacht hat. Es funktioniert wie ein GPS. Das Bewusstsein muss nur den Fokus *darauf* behalten und es ist wie wenn ihr den ISE anpeilen würdet.

Sobald du eine starke Brücke hast, musst du den Klienten nur noch anweisen, zu einem früheren Zeitpunkt zurückzugehen, an dem er an dieses Gefühl dachte oder dieses Gefühl empfand. Vertraue dem Unterbewusstsein, dass es dich führt.

Die Schritte des Brückenschlagens sind:

1. Suche das Gefühl im Körper
2. Bewerte das Gefühl
3. Rüttle das Gefühl wach
4. Folge dem Gefühl

Deine Aufgabe ist es nicht, nach der Liebe zu suchen, sondern nur, alle Barrieren in dir selbst zu suchen und zu finden, die du gegen sie errichtet hast. - **Rumi**

KAPITEL 12:
Lokalisiere den ISE

Dann wollte er sehen, wer im dritten Kessel eingesperrt sein könnte. Es war tatsächlich der General! "Aha, du Hund!" sagte er, "Du hier? Du hast es für mich heiss gemacht! Jetzt mache ich es für Dich heiss." Und er holte den Blasebalg und liess das Höllenfeuer unter ihm auflodern.

Der Prozess des Brückenschlagens zur Vergangenheit wird eine Reihe von SSEs aufdecken. Das Ziel ist es, den ISE zu lokalisieren, um alle Faktoren zu identifizieren, die zum Problem des Kunden beitragen. Sobald man weiss, was das Problem verursacht, kann man es lösen. Wird alles freigesetzt, gibt es nichts mehr, was ein Problem verursachen könnte. So erzielt man ein dauerhaftes Ergebnis.

Regression offenbart keine Fakten über was geschehen ist. Sie offenbart, wie das Unterbewusstsein das Ereignis aufgezeichnet hat. Regression ermöglicht es, die stattgefundene Geschichte aufzudecken und wie dieses spezifische Erlebnis wahrgenommen wurde und wie man *zu jener Zeit* mental, emotional und physisch darauf reagiert hat. Das ist alles.

Wenn sich eine Person in einer Stressreaktion befindet, können Aspekte des Geschehens verzerrt oder komplett übersehen werden. Das liegt daran, dass das Denken offline geht, wenn wir mit einer wahrgenommenen Bedrohung des Überlebens konfrontiert sind. Wenn das passiert, wird die Erfahrung fehlerhaft aufgezeichnet. War die Situation zu übermannend, wurde sie höchstwahrscheinlich verdrängt.

Verdrängung ist ein gesunder Mechanismus zum Selbstschutz, der in den ersten Lebensjahren zum Überleben notwendig ist. Das Problem ist, dass sie zu Problemen im späteren Leben beiträgt. Selbst wenn der Klient zu einem bewusst erinnerten Ereignis regressiert, wird es Aspekte dieser Erfahrung geben, die dem Bewusstsein nicht zugänglich waren. Dies führt zu Widerstand.

Widerstand

Der Aufdeckungsprozess macht das Unbewusste bewusst. Daher wird es immer einen gewissen Widerstand geben, die Details ins volle Bewusstsein zu bringen. Das Bewusstsein wird natürlich den Prozess in Frage stellen wollen. Lass das nicht geschehen. Halte den Fokus auf dem Gefühl. Das Gefühl ist der Schlüssel, der das Tor zum Ereignis öffnet. Wenn du wieder zum Ereignis zurückzählst, gib dem Klienten keine Zeit zum Nachdenken. Zum Beispiel: "5, 4, 3, 2, 1 – SEI DA!"

«Sei da!» ist die erste Suggestion. Du möchtest, dass der Klient in das Ereignis eintritt. Um zu überprüfen, ob der Klient in das Ereignis hineingeht, verwende Autosuggestionen. Weise den Klienten an, zu sagen: "Ich bin hier", und warte darauf, dass der Klient dies wiederholt. Dadurch wird der Klient angewiesen, vollständig in das Ereignis einzutreten. Füge dann hinzu: "Und ich fühle mich [ergänzen]" und warte darauf, bis der Klient dies wiederholt. So kannst du überprüfen, ob der Klient immer noch mit seinen Gefühlen verbunden ist. Wenn der Klient zögert, lass ihn bestätigen, dass das Gefühl noch da ist: "Richtig oder falsch: Du hast das Gefühl?"

Wenn der Kunde das Gefühl verloren hat, müsst ihr es wieder finden. So einfach ist das. Fang von vorne an. Provoziere das Gefühl, bewerte das Gefühl, verstärke das Gefühl, schlage eine Brücke zurück mit diesem Gefühl. Arbeite schnell. Gib dem Klienten keine Zeit zum Nachdenken. "5, 4, 3, 2, 1 - SEI DA! Der erste Eindruck ist?"

Gehe nie zum nächsten Schritt über, bevor der Klient den Schritt, bei dem ihr gerade seid, erfolgreich abgeschlossen hat. Mache den Klienten für die Ergebnisse verantwortlich. Wenn der Klient sagt: "Ich weiss nicht" oder "Nichts", tritt er nicht in das Geschehen ein. Gehe einen Schritt zurück und suche wieder das Gefühl. Halte immer den Fokus auf dem Gefühl. Das ist die Art und Weise, wie das Unterbewusstsein kommuniziert.

Vorläufiges Aufdecken

Hat der Klient die ersten Schritte in das Ereignis erfolgreich absolviert, folgen die ersten drei aufdeckenden Fragen.

Bleibe fokussiert auf dieses (ängstliche) Gefühl in deinem (Bauch).

1. *Erster Eindruck: Fühlt es sich an, als wäre es* Tag oder Nacht?
2. *Erster Eindruck: Fühlt es sich an, als ob du* drinnen oder draussen wärst?
3. *Erster Eindruck: Fühlt es sich an, als wärst du* allein oder mit jemandem zusammen?

Der Zweck dieser ersten drei Fragen ist es, die Wiederbelebung zu fördern. Der Klient erinnert sich nicht an das Ereignis. Er tritt in das Ereignis ein und betrachtet es mit den Augen seines jüngeren Ichs. Dadurch erhältst du Zugang zu den verborgenen Details, die in dem Ereignis gefangen sind.

Bemerkst du wie diese Fragen mit der allgemeinsten Perspektive beginnen und den Fokus allmählich auf spezifischere Details über das Ereignis lenken? Sie leiten den Klienten dazu an, sich vollkommen mit der Szene zu assoziieren. Überspringe diese wichtige Phase des Aufdeckungsverfahrens nicht.

In dem Moment, in dem der Klient die erste Frage beantwortet, seid ihr drin! Ihr habt erfolgreich den Deckel vom Kessel genommen. Dadurch können alle Details dessen, was in dieser Situation passiert, ins Bewusstsein sprudeln. Die Schlüsselinformationen, die aufzudecken sind: Wer, Was, Wann, Wo und Wie.

1. Wer ist noch da?
2. Was passiert gerade?
3. Wann findet dieses Ereignis statt? (In welchem Alter?)
4. Wo spielt sich diese Szene ab? (Schulhof, Wohnzimmer, Schlafzimmer, etc.)
5. Wie fühlt sich der Klient dabei?

Die Aufdeckungsfragen werden immer im Präsens gestellt, um ein Wiedererleben des Ereignisses zu unterstützen, anstatt sich nur daran zu erinnern. Halte die Sprache klar, indem du hauptsächlich auf Multiple-Choice-Fragen oder offene Sätze vertraust. Damit stellst du sicher, dass du den Klienten nicht leitest.

Denke daran, dass eine Person in Hypnose sehr beeinflussbar ist. Fragen wie "Bist du bei Mama?" oder "Hast du Angst?" wirken als Suggestionen. "Bist du allein oder mit jemandem zusammen?" oder "Was empfindest du?" hingegen, entlocken nur die Wahrnehmungen des Klienten. So vermeidest du eine Kontaminierung der Ergebnisse.

ISE testen

Wenn du eine Brücke zur Vergangenheit schlägst, ist das Ziel, den ISE zu lokalisieren. Du brauchst nicht viel Zeit damit zu verbringen, alle Details in einer SSE aufzudecken. Behalte das Hauptziel im Auge! Ein kurzes vorläufiges Aufdecken wird dir den allgemeinen Sinn der Geschehnisse aufzeigen in diesem Ereignis. Wenn du dann die Bedeutung der Geschichte hast, führe einen Test für den ISE durch.

Der Prozess folgt immer den gleichen Schritten:

1. Brücke schlagen zu einem früheren Ereignis.
2. Vorläufiges Aufdecken, um die Bedeutung der Geschichte zu eruieren.
3. ISE testen.
4. Mit Brückenschlagen zur Vergangenheit weiterfahren, bis du den ISE gefunden hast.

Die folgenden vier Tests werden dir helfen, dich sicher zu fühlen, dass du das kausale Ereignis tatsächlich gefunden hast.

#1. Der Alterstest

Das Problem ist *nicht*, was beim Ereignis geschah. Das Problem hat damit zu tun, wie das Geschehene zu jener Zeit interpretiert wurde. Das hat vor allem mit dem Alter zu tun, in dem es stattfand. Der erste

Test für den ISE ist der Alterstest. Wie jung war der Klient bei dem Ereignis?

Meistens ereignet sich der ISE vor der Bildung des Kritischen Faktors im Alter von fünf oder sechs Jahren. Davor fehlt dem Kind die kognitive und emotionale Reife, um seine Erfahrungen zu verstehen und richtig einzuordnen. Situationen in der Kindheit können leicht fehlinterpretiert werden. Dies ist sicherlich das, was wir in Regressionssitzungen feststellen. Meistens entpuppt sich die Ursache des Problems als keine grosse Sache.

Nicht jeder ISE tritt in der Kindheit auf. Ein traumatisches Ereignis im Erwachsenenleben kann auch als ISE gelten. Zum Beispiel könnte Gewalt, eine Vergewaltigung oder das Überleben eines schweren Autounfalls den Samen für weitere Ereignisse legen. Aber du musst trotzdem testen. Ein traumatisches Ereignis im Erwachsenenleben könnte lediglich ein «Symptom Producing Event» sein. Dr. Robert Scaer ist ein Neurologe und Psychologe, der sich auf Trauma spezialisiert hat. Er entdeckte, dass Patienten, die auf die Standardbehandlung von körperlichen Verletzungen nicht ansprachen, oft ein zugrunde liegendes, ungelöstes Trauma aus der Kindheit hatten.

Diese Patienten litten weiterhin unter anhaltenden Schmerzen und chronischen Symptomen, weil sie es nicht nur mit einer körperlichen Verletzung zu tun hatten. Es gab ein zugrunde liegendes emotionales Problem, das sie an der Heilung hinderte. Psychologisch steckten sie in einem traumatischen Erlebnis fest, das sie sehr früh im Leben sensibilisiert hatte. Es war dieses frühere Trauma, das durch die Symptome nach Auflösung schrie. Das Ereignis, das später im Leben eintrat, diente lediglich als Auslöser für das zugrunde liegende, ungelöste Muster.

Wenn dein Klient die Brücke in die Vergangenheit schlägt und bei einem traumatischen Ereignis in der Jugend oder im Erwachsenenalter landet, geh nicht von vornherein davon aus, dass du den ISE gefunden hast. Teste. Überprüfe, ob du das ursächliche Ereignis tatsächlich gefunden hast. Einige SSEs können grosse, haarsträubende Erfahrungen sein. Das ist vor allem auf den inneren Druck, der sich im Laufe der Zeit aufgestaut hat, zurückzuführen. Bringt dich das Unterbewusstsein zu einem grossen, haarsträubenden Ereignis, erkenne, dass eine Menge emotionaler Intensität in diesem Ereignis gefangen ist. Das liegt am ansammelnden Effekt über die Jahre. Das Ergebnis ist, dass die Erfahrung dieses Ereignisses viel schlimmer war, als es hätte sein müssen.

Entlädst du zuerst die emotionale Ladung, die im ISE gefangen ist, wird die gesamte Spannung um das Thema herum reduziert. Das liegt daran, dass du die Energiequelle entfernt hast, die die nachfolgenden Ereignisse gespeist hat. Du kannst dann zurückkommen, um das Ereignis des Erwachsenentraumas zu klären (und das musst du tun), und du wirst feststellen, dass die Intensität des Ereignisses erheblich geschwächt wurde.

Aber um Zugang zum ISE zu erhalten, musst du dir das Vertrauen des Unterbewusstseins verdienen. Das oberste Gebot des Unterbewusstseins ist zu beschützen. Landet der Klient in einem grossen, haarsträubenden Ereignis, ist der erste Schritt immer, ihm Sicherheit zu bieten. Versichere dem Klienten, dass er es schafft. Dann hilf ihm, einen Teil der in dem Ereignis gefangenen Energie, freizulassen. Du musst nicht das ganze Erlebnis eines SSEs klären. Lass nur einen Teil des Drucks ab, damit der Klient sprechen kann. Dann versichere ihm, dass du dich *gleich* um diese Situation kümmern wirst.

Weise den Klienten an, ein *Lesezeichen* da zu *platzieren*, damit du darauf zurückkommen kannst.

Das Unterbewusstsein muss wissen, dass du die Situation nicht auf sich beruhen lassen wirst. Lass es wissen, dass du seinen Hilferuf nicht ignorierst. Dann lenke den Fokus wieder auf das Gefühl. Dieses Gefühl kommt aus dem ISE. Konzentriere dich auf das Gefühl und gib die Anweisung, zu dem Zeitpunkt zurückzugehen, an dem er *dieses Gefühl zum ersten Mal* gehabt hat. Wenn genügend Druck vorhanden ist, hast du vielleicht Glück und gehst schnurstracks zum ISE. Juhu!

Die meiste Zeit jedoch wird dich das Unterbewusstsein zu irgendeinem Ereignis in der Vergangenheit führen. Wie ein Falter zum Licht, wird es von den Ereignissen angezogen, die das stärkste Signal aussenden. Das ist aber nicht der ISE. Der ISE ist fast immer das schwächste Glied in der Kette der Ereignisse.

Dies ist der Hauptgrund für die Arbeit mit dem ISE. Die emotionale Ladung im ISE ist viel schwächer. Das bedeutet, dass man mit weniger Widerstand konfrontiert wird. Es ist viel einfacher - sowohl für dich als auch für den Klienten - beim erstauftretenden Mal damit umzugehen, als zu versuchen, einen grossen Haufen aufgestauter Energie in einem nachfolgenden Ereignis zu verarbeiten. Ausserdem laufst du nicht Gefahr, den Klienten zu retraumatisieren, indem du von ihm verlangst, ein schreckliches Ereignis im Erwachsenenalter erneut zu durchleben. Das ist einfach nicht nötig.

Das Ablassen der emotionalen Ladung im ISE hilft, die Balance im Geist-Körper-System wiederherzustellen. Infolgedessen wird sich der Klient ruhiger und entspannter fühlen und klarer denken können. Das macht alles, was du *danach* tust, viel einfacher.

#2. Der Gefühlstest

Das Kind hat noch nicht die Fähigkeit, Gefühle und Emotionen zu regulieren, da sich sein Gehirn noch entwickelt. Daher können kleine Dinge für ein Kind unüberwindbar erscheinen. Während der ISE für das Erwachsenenbewusstsein keine grosse Sache zu sein scheint, kann sich das, was passiert, für *das Kind* überwältigend anfühlen. An dieser Stelle kommt der zweite Test für den ISE ins Spiel.

Beim Gefühlstest fragst du das Kind: "Ist dieses Gefühl neu oder vertraut? Ist dieses ängstliche Gefühl [in deinem Bauch] ein neues Gefühl oder ein altbekanntes Gefühl? Ist dieses traurige Gefühl [in deinem Herzen] neu oder vertraut?"

Wenn du beim ISE bist, wird das Gefühl, das als Brücke gedient hat, neu sein. Das liegt daran, dass der ISE das erste Mal ist, dass der Klient *dieses Gefühl* überhaupt hat. Der Test ist jedoch nicht die Frage. Vergiss nicht, dass du es mit den Wahrnehmungen eines Kindes zu tun hast. Wenn etwas an dem Ereignis neu ist, könnte das Kind dir sagen, dass das Gefühl neu ist, obwohl es das in Wirklichkeit nicht ist.

Hat man es mit einem sehr *jungen* Kind zu tun, erhält man möglicherweise nicht immer genaue Informationen. Deshalb brauchen wir mehrere Tests. Kindern fehlt die Fähigkeit, Dinge richtig zu interpretieren. Und kleine Kinder gliedern ihre Gefühle auf. Ein Kind kann sich in einem Moment gut und im nächsten schlecht fühlen. Es kann dir sagen, dass das schlechte Gefühl neu ist, obwohl es das nicht ist. Es ist nur so, dass das Kind es in diesem Moment nicht fühlt. Unabhängig von der Antwort, weise den Klienten an, zum *ersten Mal* zurückzugehen, an dem er dieses Gefühl jemals gehabt hat.

Wenn der Klient dir sagt, dass das Gefühl ein altes, vertrautes Gefühl ist, schlage eine Brücke weiter zurück. Wenn er dir sagt, dass das Gefühl neu ist, schlage eine Brücke noch weiter zurück. Gib die Anweisung: "Konzentriere dich auf dieses Gefühl und gehe zurück zu dem Zeitpunkt, an dem du dieses Gefühl zum ersten Mal gespürt hast. Das ist der Test."

Der Test ist die Reaktion des Klienten auf deine Anweisung zum ersten Mal zurückzugehen. Wenn das Gefühl wirklich und wahrhaftig neu ist, wird der Klient zum selben Ereignis zurückkehren. Hüpft der Klient zu einem früheren Ereignis zurück, weisst du jetzt - dieses Ereignis war ein SSE. In diesem Fall fahre mit dem Brückenschlagen fort und teste weiter.

Hüpft der Klient in dasselbe Erlebnis zurück, hast du wahrscheinlich den ISE. Das kann allerdings etwas knifflig sein, denn manchmal kommt der Klient zwar in dasselbe Erlebnis zurück, aber es liegt ein paar Minuten oder Stunden vor der Szene, in der er das erste Mal gelandet ist. Dies kann dir eigentlich einen präziseren Anfang der Geschichte geben. Das gibt dir den Ort, wo du die Arbeit mit dem Inneren Kind beginnen kannst.

Der Alterstest basiert auf der Bildung des Kritischen Faktors. Aber ich habe festgestellt, dass der ISE meistens vor dem dritten Lebensjahr liegt. Wenn du den Gefühlstest betrachtest, beginnt dies einen Sinn zu ergeben. Jede Grundemotion - Angst, Wut, Traurigkeit, Schmerz - ist normalerweise bis zum Alter von zwei oder drei Jahren erlebt worden. Wenn der Klient zwölf ist, ist es unwahrscheinlich, dass du den ISE gefunden hast. Wenn er fünf ist: vielleicht. Wenn er zurück in den Mutterleib gegangen ist - Bingo!

#3. Der Sicherheitstest

Wenn du beim ISE bist, wird das Kind nicht kommen sehen, was gleich passieren wird, weil es nichts in seiner Vergangenheit gibt, womit es verglichen werden kann. Folglich gibt es auch kein Frühwarnsystem. Der ISE beginnt in dem Moment, in dem das Kind überrumpelt wird. Wenn der Klient den Alterstest und den Gefühlstest bestanden hat, dient der dritte Test der Sicherheit und Geborgenheit.

Weise den Kunden an, an einen Moment zu gehen, *bevor* etwas Schlimmes passiert. Vielleicht sind es Minuten, Stunden, Tage oder sogar länger davor. Aber wenn ihr einen Zeitpunkt finden könnt, bevor sich das Drama abspielt, wird sich das Kind gut fühlen. Es wird noch nichts Schlimmes passiert sein, demnach wird sich das Kind gut fühlen, glücklich und zufrieden sein und nichts von dem mitbekommen, was sich abspielen wird. Hier müsst ihr auf Kontamination achten. Kleine Kinder haben noch nicht die Fähigkeit, mehr als eine Emotion auf einmal zu erleben. Die Fähigkeit gemischte Gefühle zu haben, kommt mit der emotionalen Reife. Willst du genaue Informationen, stelle sicher, dass du mit dem Kind sprichst.

Berichtet der Klient von gemischten Gefühlen oder unterschwelliger Angst vor dem Ereignis, kommt diese Angst entweder aus einem früheren Ereignis oder sie kommt aus dem Bewusstsein des Erwachsenen. Oft ist es das Erwachsenen-Bewusstsein, das sich einmischt. Wenn dies der Fall ist, erinnere den Klienten daran, dass "dieser Teil" von ihm in den hinteren Rängen Platz nehmen soll.

Wenn das Kind Erwartungsangst hat, seid ihr nicht beim ISE. Geht zurück zu einem Punkt, an dem sich das Kind noch sicher und geborgen fühlt. Dann bewegt euch vorwärts, bis der Klient auf das Gefühl stösst.

#4. Das SEAL-Muster

Es ist möglich, dass ein Klient in einem Ereignis landet vor dem fünften Lebensjahr und berichtet, dass das Gefühl neu ist, er sich sicher und geborgen fühlt, es ist, bevor irgendetwas passiert war, und *trotzdem* ist er in einem SSE. Frustrierend, ich weiss. Aber keine Sorge. Es gibt noch einen weiteren Test, der, wenn er mit diesen anderen Tests kombiniert wird, dir eine zuverlässige Möglichkeit gibt zu überprüfen, ob du den ISE gefunden hast oder nicht.

Die Signatur des ISE ist das, was ich das SEAL-Muster nenne. Dieses Akronym definiert die vier Aspekte, auf die ihr achten müsst, wenn ihr Aufdeckungsarbeit macht: S.E.A.L. für *Shock, Energy, Alone* und *Lack*.

S steht für Schock. Ein ISE ist immer ein Ereignis, das mit einem Schock oder einem Überraschungsmoment beginnt. Vergiss nicht - es ist neu. Es passiert etwas Unvorhergesehenes. Es passiert plötzlich. Das Kind erahnt es nicht. Und weil es unerwartet ist, schickt es einen Schock durch das Nervensystem des Körpers. Vor diesem Moment fühlte sich das Kind sicher und geborgen. Die Welt war in Ordnung. Kindern geht es einfach gut. Ein Säugling wird sich in einem sehr entspannten, diffusen Bewusstseinszustand befinden. Dann PÄNG! passiert etwas, was alles ändert. Das ist genau der Moment, in dem der ISE entsteht. Der Schock verriegelt die Aufmerksamkeit und fokussiert auf das, was JETZT geschieht. Der Schock ist wie ein ZISCH!, der durch das Nervensystem des Körpers rieselt. Dies ist eine normale, biologische Reaktion auf etwas Unerwartetes, das passiert.

Das Problem ist, dass jede Wahrnehmung einer Bedrohung eine Stressreaktion im Körper auslöst. Dies führt dazu, dass der Körper mit Stresshormonen wie Adrenalin und Cortisol überflutet wird, die den Körper in Alarmbereitschaft versetzen.

Stresshormone fühlen sich nicht gut an. Sie erzeugen Angespanntheit im Körper. Dabei muss es sich nicht einmal um eine tatsächliche Bedrohung handeln. Das Unterbewusstsein macht keinen Unterschied zwischen real und eingebildet. Wenn es sich real anfühlt, dann muss es auch real sein. Der Schock macht es zu einer sehr realen Bedrohung. Und weil dieses Ereignis nie verarbeitet wurde, steckt der Klient seither in dieser Erfahrung fest. Der Schlüssel zur Heilung liegt darin, die Energie des Ereignisses freizulassen.

E steht für Energie. Sobald du den ersten Schock freilässt, beginnt sich das Geist-Körper-System zu entspannen. Es ist, wie wenn man den Atem anhält. In dem Moment, in dem man den Atem loslässt, fühlt man sich besser. Das Loslassen setzt dem Problem ein Ende.

Obwohl es mehrere Aspekte geben kann, die zu dem ganzen Problem beitragen, ist es dieser anfängliche Schock des Systems, der den Ball ins Rollen gebracht hat. Und weil der ISE ein Ereignis ist, das noch nicht vorbei ist, hält das Unterbewusstsein weiterhin daran fest, *als wäre* es immer noch eine reale und gegenwärtige Gefahr. Dadurch bleibt der Klient in der Energie eines vergangenen Ereignisses gefangen und durchlebt immer noch die Gedanken, Gefühle und Reaktionen, einschliesslich den ganzen inneren Stress und die Anspannung, die mit dieser Erfahrung verknüpft sind.

Weil die Situation noch nicht geklärt ist, wird jedes Mal, wenn etwas passiert, das den Klienten an diese Situation erinnert, ein Trigger ausgelöst. Du kennst das. Wird eine Person getriggert, durchlebt sie das Ereignis erneut - entweder bewusst oder unbewusst - und die Stressreaktion wird immer wieder aktiviert, was das Problem nur noch verstärkt.

Die in dem Ereignis gefangene Energie ist zu viel zu bewältigen für das Nervensystem des Kindes. Es ist für das Kind übermannend. Infolgedessen wird es als Bedrohung interpretiert. Jede Wahrnehmung einer Bedrohung löst Angst aus. Angst ist das, was uns auffordert, uns in Sicherheit zu bringen – und zwar jetzt!

Angst ist eine Emotion. Und Emotionen kommen nicht einfach so aus dem Nichts. Aber was hier passiert, ist eine Geschichte, die auf den Wahrnehmungen des Kindes basiert. Das ist die Information, die du brauchst, um den ISE zu klären. Was sieht, hört, riecht, schmeckt und fühlt das Kind? Was denkt es dabei? Wie interpretiert das Kind das Geschehen? Wie fühlt es sich dabei? Was ist der spezifische *Gedanke*, der diese Emotion auslöst?

Der Teufel steckt im Detail! Hinter jeder Emotion steht ein Gedanke. Das ist die Ursache der Emotion. Zum Beispiel regressiert eine Klientin zu einem Ereignis in der Kindheit. Beim Aufdeckprozess stellt sich heraus, dass das Ereignis darin bestand, dass die Mutter überfordert war und nicht allen Forderungen ihrer vielen Kindern nachkommen konnte. (Die Klientin wuchs mit zwölf Geschwistern auf.) Das Baby zu sein bedeutete, dass ihre Bedürfnisse nicht immer sofort oder ausreichend erfüllt wurden. Infolgedessen kam das Kind zum Schluss: *Ich bin nicht erwünscht.* Das ist eine Entscheidung des Verstandes. Was folgte, war eine Kaskade von Gedanken und Gefühlen, die mit diesem Ereignis verbunden waren. Der Gedanke "*Ich bin nicht erwünscht*" erzeugte ein Gefühl der Traurigkeit. Dies erzeugte einen weiteren Gedanken basierend auf der Logik des Kindes: *Wenn ich nicht erwünscht bin, werde ich nicht überleben,* was eine riesengrosse Angst generierte. So wird sich ein Ereignis oft abspielen. Es entfaltet sich in Schichten, von denen viele auf einer Fehleinschätzung beruhen.

Die Wahrheit ist, dass sie ein Wunschkind war. Fakt ist, dass sie überlebt hat. Aber ihr Unterbewusstsein wusste das nicht, denn unbewusst steckte ein Teil von ihr immer noch in diesem Ereignis fest und versuchte immer noch, ihre Bedürfnisse erfüllt zu bekommen. Alles was es brauchte, war das Erwachsenen-Bewusstsein einzuschalten, um jeden dieser Gedanken einer Realitätsprüfung zu unterziehen. Das Erkennen der Wahrnehmungsfehler löste automatisch die unangenehmen Gefühle und die damit verbundenen falschen Glaubenssätze.

Angst ist die Mutter aller negativen Emotionen. Angst hat immer mit der Unsicherheit in einer Situation zu tun. Es geht darum, *nicht vorhersagen zu können,* was passieren wird. Wenn man nicht vorhersagen kann, was in seinem Umfeld passieren wird, weiss man nicht wie man reagieren muss, um für sich selbst zu sorgen. Weiss man nicht, wie seine eigenen Bedürfnisse stillen, kann man nicht überleben!

A steht für Allein. Ein Kind ist auf andere angewiesen, um seine Bedürfnisse zu befriedigen. Ein Kind ist darauf angewiesen, dass andere ihm helfen, die Geschehnisse in seinem Umfeld zu verstehen. Und wenn es niemanden gibt, der das tut, muss das Kind allein damit fertig werden. Wenn es niemanden gibt, der Unterstützung bietet, wird dem Kind schmerzlich bewusst, wie *allein* es ist.

Dies ist jedoch nicht unbedingt eine Tatsache. Manchmal wird das Kind dir sagen, dass es allein ist, wenn in Wirklichkeit noch andere Personen in der Szene anwesend sind. Was es dir sagt, hat nichts mit Alleinsein zu tun. Es geht um das tiefe Gefühl der *Isolation,* das es erlebt. Dies unterstreicht, wie *verletzlich* das Kind wirklich ist, was die Angst und den Kummer noch verstärkt.

L steht für Lücke oder MangeL *(lack)*. Selbst wenn andere in dieser Situation anwesend sind, muss das Kind mit einer Situation ohne Unterstützung zurechtkommen. Und es mangelt ihm an Ressourcen, um das zu tun. Das Kind muss mit der ganzen Intensität allein fertig werden, und es fehlen ihm wiederum die Ressourcen, dies zu tun. Diese Erkenntnis wird dann eine ganze Kaskade von negativen Gedanken und Gefühlen auslösen, von denen viele fehlerbehaftet sind.

Das ist das Zeug, das du im ISE löschen musst, weil das die Ursache des Problems ist. Es geht nicht darum, was passiert ist. Es ist die Art und Weise, wie das Kind das Geschehene interpretiert hat und die Tatsache, dass es dem Kind an Ressourcen mangelte, um mit der Situation fertig zu werden. Es war einfach alles zu viel für das Kind. Deshalb bringen wir das Bewusstsein des Erwachsenen hinzu, um das Kind zu unterstützen.

Das Einbringen des Erwachsenenbewusstseins löst das Problem, mit den Dingen allein fertig werden zu müssen. Und was immer dem Kind an Ressourcen fehlt, kann vom Erwachsenen bereitgestellt werden. Das ist im Wesentlichen das, worum es bei der Arbeit mit dem Inneren Kind geht. Man deckt die zugrundeliegende Ursache des Problems auf, so dass man die Weisheit des erwachsenen Klienten in das Geschehen einbringen kann, um das bereitzustellen, was beim ersten Mal gefehlt hatte.

Das zugrunde liegende Problem hat mit der mangelnden Fähigkeit zu tun, die eigenen Bedürfnisse zu befriedigen. Das ist es, wonach du suchst. Was ist das unbefriedigte Bedürfnis des Kindes? Normalerweise hat es entweder mit einem Bedürfnis nach Sicherheit oder Liebe zu tun.

Wenn sich das Kind aus irgendeinem Grund nicht sicher fühlt, dann braucht es Unterstützung und Schutz.

Wenn sich das Kind verlassen fühlt, dann braucht es im Wesentlichen Liebe und Anerkennung.

Wenn sich das Kind aufgrund der Geschehnisse überreizt fühlt, dann braucht es die Zusicherung, dass es nicht andauern wird, und dass es das schon durchstehen wird. Dies ist eine Erfahrung, die genutzt werden kann, um Widerstandskraft zu entwickeln.

Das Kind muss nur wissen, dass es überleben wird.

Alles, was der Klient braucht, um sich von der Vergangenheit zu befreien, steckt bereits in ihm. Es ist jetzt in ihm drin. Alles, was du tun musst, ist ihm zu helfen, Zugang zu diesen Dingen zu bekommen, und die Heilung wird geschehen. Finde heraus, welche spezifischen Bedürfnisse im ISE nicht befriedigt wurden. Was hat beim ersten Mal gefehlt? Identifiziere den Mangel, die Lücke. Sobald du identifiziert hast, was dieses unerfüllte Bedürfnis ist, kannst du einen Weg suchen, es zu erfüllen.

Vergiss nicht: das Kind ist hilflos. Wenn niemand da ist, der es unterstützt oder ihm hilft, den Sinn der Dinge zu verstehen, verstärkt das nur, wie machtlos und hilflos und verletzlich es in dieser Situation wirklich ist. Das ist es, was eine Opferidentität formt. Die Opferidentität denkt: "*Ich kann nicht, weil... ich bin nicht stark genug ... oder nicht klug genug ... oder nicht gut genug ... oder nicht fähig genug.*

Dies sind die Gedanken des *Kindes*. Gedanken werden zu Glaubenssätzen. Wenn das Kind mangelnde Unterstützung, Vernachlässigung, emotionale Distanzierung oder Missbrauch erfährt, trägt dies zum Selbstbild des Klienten bei. Es ist eine Tatsache, dass das Kind nicht die Fähigkeit hat, wichtige Bedürfnisse zu erfüllen. Es ist eine Tatsache, dass das Kind nicht die Weisheit oder die Reife hat, um aus allem was geschieht, einen Sinn zu erkennen. Aber das Erwachsenen-Bewusstsein schon.

Es ist nur so, dass das Kind auf andere angewiesen ist, um diese Bedürfnisse zu erfüllen. Und aus welchen Gründen auch immer, ist das nicht passiert. Infolgedessen hat das Kind ein Trauma erlebt. Trauma ist das Wahrnehmen einer Bedrohung in einem Zustand der Hilflosigkeit. Es muss nicht auf Wahrheit oder Tatsachen beruhen. Es geht nur darum, wie die Situation zu diesem Zeitpunkt interpretiert wurde, basierend auf der Reife des Kindes. Also, was brauchte das Kind? Was fehlte ihm?

Woran mangelt es? Wo ist die Lücke?

Darin liegt der Schlüssel zur Lösung des Problems. Ist es ein Mangel an Macht? Ein Mangel an Wissen oder Verständnis? Ein Mangel an Sicherheit oder Geborgenheit? Ein Mangel an Unterstützung? Was fehlt dem Kind, das es bräuchte, um die Situation zu überstehen, ohne traumatisiert zu werden? Wenn du einen Weg findest, diese Bedürfnisse zu erfüllen, wirst du das Leben des Klienten zum Besseren verändern, und zwar auf eine Art und Weise, die du dir nie hättest vorstellen können. Achte auf das SEAL-Muster, denn das ist es, was eine traumatische Erfahrung im Gedächtnis *versiegelt*. Auf Englisch heisst versiegeln «to seal».

Die spezifischen Aspekte, die zum Problem beitragen, werden bei jedem Klienten anders sein, basierend auf der individuellen Lebensgeschichte. Aber ein ISE in der Kindheit wird immer von diesen vier Aspekten geprägt sein:

1. Plötzlicher Schock oder Überraschungsmoment
2. Intensität der Energie
3. Allein im Angesicht einer wahrgenommenen Bedrohung
4. Mangelnde Fähigkeit, wichtige Bedürfnisse in diesem Moment zu erfüllen

Zusammenfassung

Das Ziel ist es, den ISE zu suchen und das Problem des Klienten dort zu lösen, wo es entstanden ist. Wenn du den Klienten zu einem früheren Ereignis zurückführst, ist es viel einfacher, eine Brücke zurück zum ISE zu schlagen. Du kannst einfach von einem Seerosenblatt zum nächsten hüpfen, den ganzen Weg zurück zum ISE. Vielleicht brauchst du zwei oder drei Sprünge. Es kann aber auch viel mehr brauchen. Lass einfach das Unterbewusstsein den Weg zu dem führen, was Auflösung benötigt.

Wenn du in einem Ereignis landest, decke vorab ein wenig auf und teste dann den ISE. Das Ziel ist es zum ISE zu gelangen. Schlage weiter Brücken zurück, bis du ihn findest!

Es gibt mehrere Möglichkeiten, den ISE zu testen:

1. Alterstest
2. Gefühlstest
3. Sicherheitstest
4. SEAL-Muster

Der Aufdeckungsprozess beginnt beim Moment des Schocks/der Überraschung. Ereignisse neigen dazu, einer Glockenkurve zu folgen und einen Höhepunkt zu erreichen. Es kann Schichten von Wahrnehmungen, Gedanken und Gefühlen geben, die in dem Ereignis gefangen sind. Du musst bis zur zugrundeliegenden Ursache vordringen, indem du das Ereignis mehrmals zurückspulst und wiederholst. Werden gefangene Emotionen freigesetzt, kriegst du Zugang zu diesen tieferen Schichten von Informationen.

Erfahre mehr im Kurs "*Root Cause Remedy for Results*" hier: *www.tribeofhealers.com/root-cause-remedy-for-results-course*

KAPITEL 13:
Enthülle die Geschichte

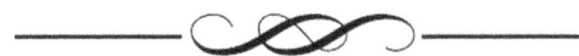

Jeder hat eine Geschichte, die einem das Herz brechen könnte. – **Amanda Marshall**

In seiner Jugend spielte der Fischerkönig[15] draussen im Wald. Er stolperte über ein Lager, wo er ein Feuer entdeckte, über dem ein Lachs garte. Der Junge war jung und hungrig und als er sah, dass niemand in der Nähe war, streckte er seine Hand aus, um etwas von dem Lachs zu nehmen. Der Fisch war jedoch zu heiss zum Anfassen, und er verbrannte sich die Finger. Sofort liess er den Lachs fallen und steckte sich die Finger in den Mund - gerade in dem Moment kehrten die Besitzer des Lagers zurück.

Es gibt mehrere Variationen über das was folgt, aber die Geschichte endet immer auf der Gralburg, wo das Leben für den erwachsenen König einfach unerträglich geworden war. Er erlitt andauernd

---

[15] Robert Johnson, *The Fisher King* (1993).

immense Qualen. Es gab nur etwas, das ihn von seinem chronischen Leidenszustand abzulenken vermochte: das Angeln.

Ironischerweise war die Burg des Fischerkönigs der Hüter des Heiligen Grals, der die Macht gehabt haben soll, alle Wunden zu heilen. Jede Nacht fand eine wunderbare Prozession statt, die den Gral hervorholte. Jeder einzelne der königlichen Assemblage auf dem Schloss erhielt umgehend, was er sich vom Gral wünschte. Jeder - das heisst, bis auf den Fischerkönig. Der König war nicht in der Lage, die Heilung anzunehmen, weil der ISE ihn daran hinderte, die Heilung anzunehmen. Da war eine Blockade.

Die Geschichte vom Fischerkönig enthält einige deutliche Hinweise darauf, dass dieses Ereignis in der Kindheit der ISE sein könnte. Erstens: Die Geschichte beginnt mit dem Jungen, der im Wald spielt, wo er sich sicher und geborgen fühlt. Zweitens: Der Knabe ist jung. Ein ISE kann in fast jedem Alter auftreten, tritt aber am häufigsten vor der Ausbildung des Kritischen Faktors im Alter von fünf oder sechs Jahren auf. Drittens: Der Junge ist hungrig, was auf ein unbefriedigtes Bedürfnis hinweist. Dieses Bedürfnis stimuliert ein Suchverhalten. Der Junge findet den Lachs am Spiess, und wie ein Kleinkind, greift er nach ihm. Dies ist der Wendepunkt in der Geschichte. Wäre der Lachs nur warm gewesen, wäre das Bedürfnis des Jungen befriedigt worden. Er hätte Freude und Befriedigung empfunden und wäre wahrscheinlich zu einem Nickerchen aufgebrochen. Ruhe und Entspannung deuten auf den Abschluss eines normalen/gesunden Kreislaufs hin.

Aber das ist nicht das, was in der Geschichte passiert. Der Lachs ist zu heiss, was auf ein überwältigend unangenehmes Gefühl (körperlicher oder emotionaler Schmerz) hinweist. Automatisch handelt der Junge, um das Gefühl zu stoppen, indem er seine Finger in den Mund steckt.

Im selben Moment kehren die Besitzer des Lagers zurück. Das ist der Moment der Verwundung. In dem Moment, in dem der Junge das Gefühl daran hindert, vollständig empfunden und ausgedrückt zu werden (d.h. es verdrängt), wird er auf frischer Tat ertappt, was lebenslange Konsequenzen hat. Der Kreislauf des Leidens beginnt.

Von nun an wird der Junge jedes Mal, wenn er mit einer Situation konfrontiert wird, die ihn in irgendeiner Weise an das ursprüngliche Ereignis erinnert, das ihn sensibilisiert hatte, in seinem Unterbewusstsein eine Bedrohung wahrnehmen. Und der Körper wird auf natürliche Weise Anspannung in Erwartung einer Verletzung erzeugen. Diese Anfälligkeit für Krämpfe oder Verkrampfungen wird zu Versuchen führen, entweder den Schmerz zu vermeiden oder Befriedigung zu erlangen, entweder durch Ausleben (z.B. Panikattacken) oder durch Stillen von Ersatzbedürfnissen (z.B. Rauchen). Während die Anspannung zunimmt, verwandelt es sich in ein Selbstbestrafungsprogramm, das im Endstadium zu Angst und Zorns/Hasses führt, was "auch Verzweiflung, Resignation, Trauer, Erschöpfung, Wut und Ähnliches beinhaltet."

Unbewusste Angst ist immer die Frucht der Verletzung. -
Konrad Stettbacher[16]

Das Samen-Einpflanzende Ereignis

Das Initial Sensitizing Event (ISE) ist das Ereignis, an dem der Samen eingepflanzt wird. Nachfolgende sensibilisierende Ereignisse (SSE) sind nachfolgende Umstände, Situationen oder Ereignisse, die auf irgendeine Weise mit dem ISE resonieren. Da der Verstand mittels

---

[16] Konrad Stettbacher, *Making Sense of Suffering* (1930).

Assoziationen arbeitet, kann jeder sensorische Input - z.B. der Geschmack von Lachs, der Wald, Pferde, Feuer etc. - dazu dienen, die im ISE etablierten Wahrnehmungen, Gedanken und Gefühle zu verstärken.

Die Intensität und die Wiederholungen von SSEs bestimmen, wie schnell ein Problem offensichtlich wird. Eine leichte Störung kann Jahre von Verstärkung benötigen, bevor irgendwelche Symptome auftreten. Ein schweres Trauma hingegen wird sehr wenig Verstärkung benötigen. Es geht nur darum, genügend Ziegelsteine in der Wand aufzustapeln. Dann braucht es nur noch eine weitere SSE und PÄNG! Das Gefühl findet seinen Weg an die Oberfläche in Form von Symptomen.

Bis zur Lebensmitte ist ein Grossteil unseres Gefühlslebens verwundet. Eine andere Perspektive ergibt eine verblüffende Übersicht über verwundete Gefühle. Alles was ins Unterbewusstsein versorgt wird (wie wenn der Fischerkönig den Lachs fallen lässt, den er gerade angefasst hat), sobald es im Bewusstsein war, wird es finster und wird zu einem Symptom in der psychologischen Struktur eines Menschen. - Robert Johnson

Die Gralprozession ist wie eine Serie von SSEs. Jedes Ereignis stellt eine Gelegenheit zur Heilung dar. Doch der Fischerkönig ist im unbewussten Leidenskreislauf gefangen und fischt gewohnheitsmässig nach äusseren Lösungen für ein inneres Problem. Solange er nicht den Deckel abnimmt und reinschaut, wird er nicht an den Heilkräften des Grals teilhaben können.

Im Gralmythos liegt der Schlüssel zur Heilung in der Beantwortung der Frage: *Was plagt dich?* Der bewusste Verstand denkt, dass die Symptome das Problem sind. Deshalb ist jeder Versuch, das Problem zu lösen mit einer äusseren Lösung, gescheitert. Erinnerst du dich an die erste Begegnung des Soldaten mit dem Teufel? Die Frage: «*Was fehlt dir? Warum bist du so trübselig?*» lenkt die Aufmerksamkeit auf den körperlichen oder emotionalen Schmerz, das Unbehagen oder den Ärger. Aber der Teufel erkennt, dass das Symptom ein Signal ist, das von dem Ereignis ausgeht, das es verursacht hat.

Bei der Regressionshypnosetherapie dreht sich alles darum, die im ursächlichen Ereignis (ISE) gefangenen Energien zu suchen und freizusetzen. Deshalb muss man den ISE testen. Der ISE ist die Quelle des Symptomgrunds. Der Schlüssel zur Heilung liegt im ISE. Sekundäre Ereignisse (SSE) ruhen auf dem ISE, sie können also nicht für sich alleine stehen. Entfernt man den Einfluss des ISE, bricht die gesamte Struktur wie ein Kartenhaus zusammen. Aber es ist auch möglich, ein Problem zu neutralisieren, indem man die wichtigsten SSEs auslöscht. Da jedes SSE auf der vorhergehenden Schicht ruht, schwächt die Entfernung eines SSE die gesamte Struktur, die sie trägt.

Theoretisch sollte die gesamte Struktur zerbröckeln und den unerwünschten Symptomen ein Ende gesetzt werden, wenn du genügend SSEs auflöst. Es braucht nur mehr Zeit. Selbst wenn der ISE auf sich allein gestellt bleibt, hat er nicht genug Kraft, um Symptome zu erzeugen. Ohne die Mauer ist es nur ein Ziegelstein. Das zugrundeliegende Problem könnte einfach inaktiv bleiben und keine weiteren Auswirkungen im Leben des Klienten haben. Und wenn es 40 Jahre gedauert hat, um genug Dampf aufzubauen, damit die Symptome an die Oberfläche kamen, könnte es weitere 40 Jahre dauern, bis sich wieder genug SSEs angesammelt haben, um zu einem Wiederauftreten der Symptome zu führen.

Das Symptom-erzeugende Ereignis (SPE) liegt an der Schwelle zum Bewusstsein. Dies ist ein Ereignis, an das der Klient normalerweise eine bewusste Erinnerung hat. Zum Beispiel das erste Mal, als er eine Panikattacke hatte, eine Zigarette geraucht hat oder sich mit Eiscreme vollgestopft hat. Dies ist jedoch nicht der ISE. Das SPE ist das erste Mal, dass das Unterbewusstsein eine Lösung für das Problem gefunden hat, indem es sich durch Symptome ausdrückte. Die Behandlung des SPE wird das Problem nicht lösen, weil die Wurzel des Problems in einer früheren Lebenserfahrung liegt.

SYMPTOME (physisch, mental, emotional) TRETEN AUF

SPE

———— Schwelle des Bewusstseins ————

SSE - SSE - SSE- SSE - SSE
SSE- SSE- SSE- SSE
SSE- SSE - SSE
SSE- SSE
ISE

Die Auflösung des SPE kann zwar vorübergehende Ergebnisse liefern, aber wenn das auslösende Ereignis weiterhin auftritt, werden die Panikattacken bald zurückkehren. Der Klient wird wieder anfangen zu rauchen. Er wird sich vollfressen oder volllaufen lassen. Der Ausschlag wird wieder auftauchen. Der Krebs wird zurückkehren. Es ist nur eine Frage der Zeit, bis die Symptome wieder auftreten. Um das Problem endgültig zu lösen, musst du herausfinden, was passiert ist, was die Symptome überhaupt erst notwendig gemacht haben. Was ist der Grund des Symptoms? Um dies aufzudecken, muss das Ereignis mit den Augen des Kindes betrachtet werden. Denn das Problem ist nicht das, was passiert ist. Es geht auch nicht darum, was gesagt oder getan wurde oder wie diese Dinge den Klienten fühlen ließen. Das Problem hat damit zu tun, wie das Erlebnis damals interpretiert wurde. Das hängt alles mit dem Alter des Kindes zusammen, in dem das Ereignis stattgefunden hat.

Wenn ein Ereignis unverarbeitet bleibt, liegt das daran, dass das Geschehen durch ein Bewusstsein wahrgenommen wurde, dem entweder die Reife oder die Ressourcen fehlten, um mit der Situation umgehen zu können. Dies erzeugte unangenehme Gefühle und Emotionen. Das ist der Grund, weshalb ein Ereignis in Erinnerung bleibt – so wie es sich angefühlt hat.

Emotionen sind die motivierende Kraft des Unterbewusstseins. Sie treiben das Verhalten an. Habt ihr es mit einer unerwünschten Gewohnheit wie Rauchen, übermässigem Essen, Trinken usw. zu tun, achtet auf das unangenehme Gefühl, das da ist, kurz bevor der Klient nach der Substanz seiner Wahl greift. Das Gefühl ist nicht das Problem. Was ein Gefühl *auslöst*, ist ein Gedanke.

Gefühle kommen nicht aus heiterem Himmel. Die zugrunde liegende Ursache des Problems hat mit Entscheidungen zu tun, die während einer emotional aufgeladenen Lebenserfahrung getroffen wurden. Das ist es, was Stephen Parkhill als Gedanken-Ursachen-Ausrichtung bezeichnet. *Das* ist es, wonach du während des Aufdeckungsverfahrens suchst.

Gedanken-Ursachen-Ausrichtung

Die Affektbrücke ist ein Prozess, bei dem man dieser Emotion zurück zu ihrem Geburtsort folgt. Der ISE ist das Samen einpflanzende

Ereignis einer bestimmten Emotion. Der anschliessende Aufdeckungsprozess ermöglicht es herauszufinden, was passiert ist, um dieses Gefühl zu verursachen. Dazu musst du dem Klienten zunächst helfen, sich ganz in das Ereignis hineinzuversetzen und das Ereignis wiederzuerleben. Dabei betrittst du verbotenes Terrain und bittest den Klienten, Informationen ins Bewusstsein zu bringen, die dem Besusstssein bisher verborgen waren. Um Zugang zur zugrundeliegenden Ursache des Problems zu bekommen, musst du sorgfältig alle Details bezüglich des Wer, Was, Wann, Wo und Wie dieser Lebenserfahrung herauskitzeln.

Der Aufdeckungsprozess ist ein sich wiederholender Prozess, weil es mehrere Schichten von Wahrnehmungen, Gedanken und Gefühlen haben kann. Zum Beispiel könnte das Gefühl, mit dem du eine Brücke zurückgeschlagen hast, Angst sein. Aber wenn du ein wenig tiefer gräbst, entdeckst du vielleicht eine tiefere Schicht. Es könnte Wut sein, oder es könnte eine tieferliegende Angst sein. Das ist die eigentliche Ursache - diese Angst. Aber um zu *dieser* Angst zu gelangen, musst du alle Schichten abtragen.

Du musst das Haus aufräumen. Die Art und Weise dies zu tun, besteht darin, das Ereignis einfach immer wieder zurückspulen und erneut abzuspielen, bis alles neutralisiert ist. Deine anfängliche Aufdeckung wird nur die Oberflächenschicht der Informationen über das Geschehene ans Licht bringen. Indem eingeschlossene Emotionen in dieser Schicht freigesetzt werden, kriegt man Zugang zu der tieferen Schicht. Das ist im Grunde alles, was es zu tun gibt. Zurückspulen. Wiederholen. Loslassen. Wiederholen. Manche Leute nennen diesen Prozess des Abtragens bis zur Wurzel der Ursache das Schälen einer Zwiebel.

Stellt euch ein Ereignis als eine Glockenkurve vor. Diese Kurve hat einen Anfang, steigt an zu einer Spitze und fällt dann zum Ende hin wieder ab. Der Anfang ist der Moment des Schocks oder der Überraschung. Das ist der Moment, in dem das Kind realisiert: "*Oh-oh! Ich bin in Schwierigkeiten!* Das Ende ist noch nicht eingetreten. Das ist das Problem. Die Situation wurde in der Schwebe gelassen. Unterbewusst ist das Ereignis immer noch aktiv. Eure Aufgabe ist es, es zu einem Ende zu bringen.

Die Mitte ist der Ort, an dem sich alles abspielt. Hier liegt der Schwerpunkt der Aufdeckungsarbeit. Euer Ziel ist es, das Haus aufzuräumen, indem ihr sämtliche Aspekte identifiziert, die zu dem Problem beitragen. Dazu gehören Wahrnehmungen, körperliche Empfindungen, Gedanken und Entscheidungen.

Sensorische Wahrnehmungen

Unsere Fähigkeit, Muster zu erkennen, hat uns als Spezies überleben lassen. Am Wichtigsten sind die ersten Eindrücke, denn diese sind direkte Downloads, die für die Zukunft gespeichert werden. Die ersten Eindrücke bezüglich eines Ereignisses sind Sinneswahrnehmungen. Was sieht, hört, riecht, schmeckt, fühlt das Kind? Zum Beispiel heiss/kalt, weich/hart, laut/leise, hell/dunkel, gemütlich/ungemütlich, etc.

Alles was wahrgenommen wird, kann einen Anker setzen. Wenn es ausreichend verstärkt wird, wird es zu einem Auslöser für ungewollte Reaktionen. Dies dient der Funktion des Überlebens, kann aber später im Leben irrationale Ängste und Reaktionen hervorrufen. Ich hatte zum Beispiel einen Klienten, der eine Allergie auf ein Lied entwickelt hatte. Kein Scherz. Legst du deine Hand auf eine heisse Herdplatte, wird dein Unterbewusstsein dich in Zukunft davor schützen. Daher das Sprichwort: "Ein gebranntes Kind scheut das Feuer!" Dies ist die Grundlage einer Phobie.

Sensorische Informationen von äusseren Begebenheiten erzeugen eine Reaktion im Körper. Der Körper kennt eigentlich nur zwei Zustände: angespannt oder entspannt, angenehm oder unangenehm. Hunger, zum Beispiel, ist ein Gefühl des Zusammenziehens oder des Schmerzes. Für einen Säugling ist dies eine Ganzkörpererfahrung, die Alarmstufe Rot auslöst. Sobald das Bedürfnis nach Nahrung gestillt ist, empfindet das Baby Freude, und der Körper entspannt sich wieder.

Gedanken

Externe Reize werden bewertet und gedeutet. Das sind Gedanken. Es sind Entscheidungen des Verstands, die darauf beruhen, wie sich das Kind fühlt. Vergnügen, Geborgenheit und Entspannung fühlen sich "gut" an. Verkrampfung, Unbehagen und Schmerz fühlen sich *schlecht* an.

Gedanken bilden die Grundlage dessen, was wir glauben. Glaubenssätze werden sehr früh im Leben gebildet und haben mit Identität, Beziehungen und den Erwartungen ans zukünftige Leben zu tun. Zu diesen Gedanken gehören:

- Ich bin
- Sie sind
- Die Welt/das Leben ist

Hinweis: Die erste Reaktion eines Säuglings auf unangenehme körperliche Empfindungen ist oft Verwirrung. Dies kann tatsächlich ein Hinweis darauf sein, dass du den ISE lokalisiert hast. Das Kind weiss nicht, was es von dem, was passiert, halten soll, weil es eine neue Erfahrung ist.

Emotionen

Gedanken erzeugen Emotionen. Eine gute Erfahrung wird sich in positiven Gedanken widerspiegeln, die angenehme Emotionen wie Glück, Neugierde, In-Ordnung-Sein auslösen. Eine schlechte Erfahrung wird negative Gedanken erzeugen, die in unangenehmen Emotionen wie Angst, Wut, Traurigkeit resultieren.

Eine emotionale Reaktion basiert darauf, wie die Situation vom Kind zu diesem Zeitpunkt interpretiert wird. Dies ist die wichtigste Erkenntnis fürs Verständnis. Die Emotion ist nicht irrational. Sie ist kongruent mit dem Gedanken.

Emotionen werden physisch im Körper wahrgenommen. Normalerweise, sobald der Reiz nicht mehr vorhanden ist, klingt das Gefühl schnell wieder ab. Diese körperlichen Empfindungen halten nicht sehr lange an. Aber wenn eine Emotion mit einem Deckel versehen ist, der sie unterdrückt, bleibt das Gefühl im Inneren stecken. Es kann nirgendwo hin und ist für eine erneute Auslösung durch ähnliche Situationen verfügbar.

Nachfolgende sensibilisierende Ereignisse (SSE) veranlassen das Unterbewusstsein, das ursprüngliche Ereignis wiederaufzubereiten im Versuch, eine Lösung für das Problem zu suchen. Das Problem ist, dass es das nicht kann, weil es nur die Reife und die Ressourcen des Kindes in dem Alter hat, in dem das Ereignis stattfand. Somit bleibt die Person in den Ängsten und Fehlwahrnehmungen der Kindheit stecken.

Unverarbeitete Emotionen können durch äussere oder innere Reize ausgelöst werden. Zum Beispiel kann eine Panikattacke allein durch den Gedanken an eine Schlange ausgelöst werden. Der Gedanke triggert die Biologie der Angst und der Körper reagiert mit Muskelkontraktionen, Trockenheit im Mund, Herzrasen usw. Weiter wird jedes auslösende Ereignis, ob bewusst oder unbewusst, einen verstärkenden Effekt haben, der das ungelöste Muster von Gedanken, Gefühlen und Emotionen, das im ISE festgehalten wird, noch stärker werden lässt.

Aktion/Re-Aktion

Emotionen sind die motivierende Kraft des Unterbewusstseins. Sie sind es, die uns anspornen und dafür sorgen, dass wir Massnahmen ergreifen, um unsere Bedürfnisse zu erfüllen: E-Motion. Zum Beispiel wird ein Verlust die Emotion Traurigkeit erzeugen. Traurigkeit bringt uns dazu, einen anderen Weg zu suchen, um das Bedürfnis zu befriedigen, das durch den Verlust entstanden ist. Es könnte ein Bedürfnis nach Gesellschaft, Kreativität, Trost oder etwas anderem sein. Aber das Gefühl ist nicht das Problem. Der Gedanke hinter der Traurigkeit wird dir sagen, was das wahre Problem ist.

Wut zeigt ein Bedürfnis nach Grenzen auf. Sie spornt uns an, uns selbst und die Dinge, die uns wichtig sind, zu beschützen. Wut kann aber auch auf eine Ungerechtigkeit, eine Verletzung oder ein Gefühl von Benachteiligung hinweisen, das korrigiert werden muss. Aber Wut ist nicht das Problem. Der Gedanke, der hinter der Wut steckt, wird dir sagen, was (und wer) das wahre Problem ist.

Emotionen kommen nicht einfach aus dem Nichts. Die Emotion ist da, um eine Handlung zu provozieren. Aber immer geht der Emotion ein Gedanke voraus. Das ist die Ursache, nach der du suchst. Zum

Beispiel ist der Gedanke "*Ich werde sterben!*" eine Entscheidung des Verstandes, dass die Situation eine Bedrohung ist. Dieser Gedanke wird die Emotion Angst erzeugen. Verwirrung wird Angst erzeugen, denn nicht zu wissen, wie man reagieren soll, um seine Bedürfnisse zu stillen, ist lebensbedrohlich. Angst soll uns dazu bringen, uns in Sicherheit zu bringen oder uns zu verteidigen. Das ist auch gut so.

Das Verstehen der grundlegenden Beziehung zwischen Gedanken und Emotionen wird deine Sitzungen verändern. Gedanken erzeugen Emotionen, die wiederum das Verhalten steuern. Unbewusste Handlungen, die auf ungelösten Erfahrungen aus der Vergangenheit basieren, werden mit der Zeit zu Gewohnheiten. Sie nehmen die Gestalt von Verhaltensweisen und Re-Aktionen an, die sich in Symptomen ausdrücken. Symptome wie Gewichtszunahme, Diabetes, Gelenkschmerzen, Angstzustände usw. sind nicht das Problem. Das Problem hat mit einem Gedanken zu tun.

Das Bewusstsein kann auswählen, entscheiden tut aber das Unterbewusstsein. Es basiert alles auf vergangenen Erfahrungen. Das Unterbewusstsein denkt nicht. Es führt nur die Programmierung aus, die es im Speicher abgelegt hat. Diese Programme sind emotionaler Natur und können durch die Gedanken-Ursachen-Ausrichtung bestimmt werden.

Die Gedanken-Ursachen-Ausrichtung ist ein Reiz-Reaktions-Muster. Es beginnt mit einer stimulierenden Sinneswahrnehmung, die körperliche Empfindungen auslöst. Die Ursache für körperliche Empfindungen von Anspannung oder Krampf ist eine spezifische Wahrnehmung - Sehen, Hören, Riechen, Schmecken, Berühren - die einen Anker setzen kann. Die gefühlte Erfahrung wird interpretiert und findet als Gedanke Ausdruck.

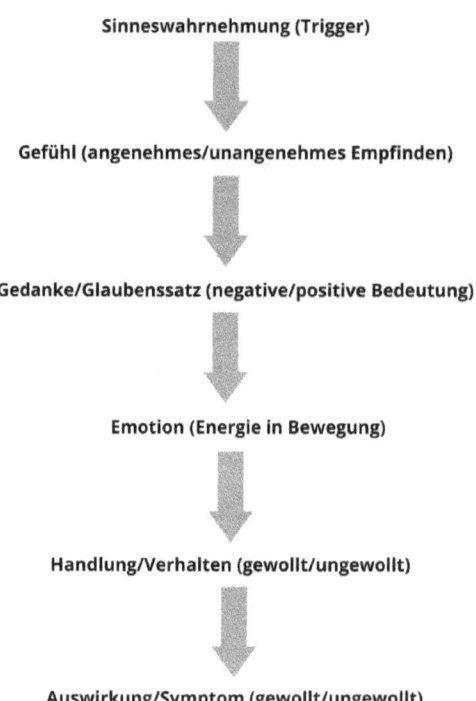

Die Ursache des Gedankens ist das erlebte Unbehagen. Die Bedeutung, die dem Geschehen zugewiesen wird, erzeugt dann eine Emotion wie Angst, Wut oder Traurigkeit. Die Emotion ist immer kongruent mit dem Gedanken und wird durch diesen verursacht. Die Emotion motiviert zum Handeln, um das spezifische Bedürfnis zu erfüllen, das durch den Gedanken ausgedrückt wird. Zum Beispiel Sicherheit, Nahrung, Erfolg, Beziehung usw. Die Handlung (oder die Unfähigkeit zu handeln) im ISE wird dann durch SSEs verstärkt und verursacht Symptome.

Dies sind Informationen, die während des Aufdeckungsvorgangs notiert werden können. Sie stellten das Symptomerzeugungsmuster dar, das nach einer Lösung verlangt.

- Wahrnehmung (Sehen, Hören, Riechen, Schmecken, Berühren)
- Empfindung (angenehm oder unangenehm)
- Gedanke (über sich selbst, andere, was passieren könnte)
- Emotion (Angst, Wut, Traurigkeit, usw.)
- Aktion (kämpfen, fliehen, erstarren, weinen usw.)

Session-Mapping

Einem Gefühl zurück in immer noch frühere Ereignisse zu folgen, kann es leichter machen, den ISE zu lokalisieren. Bei der Regressionshypnosetherapie geht es jedoch nicht nur darum, den ISE zu suchen und zu bereinigen. Ihr braucht die ganze Geschichte, die sich aus einer Abfolge von SSEs zusammensetzt. Das Erstellen einer Sitzungsskizze gibt euch etwas, auf das ihr euch beziehen könnt, wenn ihr den Klienten zurück in immer frühere Ereignisse führt. Daraus resultiert auch ein Inventar von SSEs. Diese werden später gebraucht, um alle Änderungen während der Verifizierungsphase zu testen und zu verstärken.

Für praktische Zwecke können wir uns den Zeitstrahl einer Person als eine gerade Spur von Eisenbahnschienen vorstellen. Wir können uns vorstellen, dass wir den Bahnhof im Hier und Jetzt verlassen und zu immer früheren Ereignissen zurückrollen, den ganzen Weg bis zum kausalen Ereignis zurück. Der Prozess, der es uns ermöglich, uns entlang dieser imaginären Zeitschiene zu bewegen, wird Brücke genannt. Das Unterbewusstsein ist jedoch nicht linear.

Ihr habt es mit einer Matrix von Ereignissen zu tun, die alle durch denselben Faden verbunden sind. Wir können auf jedes Ereignis zugreifen, indem wir einfach dem Faden bis zu seinem Beginn zurückverfolgen, denn soweit es das Unterbewusstsein betrifft, geschieht alles JETZT, JETZT, JETZT. Das ist es, was die Regression überhaupt möglich macht. Ein passenderes Schema für das Unterbewusstsein wäre ein Spinnennetz. Je stärker der Faden, desto besseren Zugang hat man zu den Ereignissen, die das Thema des Klienten nähren. Das liegt daran, dass sie alle gleichzeitig dasselbe Signal aussenden. Regression bedeutet ganz einfach, dem Faden eines Gedankens, einer körperlichen Empfindung oder eines Gefühls zu folgen.

Um ein Sitzungsschema zu erstellen, zeichne eine horizontale Linie auf ein Blatt Papier. Unterteile diese Linie in drei Abschnitte. Der erste Abschnitt beginnt ganz links und bezieht sich auf vorgeburtliche Ereignisse. Schreibe hier die Zahl Null, um die Empfängnis zu kennzeichnen.

Der zweite Abschnitt ist der Bereich, in dem Lebensereignisse von der Geburt bis zum Jetzt festgehalten werden. Dies ist der grösste Abschnitt des Zeitstrahls. Schreibe am Anfang des zweiten Abschnitts ein G, um die Geburt zu kennzeichnen.

Der Beginn des dritten Abschnitts bezeichnet den Ausgangspunkt der Regression, der das Jetzt oder ein kürzliches, auslösendes Ereignis sein kann. Danach liegen zukünftige Ereignisse. Dies gibt dir ein visuelles Schema, dem du folgen kannst, und das dir die Geschichte über das Wachstum und die Entwicklung des Themas des Klienten liefert.

Während der Klient zu immer früheren Ereignissen eine Brücke schlägt, kannst du dir die Schlüsselinformationen notieren, einschliesslich Alter, Wahrnehmungen, Gedanken und Emotionen. Sobald du die Schlüsselinformationen über das Ereignis hast, führe den ISE Test durch und schlage immer weitere Brücken zurück, bis du ihn findest.

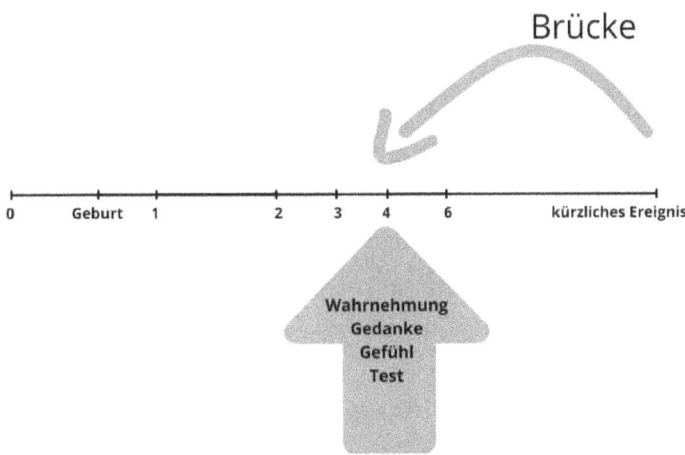

Alter: Wie jung ist der Klient bei dem Ereignis? Der Alterstest zeigt, dass der ISE normalerweise irgendwann vor dem fünften Lebensjahr stattgefunden hat. Sofern sich nicht ein spezifisches traumatisches Ereignis später im Leben ereignete, sind es die Ereignisse, die vor dem fünften Lebensjahr stattfanden, denen man Aufmerksamkeit schenken sollte.

Wahrnehmungen: Wahrnehmungen haben mit dem zu tun, was im Ereignis *passiert*. Inwiefern ist das, was das Kind sieht, hört, riecht, schmeckt und fühlt für das Gefühl, das als Brücke diente, von

Bedeutung? Dies könnten Anker sein, die entfernt werden müssen. Zum Beispiel *sein Gesichtsausdruck, der Geruch von Alkohol, dieses Lied* usw.

Gedanken: Wie *interpretiert* das Kind das, was in diesem Ereignis geschieht? Welche Gedanken hat es? Kinder interpretieren Dinge regelmässig falsch, deshalb musst du, sobald du den ISE lokalisiert hast, alle Gedanken mit dem Erwachsenenbewusstsein des Klienten auf ihre Wahrheit hin überprüfen. Sagt das Kind zum Beispiel: "*Ich bin unerwünscht*", ist das ein Gedanke, der wahr sein kann oder auch nicht.

Das Kind trifft die Entscheidung, die besagt: "*Ich bin eine Person, die nicht erwünscht* (oder würdig oder wertvoll) *ist*. Du musst das mit der Realität überprüfen, indem du das Erwachsenenbewusstsein fragst: "*Stimmt das?*", denn so etwas wie einen neutralen Gedanken gibt es nicht. Bleibt ein Gedanke unangefochten, wird er ein Glaube. Die Frage ist: Was passiert, damit das Kind denkt: *Ich bin unerwünscht?*

Der einzige Weg herauszufinden, ob ein Gedanke der Wahrheit entspricht, ist die Überprüfung durch den Erwachsenen. Ist das wahr? Ist er unerwünscht? Vergiss nicht: Glaubenssätze werden durch Ereignisse in der Kindheit geformt. Sie entscheiden, was wir im Leben kriegen. Dem Kind fehlt die Reife, um die Geschehnisse zu verstehen und es kann sie falsch interpretieren. Das Erwachsenen-Bewusstsein kann diese Wahrnehmungsfehler korrigieren. Und die Veränderung dieser fehlerhaften Überzeugungen kann einen riesengrossen Einfluss auf das Leben eines Menschen haben.

Manchmal jedoch interpretiert das Kind das Geschehen richtig. In dem Fall ist es die Aufgabe des Erwachsenenbewusstseins, dem Kind zu helfen, die Wahrheit zu akzeptieren und die emotionale Ladung freizulassen. Das macht das Kind frei, um ins Erwachsenenalter heranzuwachsen und transformiert alles, wie der Klient im Alltag denkt und fühlt.

Emotionen: Wie interpretiert das Kind das Geschehen im Ereignis? Gedanken erzeugen Emotionen. Der spezifische Gedanke wird die spezifische Emotion bestimmen, die nach Ausdruck verlangt. Denk daran: Die Emotion ist nicht das Problem. Der Zweck der Emotion ist es, den Klienten anzuspornen, etwas zu unternehmen und ein wichtiges Bedürfnis zu stillen. Die Frage ist - welches Bedürfnis wird nicht gestillt? Woran mangelt es? Was will oder braucht das Kind? Dies ist der Schlüssel zur Lösung des zugrunde liegenden Problems.

Das Aufzeichnen der Regressionssitzungen entlang einem visuellen Zeitstrahl kann dir helfen, dein Können weiterzuentwickeln und den Heilungsprozess in der Regressionshypnosetherapie zu begünstigen. Es bietet dir nicht nur die Möglichkeit, die wichtigen Informationen wie Alter, Wahrnehmungen, Entscheidungen und Emotionen festzuhalten, sondern auch mit der Zeit Muster zu erkennen.

Dies kann dir einen Überblick über das Gesamtmuster, der Matrix, geben, was helfen wird, den Heilungsprozess zu begleiten und das ganze Problem zu lösen. Gehst du z.B. dem Gefühl der Angst nach, stellst du vielleicht fest, dass es immer vom gleichen Gedanken begleitet ist. Oder das Gefühl taucht immer im Bauch auf. Oder es involviert immer dieselben Menschen, Farben, Gerüche, etc. Es könnte einfach dieselbe Geschichte sein, die sich immer und immer wieder wiederholt.

Da der Verstand mit Assoziationen arbeitet, können mehr als ein Ereignis oder ein Akteur an einer Situation beteiligt sein. Neuere Erinnerungen bauen auf älteren auf, die bis in die frühe Kindheit zurückreichen. Das Unterbewusstsein wird natürlich versuchen, mit anderen Ereignissen zu assoziieren, um mehr Erleichterung zu bekommen. Das Problem ist, dass das Unterbewusstsein dazu neigt, alle Arten von Erinnerungen in einen Topf zu werfen. Was wir tun wollen ist, sie zu trennen und eine nach der anderen bearbeiten. Der Erfolg liegt darin, die emotionale Verbindung zu jedem Ereignis gründlich zu lösen, *bevor* man zu anderen Szenen oder Ereignissen übergeht.

Zusammenfassung

Die Affektbrücke ist ein Prozess, bei dem das Gefühl bis zu dem Ereignis zurückverfolgt wird, das es verursacht hat. Das Gefühl ist jedoch nicht die Ursache des Problems. Das Problem hat mit dem Gedanken zu tun, der hinter dem Gefühl steht. Dies ist die Gedanken-Ursachen-Ausrichtung. Gedanken erzeugen Emotionen, die uns veranlassen, Massnahmen zu ergreifen, um unsere Bedürfnisse zu erfüllen.

Das Ziel des Aufdeckungsprozesses im ISE ist, aufzudecken welche spezifischen Bedürfnisse des Kindes nicht befriedigt wurden. Indem du deine Sitzung auf einem imaginären Zeitstrahl aufzeichnest, kannst du die Ereignisse linear organisieren, was es einfacher macht, die Gesamtgeschichte zu verfolgen, und wie sich das Problem im Laufe der Zeit entwickelt hat.

Deine Sitzungsskizze kann dir helfen, das Gesamtmuster zu erkennen und gleichzeitig die spezifischen Aspekte aufdecken, die nach einer Lösung rufen. Sobald alle im ISE gefangenen Aspekte geklärt sind, wirst du eine Aufzeichnung von allem zur Verfügung haben, was du für die Verifizierungsphase brauchen kannst – dort wo du alle positiven Veränderungen dauerhaft machst.

Erfahre mehr im Kurs "*Ready for Regression First Session System*" hier: *www.tribeofhealers.com/ready-for-regression-first-session-system-course*

Mein Leben hat eine grossartige Besetzung, aber ich verstehe die Handlung nicht. - **Ashleigh Brillant**

KAPITEL 14:
Parts-Therapie

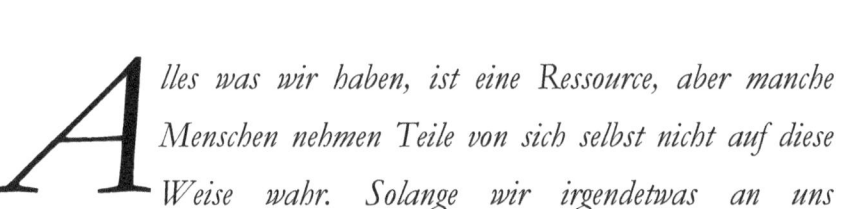

Alles was wir haben, ist eine Ressource, aber manche Menschen nehmen Teile von sich selbst nicht auf diese Weise wahr. Solange wir irgendetwas an uns herunterspielen, verstecken, ablehnen oder verleugnen müssen, können wir unsere Energie nicht frei nutzen. - **Das Satir-Modell**

Die «Arbeit mit Parts» oder «Parts-Therapie» ist wirklich die Grundlage einer effektiven Regressionshypnosetherapie. Parts sind Aspekte oder Teile der Persönlichkeit, die entweder nach Heilung rufen oder die uns bei der Heilarbeit unterstützen können. Innere-Kind-Arbeit beinhaltet das Aufdecken, Identifizieren und Heilen von verleugneten oder verletzten Kind-Anteilen.

Die Innere-Kind-Arbeit ist zentral für die Arbeit in der Regressionshypnosetherapie, denn die Kind Parts sind Gefühlsanteile. Sie werden sehr früh durch Ereignisse im Leben geprägt und formen unsere Glaubenssätze. Jeder Part hat seine eigenen Erinnerungen und seine individuelle Sichtweise, basierend auf vergangenen Erfahrungen und dem, was daraus gelernt wurde. Als solcher kann er eine Quelle der Ermächtigung oder ein Problem sein, je nachdem, wie er sich im Leben einer Person ausdrückt.

Parts drücken sich als Symptome aus. Sie äussern sich als Gedanken, Gefühle und Verhaltensweisen. Sie zeigen sich als unerwünschte Reaktionen und körperliche Zustände, einschliesslich Krankheiten. Viele der Probleme, mit denen Klienten zu euch kommen, um Hilfe zu erhalten, haben mit Parts zu tun, die nicht mit den bewussten Wünschen des Klienten übereinstimmen. Zum Beispiel kommen Klienten zu euch, um Hilfe bei der Auflösung von gewohnheitsmässigen Mustern negativer Selbstgespräche, schmerzhafter Emotionen, unkontrollierbarer Reaktionen und irrationaler Verhaltensweisen zu erhalten, die ihren Ursprung in Erfahrungen aus der Kindheit haben.

Sigmund Freud erkannte, dass viele unserer Anteile in der Kindheit gebildet werden und sich durch Träume und Hypnose bemerkbar machen können. Er stellte die Theorie auf, dass Kindheitserinnerungen verdrängt werden können und dass sich verdrängte Parts als unbewusste Triebe äussern, die im Erwachsenenleben Probleme verursachen können. Zum Beispiel seien instinktive und primitive Triebe zur Selbsterhaltung und Fortpflanzung für unbewusste Verhaltensweisen verantwortlich.

Carl Jung, ein Schüler von Freud, hat das Konzept des Inneren Kindes entwickelt. Dieses wurde durch viele verschiedene Therapiearten erweitert. Zum Beispiel arbeitet die Gestalttherapie von Fritz Perl mit Parts. Die Hypnosetherapie nennt dies Stuhl- oder Sesseltherapie oder Dialogarbeit. Virginia Satir entwickelte eine Methode, um mit mehreren Parts gleichzeitig zu arbeiten, die Parts Party heisst. In der Hypnosetherapie wird dies die Konferenzraumtechnik genannt.

Laut dem Dichter Robert Bly sind die Anteile der Persönlichkeit wie eine Truppe. Wenn ein Part Führungskraft ist, handelt er wie ein

Feldweibel, der Verpflichtungen übernimmt. Leider geschieht dies, ohne die Truppe zu konsultieren, was zu internen Konflikten führen kann. Der Prozess, die Anteile wieder in Übereinstimmung zu bringen, ist das, was Fritz Perls die «Gestalt» nannte.

Gestalt, das heisst *das Ganze, das grösser ist als die Summe seiner Anteile*, wurzelt in der Idee, dass wir nicht nur eine Person sind, sondern eher eine Gemeinschaft von Anteilen. Jeder Part einer Gemeinschaft hat eine bestimmte Rolle oder Aufgabe, die eine wichtige Funktion im Dienst der gesamten Persönlichkeit erfüllt. Das bedeutet, dass jeder Part ein wertvoller Beitragender zum Ganzen ist. Einige Parts mögen sich schlecht verhalten, aber jeder Part dient einem positiven Zweck. Und wenn alle Anteile in Harmonie zusammenarbeiten, erleben wir einen inneren Zustand des Wohlbefindens, wir sind produktiver und erfreuen uns besserer Gesundheit und Zufriedenheit im Alltag.

Wir haben viele, viele Parts, die zusammen unsere Persönlichkeit ausmachen. Dazu können Täteranteile, bösartige Anteile, Körperanteile, spirituelle Anteile, Gewohnheitsanteile und mehr gehören. Während auf jeden dieser Parts durch Hypnose zugegriffen werden kann, sind die drei primären Anteile, mit denen wir in Regressionssitzungen arbeiten:

1. Das Innere Kind
2. Der Erwachsene oder erwachsen gewordene Anteil
3. Eltern Parts

Was das Unterbewusstsein betrifft, so sind wir nicht nur eine Person. Wir sind eher ein Kaleidoskop von Anteilen. Diese Anteile des Selbst wurden alle durch bestimmte Erfahrungen im Leben geformt, und sie sind immer noch da, aufbewahrt im Unterbewusstsein. Folglich ist der erwachsene Klient, der auf dem Stuhl sitzt, auf einer gewissen Ebene immer noch ein Teenager. In ihm leben Kleinkinder und Säuglinge, die um Aufmerksamkeit wetteifern. Es gibt sogar einen Anteil von ihm, der noch in der Mutter drin ist!

Falls du nicht in Parts Therapie ausgebildet bist, habe ich ein paar Buchvorschläge für dich. *Die Satir-Methode* von Virginia Satir ist leicht zu lesen und sehr relevant in Bezug auf Regressionshypnosetherapie. *I'm Okay - You're Okay* von Thomas Harris informiert dich über die drei primären Parts, mit denen wir arbeiten - Kind, Eltern, Erwachsener - und bietet gleichzeitig Einblick in die Entwicklungsstufen der Kindheit.

Parts werden auch als *Ego States* oder Subpersönlichkeiten bezeichnet. Ego States von John und Helen Watkins basiert auf einem Forschungsprojekt an der Stanford University und bietet grossartige Einblicke in das gesamte Konzept der Parts und der mannigfaltigen Persönlichkeiten (Dissoziative Identitätsstörung). *Ego Therapy* von Gordon Emerson ist eine weitere lesenswerte Lektüre.

Charles Tebbetts nahm Paul Federns Ansatz zur Arbeit mit den Ego Parts und schnitt ihn auf die Hypnosetherapie zu. Roy Hunter wurde von Charles Tebbetts als Mentor betreut. Sein Buch *Hypnosis for Inner Conflict Resolution* ist ein umfassender Text über die Parts Therapie, der speziell für Hypnosepraktiker geschrieben wurde.

Innere Kind Parts

Während Parts in jedem Alter gebildet werden können, werden die wichtigsten in der Kindheit geformt. Kind Parts sind Aufzeichnungen von erlernten Reaktionen auf bestimmte Erfahrungen in der Kindheit. Es gibt jedoch nicht nur ein Inneres Kind. Wir haben viele, viele Innere

Kind Parts. Jeder ist eine Aufzeichnung eines tatsächlichen Ereignisses und enthält die Wahrnehmungen, Gedanken und Gefühle des Kindes in dem Alter, in dem er gebildet wurde.

Da der Kritische Faktor des Bewusstseins erst im Alter von etwa sechs Jahren voll ausgebildet ist, tragen Parts, die sich vor dieser Zeit gebildet haben, zur Formung der Identität einer Person bei. Je jünger das Kind ist, desto hyperempfänglicher ist es für verbale und nonverbale Suggestionen, besonders wenn sie von den Eltern kommen. Die meisten Probleme, mit denen ihr arbeiten werdet, gehen auf die frühe Kindheit zurück.

Innere Kind Parts können das Leben eines Menschen nachhaltig beeinflussen, weil sie für Glaubenssätze und primäre Emotionen wie Angst, Traurigkeit, Wut und Schmerz verantwortlich sind. Glaubenssätze bilden den Kritischen Faktor des Bewusstseins, der entscheidet, was wir im Leben bekommen werden basierend auf unseren gemachten Erfahrungen.

Wenn du einen Klienten zu einem Ereignis in der Kindheit regressierst, ist das Kind eine Aufzeichnung dessen, wie der Klient diese bestimmte Situation erlebt hat. Irgendetwas geschah, um diesen Part überhaupt erst entstehen zu lassen. Der Part drückt eine emotionale Reaktion auf etwas aus, das *zu dieser Zeit* gesagt oder getan, gesehen oder gehört wurde. Er ist ein Echo aus der Vergangenheit.

Anteile, die Probleme generieren, sind oft Kind Parts, die verurteilt und abgelehnt wurden, weil sie nicht "gut genug" waren. Das erzeugt einen inneren Konflikt, denn Genügend-Sein ist unser natürlicher Zustand. Suche also, was damals gefehlt hat. Identifiziere, was das Kind in dieser Situation konkret gebraucht hat. War es ein Mangel an Unterstützung?

Ein Mangel an Sicherheit? Die Unfähigkeit, den Sinn der Dinge zu verstehen? Wie hat das Kind das, was passiert ist, verstanden? Welcher Gedanke hatte es dabei?

Typischerweise wird es ein Gedanke von nicht genügen, also nicht *genug* sein.

Zum Beispiel

- Ich bin nicht liebenswert (genug).
- Ich bin nicht wichtig (genug).
- Ich bin nicht (genug) erwünscht.
- Ich bin nicht schlau (genug).
- Ich bin nicht gut (genug).

Wenn sich Anteile als unerwünschte Symptome äussern, wollen sie nur helfen. Sie weisen auf ein unerfülltes Bedürfnis des Unterbewusstseins hin. Manchmal liegt das Problem einfach darin, dass das Kind die Situation falsch interpretiert hat. Manchmal ist es auf Missbrauch zurückzuführen. Meistens liegt es daran, dass sich das Kind überfordert fühlte. Wenn sich ein Kind überfordert fühlt und niemand da ist, der es unterstützt, muss das Kind selbst herausfinden, wie es mit der Situation zurechtkommt. Eine Strategie, die für ein Kleinkind gut funktioniert hat, funktioniert aber vielleicht nicht so gut für den Erwachsenen. Reaktionen, die in der Kindheit gelernt wurden, werden vom Erwachsenenbewusstsein als irrational oder ausser Kontrolle angesehen. Da das Bewusstsein ein Gefühl der Kontrolle braucht, wird es dazu neigen, einen Deckel auf die Erinnerung zu setzen.

Verdrängen wir einen Anteil von uns, kann er nicht erwachsen werden. Ein Anteil, der verleugnet, abgelehnt, verurteilt oder verachtet wurde, bleibt im prägenden Ereignis stecken. Das ist der ISE. Von dort aus wird er weiterhin durch Symptome nach Anerkennung streben. Parts können verheerenden Schaden anrichten, indem sie eine Person versklaven mittels Hemmungen oder exzessiven Trieben. Emotionale Probleme wie Unsicherheit, Selbstzweifel, Ängste, Sucht, soziale Beeinträchtigungen und sogar Krankheiten wurzeln oft in Mustern, die sich als Folge von Erfahrungen in der Kindheit entwickelt haben. Aber das Kind ist nie das Problem. Es ist, was nach Heilung ruft.

Was wir widerstehen, bleibt bestehen. - **Carl Jung**

Der Erwachsene Part

Der Erwachsenenanteil ist für die Heilung der Kinder Parts verantwortlich. Alle Heilung ist Selbstheilung. Indem er das Kind liebt und akzeptiert, installiert der Erwachsene die innere Sicherheit, den Selbstwert und das Vertrauen, die er braucht, um in der Zukunft angemessene Massnahmen zu ergreifen. Der Erwachsene Part ist im Wesentlichen das Bewusstsein des Klienten im Hier und Jetzt. Dieser Anteil setzt auf Denken, Argumentation und Logik. Er ist der erwachsene Anteil des Klienten, der die Fähigkeit hat zu analysieren, zu bewerten und die Weisheit des Erwachsenen anzuwenden.

Der Erwachsene Part ist sehr wichtig für die Regressionshypnose, weil dies der Teil des Klienten ist, der die Fähigkeit zur Einsicht und Erkenntnis hat. Es ist der erwachsene Verstand. Erinnerst du dich an die Ringe des Baum-Modells? Das Unterbewusstsein ist einfach das Bewusstsein der Vergangenheit. Wenn man zu einem Ereignis in der Kindheit zurückgeht, geht man zum Verstand des Kindes zurück. Man greift auf den Ring des Baumes zu, der zu dieser Zeit der Aussenwelt ausgesetzt war.

Die Ereignisse in jedem Ring repräsentieren den bewussten Verstand des Klienten *in diesem Alter*. Wenn du zu einem Ereignis im Alter von zwei Jahren zurückgehst, hat der Verstand des Klienten nur die Reife und das Verständnis eines Zweijährigen. Dies ist das Bewusstsein, das zu jener Zeit verfügbar war.

Wenn der Geist sehr jung ist, ist er sehr beeinflussbar. Kleine Dinge können einen grossen Eindruck hinterlassen. Wenn ein Kind verletzt wird, oder nicht in der Lage ist, ein wichtiges Bedürfnis zu kommunizieren, oder nicht versteht, was in seiner Umgebung vor sich geht, oder nicht kontrollieren kann, was passiert, entsteht ein Konflikt im Verstand. Um zu überleben, muss ein Kind lernen, sich anzupassen, indem es mit schmerzhaften Erfahrungen heranwächst.

Das bedeutet jedoch nicht, dass der Klient für den Rest seines Lebens leiden muss. Anders als das Kind hat der Erwachsene Part des Klienten kognitive und emotionale Reife entwickelt. Er hat mehr Lebenserfahrung, aus der er schöpfen kann. Dadurch kann das Verständnis des Erwachsenen in ein schmerzhaftes vergangenes Ereignis eingebracht werden, um Wahrnehmungen zu überprüfen, neu zu bewerten und auf ihre Wahrheit hin zu überprüfen, Zusammenhänge zu entdecken und das grosse Ganze zu sehen. Dies schafft die Voraussetzungen dafür, dass neuere, bessere Entscheidungen getroffen werden können, um Heilung zu ermöglichen.

Interne Eltern Parts

Der Elternanteil, der in einer Regressionssitzung auftaucht, ist nicht der tatsächliche Elternteil. Es ist eine innere Repräsentation dessen, wie der Klient diesen Elternteil als Kind wahrgenommen hat. Es ist ein Anteil des Klienten. Eltern Parts sind Aufzeichnungen der Eindrücke, die die Eltern in der Kindheit auf den Klienten gemacht haben. So wie wir mehr als einen Kind Part haben, haben wir mehrere Eltern Parts. Jeder basiert auf eine spezifische elterliche Prägung und dem Alter des Kindes. Eltern Parts basieren auf dem, was in der Kindheit entwickelt wurde, was beobachtet wurde und was zum Kind gesagt oder getan wurde.

Eltern geben uns die Regeln, die wir brauchen, um zu überleben und um unseren Weg durchs Leben zu finden. Die Regeln sagen uns, wie wir sein sollen und wie nicht, damit unsere Bedürfnisse erfüllt werden. Sie flössen uns familiäre, kulturelle und religiöse Werte ein, die als Wahrheiten akzeptiert werden. Eltern projizieren auf ihre Kinder Glaubenssätze, Werte und Erwartungen. Sie geben auch die *Anleitungen* für das Leben. Wie man sich die Zähne putzt. Wie man seine Schnürsenkel bindet. Wie man Fahrrad fährt. Wie man die Zeit abliest. Sie konditionieren ihre Kinder auch dazu, wettbewerbsorientiert zu sein oder die Meinung anderer zu fürchten. Was werden die Nachbarn denken?

Eltern werden zu den Stimmen in unseren Köpfen. Sie sind das Blablabla, das uns im Hintergrund sagt, was richtig und was falsch ist, was wir sollen und was wir nicht sollen. Diese Stimmen werden als Eltern Parts verinnerlicht. Zum Beispiel ist der Innere Kritiker oft die Stimme eines kritischen Elternteils.

So wird Perfektionismus erlernt. Wie wir unsere eigenen Kinder erziehen, ist oft entweder ein Spiegelbild oder eine Ablehnung dessen, wie wir als Kinder erzogen wurden. Probleme in Beziehungen haben oft mit einer gestörten Beziehung zu einem Elternteil zu tun. Unsere Partnerwahl basiert auf dem, was uns beim Aufwachsen vorgelebt wurde. Gibt es einen Konflikt in der Ehe, kann das Abnehmen der Maske des Ehepartners aufzeigen, mit welcher elterlichen Beziehung der Klient zu kämpfen hat.

Parts kommen in allen Formen und Grössen. Es gibt Kind-Anteile, Eltern-Anteile, Täter-Anteile und sogar bösartige Anteile, die ausserhalb der bewussten Kontrolle agieren. Der Schlüssel, einem Part heilen zu helfen, ist die Erkenntnis, dass er nicht schlecht ist, egal wie schlecht er sich verhält. Er steckt nur an einem schlechten Ort fest.

Boshafte Parts

Sharon, eine New-Age-Spiritual-Heilerin, wollte etwas über die Anwesenheit einer negativen Energie in Erfahrung bringen, die sie in ihrer Wohnung spürte. Diese Energie liess sie total ausflippen. Sie hatte Angst, nachts einzuschlafen und fragte sich, ob diese Energie mit ihr verbunden war. Als Sharon sich auf ihre Gefühle konzentrierte, wurde eine ziemlich boshafte *dunkle* Energie enthüllt.

Als ich versuchte, mich mit diesem Anteil der Klientin zu unterhalten, stellte ich bald fest, dass dieser Anteil nicht sehr mitteilsam war. Er weigerte sich, mir seinen Namen zu nennen. Er wollte mir nicht sagen, woher er kam oder wer ihn rekrutiert hatte. Obwohl alle Anteile gut sind, sind nicht alle von ihnen freundlich. Dieser Part war nicht nur unfreundlich, er war auch nicht bereit, mit mir zu reden. Das macht es allerdings äusserst schwierig, ein Gespräch zu führen. In der Tat war das Einzige, was ich aus ihm herausquetschen konnte, dass er schon sehr lange bei Sharon war, und dass sein einziger Zweck darin bestand, ihr das Leben zur Hölle zu machen. Je mehr ich den Part ausfragte, desto verärgerter und feindseliger wurde er mir gegenüber. Schliesslich stellte er mir eine bohrende Frage: Weisst du, wer ich bin?

Ich beschloss, mich lieber dumm zu stellen, als mich auf einen Ringkampf mit diesem Anteil des Kunden einzulassen. "Nein", antwortete ich unschuldig. *"Warum sagst du es mir nicht?"* Das schien den Part noch mehr zu irritieren. Er zischte daraufhin zurück: "Du bist nicht sehr schlau, oder?" Okay, jetzt redeten wir wenigstens. Ich beschloss, weiterhin die Dumme zu spielen und bat den Part respektvoll, mich aufzuklären. Ehrlich gesagt, glaube ich, es war schiere Verzweiflung, der diesen Teil dazu brachte, mir seine Identität zu offenbaren.

Interessant ist, dass er, als er seine Identität preisgab, dies in einem leisen Ton tat. Offensichtlich hatte dieser Anteil *Angst*, erwischt zu werden! "Sa-tan", flüsterte er. "Du weisst schon - DER TEUFEL!"

Die Kundin dachte, sie sei von einem Dämon besessen! Aber ich habe nicht mit einem Angestellten des Teufels gesprochen. Ich sprach mit einem verängstigten Kind. Ich wusste, dass ich es mit einem tief verletzten Anteil der Klientin zu tun hatte, und dass er frustriert war, weil er ein wichtiges Bedürfnis nicht erfüllt bekommen hatte. Er war nicht mehr nur frustriert. Er war wütend. SEHR wütend.

Die Kernanteile der Persönlichkeit werden während der prägenden Jahre geformt, während ein Kind verletzlich ist. Infolgedessen haben viele Anteile des Kindes eine Schutzfunktion. Einige Parts bildeten sich als Folge des Konditionierungsprozesses, des Aufwachsens. Einige sind auf traumatische Erfahrungen zurückzuführen. Aber Parts sind Aufzeichnungen darüber, wie die Person gelernt hat, mit bestimmten Umständen umzugehen.

Leider war ich noch dabei zu lernen, wie man eine Regressionshypnosetherapie durchführt, und hatte weder das Wissen noch die Fähigkeiten, die man braucht, um mit diesem Problem umzugehen. Ich tat einfach mein Bestes, um mich durchzuwursteln, indem ich den Ansatz der Parts Therapie verwendete. Es war nicht bis nach der Sitzung, dass Sharon ihre Lebensgeschichte offenbarte. Sie war als Tochter eines Baptistenpredigers aufgewachsen und war von klein auf in «Feuer und Schwefel» Schuld und Angst getaucht worden. Ihr war beigebracht worden, den Teufel zu fürchten.

Das war ein wichtiger beitragende Faktor, um diesen Anteil von ihr zu formen, der so böse war. Dieser bösartige Anteil von Sharon war in der Kindheit verurteilt, abgelehnt und verleugnet worden, weil er schlecht war. Das ist es, was böse ist, nicht wahr? Das Böse ist schlecht. SEHR schlecht. Aber das religiöse Thema war nur ein Spiegelbild von Sharons Erziehung. Dieser Anteil von ihr trug eine Last von Schuld und Angst, damit Sharon es nicht tun musste. Das ist eine sehr liebevolle Geste, oder?

Das ist es, was Parts tun. Sie erfüllen Bedürfnisse. In diesem Fall hat der Part Sharon beschützt, wenn auch auf eine sehr verdrehte Art. Aber so ist das eben mit Parts. Sie versuchen immer, ein wichtiges Bedürfnis des Klienten zu befriedigen, basierend auf der Weisheit, die ihnen in dem Alter zur Verfügung stand, in dem sie entstanden sind. Parts verkörpern Entscheidungen, die früher im Leben getroffen wurden. Während diese Entscheidungen dem Klienten zu dieser Zeit gedient haben mögen, können sie später im Leben ihn einschränken.

Je jünger der Part ist, desto weniger einfallsreich wird er sein. Und desto verletzlicher wird er sich fühlen.

Durch den Prozess war ich in der Lage, Sharon davon zu überzeugen, den wütenden Anteil loszulassen, indem ich das Gefühl der Freude erzeugte. Im Wesentlichen verdrängten wir die negative Emotion, indem wir eine viel stärkere, positive Emotion generierten. Dies schuf ein internes Umfeld, in dem der wütende Anteil sich nicht wohl fühlte. Infolgedessen entschied er sich zu gehen. Das ist zwar nicht das Ergebnis, das ich heute anstreben würde, aber es hatte das Problem gelöst. Zumindest vorübergehend.

Dennoch kann ich nicht umhin, mich zu fragen, was sich hätte offenbaren können, wenn ich diesem Gefühl einfach zurück zum ursächlichen Ereignis gefolgt wäre. Dieser bösartige, wütende, sich selbst bestrafende Anteil der Klientin kam aus einer Vergangenheit, in der die Klientin als Kind auf Schuld und Angst konditioniert wurde. Eine Regression zur Ursache hätte den spezifischen Moment in der Zeit aufgedeckt, in dem das Problem eingepflanzt wurde. Sie hätte das Erlebnis zu Tage gebracht, welches die Bildung dieses *dämonischen* Anteils notwendig gemacht hatte.

Alle Parts werden gebildet, um wichtige Bedürfnisse nach Sicherheit, Nahrung und Geborgenheit zu erfüllen. Jeder Anteil verdient es, mit Freundlichkeit und Respekt behandelt zu werden. Sogar wütende oder bösartige Anteile. Problemverursachende Anteile sind oft eben ein Problem, weil sie verurteilt und zurückgewiesen wurden. Wütende, destruktive Anteile sind oft Kind-Anteile, die tief verwundet wurden und Liebe und Akzeptanz brauchen, um zu heilen.

Der aufdeckende Prozess der Regressionshypnosetherapie hätte es der erwachsenen Sharon erlaubt, Einsicht zu gewinnen, was diesen destruktiven Anteil von ihr überhaupt erst entstehen liess. Sie hätte vielleicht erkennen können, wie dieser Teil von ihr in der Vergangenheit feststeckte. Und wie er eigentlich einem positiven Zweck diente. Vielleicht bildete er sich, um sie zu schützen, indem er die Last des Bösen trug, die ihr auferlegt wurde, lange bevor sie für sich selbst denken konnte.

Das Loslassen der im Inneren gefangenen Emotionen hätte grössere Klarheit bringen und Sharon eine tiefere Weisheit darüber ermöglichen können, wie negative Programmierungen im frühen Leben ein Kind beeinflussen. Sie hätte vielleicht Einsicht darin gewonnen, wie diese falschen Glaubenssätze mit der tieferen Wahrheit ihrer essenziellen Güte in Konflikt standen. Sie hätte für sich selbst gesehen, wie dieser Konflikt sie beim Aufwachsen beeinflusst hat, und wie er sie auch als Erwachsene immer noch beeinflusst. Diese Einsichten und Erkenntnisse hätten es Sharon ermöglicht, diesen Anteil von ihr zu lieben und zu akzeptieren, zurück zu einer Ganzheit. Diesen Teil zu transformieren und dann als einen wertvollen und würdigen Teil ihres ganzen Selbst zu integrieren, hätte ihr Zugang zu neuen Ressourcen verholfen und grössere Ermächtigung gegeben.

Monate später hielt Sharon immer noch an den positiven Ergebnissen fest. Das Wertlose-Sünder-Verdienen-Bestrafungs-Programm, mit dem sie sich fast ihr ganzes Leben lang abgemüht hatte, war endlich weg. Aber für wie lange? Wenn ich damals gewusst hätte, was ich jetzt weiss, hätte ich einiges anders gemacht. Ein Part zu verbannen, löst das Problem nicht. Wenn überhaupt, dann treibt es ihn nur tiefer in den Untergrund. Jeder Versuch, einen Anteil abzutrennen, macht das Problem nur schlimmer.

Es ist nur eine Frage der Zeit, denn wenn ein verletzter Anteil einer Person verleugnet oder zurückgewiesen wird, ist es, als würde man ihn in die Hölle verbannen. Da er sich nirgendwo hinwenden kann, kann er anfangen, üble Eigenschaften anzunehmen. Bösartige Anteile können eine Person dazu bringen, sich selbstzerstörerisch zu verhalten. Keine Frage. Sharons Anteil erzeugte Angstzustände. Er hat sie nachts wachgehalten. Sie wurde von Tag zu Tag paranoider.

Aber jeder Anteil ist ein wertvoller Anteil der Persönlichkeit. Er ist eine wertvolle Ressource, von der die Klientin abgeschnitten wurde. Steckt er fest, muss er befreit werden. Man muss sich daran erinnern, dass diese Anteile Hilfe brauchen. Der Part, der das Problem erzeugt, ist nicht der Feind. Er ist verwundet und steckt fest. Oft handelt es sich um einen Kind-Anteil, der sein Bestes tut, ein wichtiges Bedürfnis des Klienten zu erfüllen.

Das Problem ist, dass er nur über die Ressourcen verfügt, die es in dem Alter hatte, in dem es entstanden ist. Stell dir vor, du bist zwei Jahre alt. In diesem Fall könntest du lernen, dass Daumenlutschen eine effektive Strategie ist, um dich selbst zu beruhigen, wenn du dich ängstlich fühlst. Mit zwei ist Daumenlutschen hilfreich, denn wenn du dich ängstlich oder unsicher fühlst, ist Erleichterung in greifbarer Nähe. Aber wenn man zweiunddreißig Jahre alt ist, ist es eine peinliche Angewohnheit. Erwachsenes Daumenlutschen ist nur nicht gesellschaftsfähig. Es steht auf der gleichen Stufe wie Nasenbohren und Furzen in der Öffentlichkeit. Ausserdem kann das Daumenlutschen die Zähne aus der Reihe vorstehen lassen, und eine kieferorthopädische Behandlung ist nicht billig.

Wenn das Stecken des Daumens in den Mund zu einer Bedrohung wird, rate mal, was das Unterbewusstsein tun wird? Es schreitet ein, um zu beschützen. Das Bedürfnis nach Beruhigung oder Sicherheit, oder welches Bedürfnis auch immer durch dieses Verhalten befriedigt wurde, ist nicht verschwunden. Das Unterbewusstsein findet einen gesellschaftlich annehmbaren Weg, dieses Bedürfnis zu befriedigen. Weisst du was? Essen und Rauchen sind gesellschaftlich akzeptierte Verhaltensweisen der Selbstberuhigung. Als das musst du sie sehen.

An einer Zigarette zu saugen ist wie am Daumen zu saugen. Essen in den Mund zu stecken, wenn man nicht hungrig ist, ist wie den Daumen in den Mund zu stecken. Es ist weder schlecht noch falsch. Dieses Verhalten stapelt bloss Schuldgefühle. Das Verhalten dient einem wichtigen Zweck. Geborgenheit und Sicherheit sind gut. Anstatt zu versuchen, das unerwünschte Verhalten zu amputieren, warum nicht einen anderen Weg suchen, das zugrunde liegende Bedürfnis zu erfüllen? Erfülle das Bedürfnis, und der Klient wird keinen Schnuller mehr brauchen.

Verhalten ist gelernt. Und Parts drücken sich durch Verhalten und Reaktionen aus. Die Ursache für das unerwünschte Verhalten liegt immer in der Vergangenheit des Klienten. Alle Emotionen, Glaubenssätze und Körperempfindungen, die vorhanden waren, als sich dieser Part bildete, werden von diesem Part aufbewahrt. Das mit einem Part verbundene *Gefühl* gibt dir die Energie, die du für die Affektbrücke benötigst. Du kannst eine Brücke zurück zu dem Ereignis schlagen, welches diesen Part überhaupt erst entstehen liess, aufdecken, was passiert ist, um ihn entstehen zu lassen und herausfinden, welches Bedürfnis er zu erfüllen versucht hatte. Dann kannst du den Klienten helfen, die Emotionen loszulassen, die sie emotional in diesem Ereignis festgehalten haben. Suche dann einen Weg, das unerfüllte Bedürfnis zu befriedigen. Dadurch wird der Anteil frei, um eine neuere, bessere, inhaltsreichere Aufgabe übernehmen zu können.

Dialogarbeit

Der Weg zur Aufdeckung der Aspekte, die transformiert werden müssen, führt über ein Gespräch. Parts Therapie beinhaltet immer einen Dialogprozess. In einer Regressionssitzung kann das Gespräch nur zwischen dir und dem Part stattfinden. Oder es kann ein Gespräch sein, das du moderierst und zwischen dem Klienten und einem Anteil von ihm abgehalten wird. Zum Beispiel erfordert die Innere-Kind-Arbeit, dass der erwachsene Anteil des Klienten zu einem Ereignis aus der Vergangenheit zurückgeht, um ein Gespräch mit dem jüngeren Teil von sich selbst zu führen. Bei der Vergebungsarbeit wird der erwachsene Anteil aufgefordert, ein Gespräch mit der Person zu führen, die ihn in der Vergangenheit verletzt hat.

Parts Therapie beinhaltet ein Gespräch mit einem oder mehreren Parts. Du könntest ein Gespräch mit dem Kind-Part oder einem Elternanteil führen, oder es könnte ein boshafter Part sein, wie der Missbrauchstäter, oder sogar etwas noch Ominöserem. Vergiss nur nicht, dass dies alles Anteile des Klienten sind. Sie sind innere Repräsentationen von sich selbst oder von anderen, die mit bestimmten früheren Erfahrungen im Leben verbunden sind. Das bedeutet, dass sie für ein Gespräch zur Verfügung stehen, vorausgesetzt, sie sind bereit, und in der Lage, zu sprechen.

Nicht alle Parts sind in der Lage zu sprechen. Ich hatte zum Beispiel eine Klientin, die stöhnte und ächzte und sich im Stuhl krümmte, aber egal, was ich versuchte, ich konnte sie nicht dazu bringen, auf meine Fragen zu antworten. Das war nicht nur eine echte Herausforderung herauszufinden, womit genau ich es zu tun hatte, sondern es war auch regelrecht unheimlich! Nun könntest du versucht sein anzunehmen, dass ich es mit einem spirituellen Anhängsel zu tun hatte. Glaub mir, genau das ging mir auch durch den Kopf. Aber der einzige Weg, um es mit Sicherheit zu wissen, ist, es sich offenbaren zu lassen. In diesem Fall rief ich den erwachsenen Anteil der Klientin auf, mir zu berichten, was in der Szene geschah. Es stellte sich heraus, dass der Anteil *nicht* sprechen *konnte*, weil wir es mit einem präverbalen Anteil der Klientin zu tun hatten. Stelle nie Vermutungen an. Frage nach.

Alle Teile koexistieren, wenn auch nicht immer harmonisch. Und wenn es einen Konflikt gibt, wird der Klient diesen spüren. Die Wiederherstellung der inneren Harmonie wird den Frieden wiederherstellen und die für die Heilung benötigten Energien freisetzen.

Heilung ist immer gewiss. - **Ein Kurs in Wundern**

Zusammenfassung

Parts Therapie ist die Grundlage einer effektiven Regressionshypnosetherapie. Parts machen die Persönlichkeit aus und umfassen Kind-Anteile, Eltern-Anteile, Täter-Anteile, boshafte Anteile, Körper-Anteile, geistige Anteile, Gewohnheiten-Anteile und viele mehr. Parts sind Aufzeichnungen darüber, wie die Person gelernt hat, mit einer bestimmten Reihe von Umständen umzugehen.

Alle Anteile koexistieren zwar, aber nicht immer harmonisch. Alle Anteile sind gut und sollen nützlich sein. Viele haben eine Schutzfunktion. Aber wenn Anteile verleugnet oder abgelehnt werden, können sie problematisch werden. In manchen Fällen können sie boshafte Qualitäten annehmen und beginnen, sich auf selbstzerstörerische Weise zu verhalten.

Die drei primären Anteile, mit denen wir in Regressionssitzungen arbeiten, sind das Innere Kind, der Erwachsene und der Täter- oder Eltern-Anteil. Kind Parts sind fühlende Parts. Wenn es einen Konflikt gibt, wird der Klient ihn fühlen. Eltern Parts sind innere Repräsentationen der primären Bezugspersonen. Diese Parts bestimmen die Regeln für Sein und Tun. Der Erwachsene Part ist das erwachsene Bewusstsein des Klienten im Hier und Jetzt.

Dieser Anteil des Klienten ist sehr wichtig für die Arbeit mit dem Inneren Kind, weil das Bewusstsein erwachsene Logik und Vernunft in den Prozess des Rückblicks auf vergangene Ereignisse einbringen kann. Infolgedessen hat dieser Anteil des Klienten die Fähigkeit zu Einsicht und Erkenntnis.

Erfahre mehr im Kurs "*Ready for Regression First Session System*" hier: *www.tribeofhealers.com/ready-for-regression-first-session-system-course*

Bereitschaft bedeutet, dass man den inneren Widerstand gegen das Leben bezwungen hat und sich engagiert beteiligt - **Dr. David Hawkins**

KAPITEL 15:
Innere-Kind-Arbeit

Innere-Kind-Arbeit ist ein Prozess der Selbstveränderung, bei dem das Bewusstsein des Erwachsenen zum ISE gebracht wird, um das Innere Kind zu unterstützen und ihm das zu geben, was beim ersten Mal gefehlt hatte. In erster Linie geht es darum, Sicherheit zu bieten, aber auch darum, dem Kind zu helfen, das Geschehene zu verstehen. Das Hereinholen des Erwachsenenbewusstseins ermöglicht es, die Geschichte des Ereignisses neu zu erzählen.

Der Prozess beginnt mit Testen, um den Initial Sensitizing Event (ISE) zu lokalisieren, indem eine Brücke zu immer noch früheren Ereignissen geschlagen wird. Sobald der ISE lokalisiert ist, besteht der nächste Schritt darin, den inneren Konflikt aufzudecken. Der Klient wird zu dem Anteil des Klienten, der bei diesem Ereignis ein Kind war. Dadurch erhält man Zugang zu den Gedanken und Gefühlen des Kindes. Der Klient sieht durch die Augen des Kindes. Er hört durch die Ohren des Kindes. Er hat die Gefühle des Kindes.

Indem Schichten von Gedanken und Gefühlen abtragen werden, wird das zugrunde liegende Gedanken-Ursachen-Ausrichtungsmuster (GUA) sichtbar. Denk daran: Die Ursache des Problems ist der Gedanke. Gedanken erzeugen Gefühle, die das Verhalten steuern. Wir folgen dem Gefühl zurück zum ISE, weil es eine direkte Verbindung zwischen dem Symptom und der Emotion gibt. Hinter der Emotion steht der Gedanke, der für ihre Entstehung verantwortlich ist. Was passiert da gerade? Wie interpretiert das Kind dies? Welche Bedeutung wird dieser Erfahrung gegeben? Wie steht das im Widerspruch zu dem, was das Kind will?

Identifiziere alle Gedanken-Emotions-Verbindungen, z.B.: *Der Gedanke (ungewollt zu sein) macht mir [Angst]*. Welches ist das unerfüllte Bedürfnis des Kindes? Das Verständnis für die Entwicklungsbedürfnisse eines Kindes kann dir helfen, auf das spezifische unerfüllte Bedürfnis abzuzielen, das die Bildung des Kind Parts im ISE verursacht hat.

Vorgeburtliche Anteile

Eine Person, die in einem vorgeburtlichen Ereignis feststeckt, kann von einem Gefühl berichten, unvollständig, wertlos oder ungewollt zu sein. Als Erwachsener zögert sie möglicherweise Aufgaben hinaus, wenn es darum geht, etwas zu beginnen oder zu beenden.

Bei der Geburt gebildeter Anteil

Wenn ein Klient zum Geburtserlebnis regressiert, versuche herauszufinden, wie die Eltern sich fühlen, dieses neue Kind in ihr Leben zu bringen. Sind die Eltern bereit, ein Baby in ihrem Leben willkommen zu heissen? Freuen sie sich auf das kommende Baby? Sind sie bereit, die Verantwortung der Elternschaft zu übernehmen? Ambivalente Eltern werden Unsicherheiten auf das Kind übertragen, was wiederum Angst erzeugt.

Anteile gebildet zwischen Geburt und 6 Monate

Ein Problem, das zwischen der Geburt und dem Alter von sechs Monaten gebildet wurde, bereitet dem Kind möglicherweise Probleme mit der Fähigkeit, anderen zu vertrauen. Das Kleinkind ist sich möglicherweise seiner eigenen Bedürfnisse noch nicht vollständig bewusst und stellt die Bedürfnisse anderer an erste Stelle. Diese Klienten könnten ein Muster der Abstumpfung zeigen. Zu den Dingen, die in der Zeitspanne von der Geburt bis zum sechsten Altersmonat untersucht werden sollten, gehören: Wer ist die Hauptbezugsperson des Kindes? Reagiert die Hauptbezugsperson angemessen auf die Bedürfnisse des Kindes? Zum Beispiel: Hält sie das Kind und sieht ihm in die Augen? Berührt sie das Kind und spricht sie liebevoll mit ihm? Singt sie dem Kind etwas vor?

Anteile geformt zwischen 6 und 18 Monate

Ein festgefahrenes Ereignis im Zeitraum zwischen dem Alter von sechs und achtzehn Monaten kann sich als Probleme mit Langeweile äussern. Der Klient könnte zwanghaft ordentlich oder perfektionistisch sein. Zu den Dingen, die in der Periode zwischen dem Alter von sechs und achtzehn Monaten untersucht werden sollten, gehören: Ist die Hauptbezugsperson konsequent in der Betreuung des Kindes? Ist das Kind sicher und vor Schaden geschützt? Wie ist der Umgangston zwischen dem Elternteil und dem Kind?

Anteile geformt zwischen 18 Monate und 3 Jahre

Ein ISE zwischen 18 Monate und 3-jährig kann sich darin äussern, dass man lieber Recht hat als Erfolg zu haben. Der Klient könnte Angst und Traurigkeit mit Wut überdecken. Er könnte andere schikanieren oder sich rebellisch verhalten. Er hat vielleicht Schwierigkeiten, Grenzen zu setzen oder drückt seine Wut indirekt aus. Zu den Dingen, die im Zeitraum vom Alter von 18 Monaten bis 3 Jahren untersucht werden sollten, gehören: Erhält das Kind Ermutigung und Lob? Erhält das Kind angemessene Grenzen? Darf das Kind seine Gefühle ausdrücken (positive und negative)? Sind die Bezugspersonen ausgeglichen?

Anteile geformt zwischen 3 und 6 Jahre

Ein ISE zwischen drei und sechs Jahre kann ihren Ausdruck in einem Mangel an Durchsetzungsvermögen finden. Klienten haben möglicherweise ein starkes Bedürfnis, die Kontrolle zu haben und sich durchzusetzen. Sie könnten damit kämpfen, sich unzulänglich zu fühlen und sich mit anderen vergleichen. Sie sind vielleicht verwirrt in Bezug auf ihre Identität. Sie könnten sich zum Beispiel über ihren Job oder eine wichtige Beziehung definieren. Sie kleiden oder verhalten sich vielleicht ungewöhnlich. Magische Lösungen wollen oder erwarten ist typisch für diese Zeitspanne. Zu den Dingen, die im Zeitraum von drei bis sechs Jahren untersucht werden sollten, gehören: Wird das Kind dabei unterstützt, die Welt der Menschen und Dinge zu erforschen? Ist es für das Kind in Ordnung, Ideen und Gefühle zu erforschen? Wird das Kind ermutigt, Gefühle auszudrücken? Wird das Kind zu zusammenhängenden Gefühlen und Gedanken ermutigt? Erhält das Kind Antworten auf Fragen? Wird das Kind für angemessenes Verhalten gelobt?

Den Dialogprozess vorbereiten

Während ihr den Aufdeckungsprozess mit dem Kind Part begleitet, befindet sich der bewusste Verstand oder der erwachsene Teil des Klienten in der Rolle des Beobachters. Er ist nur am Rande dabei. Jetzt ist es an der Zeit, den Erwachsenen-Anteil in das Geschehen mit dem Kind-Anteil zu bringen. Die Art und Weise, dies zu tun, besteht darin, den Vorschlag zu machen: "*Stell dir einfach vor, als wären jetzt zwei von dir da - der erwachsene Anteil von dir und der fünfjährige Anteil von dir. Und sei einfach mit dem Kind da, das du einmal warst.*

Dies bereitet den Dialog vor zwischen dem Kind-Anteil und dem Erwachsenen-Anteil, den ihr vermitteln werdet. Von nun an wird das Kind immer dann, wenn das Erwachsenenbewusstsein nach vorne tritt, einen Platz im Hintergrund einnehmen. Wenn das Kind vortritt, wird der Erwachsene die Beobachterrolle übernehmen.

Das Kind hat eine begrenzte Fähigkeit, Situationen zu interpretieren. Es können Dinge passieren, die das Kind überfordern, dem Erwachsenenbewusstsein aber als keine grosse Sache erscheinen. Die Hauptaufgabe des Erwachsenenbewusstseins ist es, einzugreifen, dem Kind eine liebevolle Unterstützung zu sein und ihm zu helfen, den Sinn des Ereignisses zu verstehen.

#1. Den SEAL heilen

Die Signatur eines ISE im Kindesalter ist das SEAL-Muster. Was auch immer geschah, es kam überraschend. Die emotionale Intensität fühlte sich überwältigend an, weil dem Kind die Fähigkeit zur Selbstregulierung fehlte. Aber das Hauptproblem ist, dass es niemanden gab, der das Kind unterstützt hatte.

Das Kind musste allein mit der Situation fertig werden.

Um das SEAL-Muster zu neutralisieren, gehe vor das Ereignis. Dies wird ein Zeitpunkt vor dem ISE sein, an dem noch nichts Schlimmes passiert ist. Das Kind wird sich noch sicher und geborgen fühlen. Bring dann das Erwachsenen-Bewusstsein herein, um das Kind auf die Notsituation vorzubereiten, indem es ihm sagt, was passieren wird.

Denk daran, dass der Grund für das Problem darin liegt, dass der Klient von diesem Anteil von sich selbst abgeschnitten wurde. Den erwachsenen Anteil mit dem Kind *zusammen* in die Szene zu bringen, führt zu einer grundlegenden Veränderung des ursprünglichen Ereignisses, weil das Kind sich der Situation nicht mehr allein stellen muss. Die Aufgabe des Erwachsenen ist es, einen Weg zu suchen, die Bedürfnisse des Kindes zu erfüllen. Dadurch wird der Mangel behoben, resp. das, was das erste Mal gefehlt hatte, zur Verfügung gestellt. Das heilt den SEAL.

Das Ziel ist nicht, das Ereignis zu verändern. Das kann man nicht. Es ist bereits geschehen. Alles was man tun kann ist, die Bedingungen zu schaffen, unter denen Heilung stattfinden kann. Indem das Kind informiert und somit vorbereitet ist, neutralisiert man den ursprünglichen Schock. Das Kind weiss nun, was passieren wird.

Der nächste Schritt ist, das Kind mit Liebe zu füllen. Liebe und Angst können nicht koexistieren. Wird das Kind mit Liebe gefüllt, wird dem ursprünglichen Ereignis widersprüchliche Energie zugeführt. Es wird sie vielleicht nicht vollständig beseitigen, aber es wird helfen, die emotionalen Auswirkungen zu verringern, wenn das Ereignis wieder durchlebt wird.

#2. Die Liebe suchen

Weise das Erwachsenen-Bewusstsein an, in sein Herz zu gehen und die Liebe zu suchen. Sie ist da. Es ist da vielleicht nur ein leises Flackern zu Beginn. Aber was wir Aufmerksamkeit schenken - davon bekommen wir mehr. Lasse den Klienten das Gefühl suchen. Teste dann, um sicherzustellen, dass der Klient es auch wirklich fühlt.

Das Einzige, was wirklich zählt, ist, dass der Klient das Gefühl fühlt. Wenn der Klient die Liebe für das Kind nicht finden kann, geh weiter zurück zu einem Punkt, an dem das Kind noch liebenswert ist. Du kannst nicht mit der Arbeit mit dem Inneren Kind fortfahren, bis du einen Erwachsenen hast, der das Kind lieben und akzeptieren kann. Bei der Heilung geht es darum, sich wieder mit der Urenergie in unserem Herzen zu verbinden. Dies ist die Quelle aller Heilung, einschliesslich all unserer guten Gefühle. Stell sicher, dass der Klient die Liebe fühlt, bevor du fortfährst.

#3. Die Liebe spüren

Wenn der Klient die Liebe spürt, verstärke das Gefühl, indem du die Aufmerksamkeit auf den Körper lenkst. Gefühle werden im Körper wahrgenommen. Welche Empfindungen sind dort zu spüren? Der Klient sagt vielleicht, dass er Wärme in der Brust oder im Herzen wahrnimmt. Er erlebt vielleicht ein angenehmes Gefühl, das durch den ganzen Körper strömt. Die Idee ist, die Glut zu einem gemütlichen Feuer anwachsen zu lassen.

Wenn er ein warmes, angenehmes Gefühl in der Brust spürt, gib diesem Gefühl die Erlaubnis, da zu sein. Du könntest einfach sagen: "Prima", oder: "Da ist das Gefühl", oder: "Das ist gut. Erkenne, dass das dein Gefühl ist. Du darfst dich geliebt fühlen." Dann ermutige den Klienten, es vollumfänglich zu fühlen. Es fühlt sich gut an, weil es den Körper mit Endorphinen durchflutet! Sobald der Klient ganz in dem Gefühl ist, bitte ihn, dieses Gefühl dem Kind weiterzugeben, indem es von Herz zu Herz übermittelt wird. Das gibt dem Kind das, was es am meisten braucht - sich sicher und geborgen, geliebt und akzeptiert zu fühlen. Liebe ist der natürliche Zustand des Kindes. Liebe fühlt sich gut an. Bestätige, dass es sich wieder gut fühlen darf. Dann weise den Klienten an, zu bemerken, wie gut es sich anfühlt.

Das ist Heilung. Wird diese Art von positiver Energie in das Kind gebracht, wird sich das Gefühl des Klienten als Erwachsener verändern. Leite den Klienten an, das Kind mit seiner Liebe und Akzeptanz vollzutanken. Überprüfe dann, ob das Kind die Liebe tatsächlich empfängt, indem du fragst: "Wie gefällt dem Kind das?" oder "Sieht es so aus, als ob das Kind deine Liebe annimmt?"

Wenn das Kind die Liebe des Erwachsenen annimmt, wird es sie spüren. Die Liebe soll so lange geschickt werden, bis das Kind vollständig mit Liebe gefüllt ist. Das dauert nicht sehr lange. Gib dem Klienten einfach einen Moment der Stille, um sicherzustellen, dass das Kind vollständig gefüllt ist. Es wird wissen, wann es voll ist, weil es dies fühlen wird.

Während dies geschieht, fliessen die Energien auch in das Erwachsenen-Bewusstsein. Denk daran, dass ihr mit Anteilen von ein und derselben Person arbeitet. Sind die Bedürfnisse des Kindes erfüllt, wird sich diese Veränderung auf das Leben des Klienten als Erwachsener auswirken.

Sobald eine Person starke Emotionen empfindet, befindet sie sich in einem hyper-suggestiblen Zustand. Dies ist der perfekte Zeitpunkt, um Autosuggestionen zu verwenden, weil bereits eine Ebene der Selbstliebe etabliert ist. Bitte den Erwachsenen, Worte der Liebe und Akzeptanz an das Kind zu richten. Du kannst den Ball ins Rollen bringen, indem du den Klienten aufforderst, die EFT [17] - Selbstakzeptanzphrase *"Ich liebe und akzeptiere dich zutiefst und vollständig"* zu sagen. Bitten den Klienten dann, weiterzusprechen.

---

[17] emofree.com

Niemand kennt das Kind besser als der Erwachsene, denn er ist das Kind, unterdessen erwachsen. Alles, was du tun musst, ist vorzuschlagen: "In dir sind die Worte, die das Kind hören muss." Falls dem Klienten die Worte fehlen, kannst du helfen, indem du dem Klienten ein paar Fragen stellst. Aber das, was das Kind am dringendsten hören muss, wird sich aus dem Aufdeckungsprozess ergeben. Zum Beispiel: "Ist das Baby gut genug? Sage es ihm/ihr: 'Du bist gut genug.' Ist das Baby schlau genug? Sage es ihm/ihr: "Du bist schlau genug. Ist er/sie dir wichtig? Sage ihm/ihr: "Du bedeutest mir viel. Deine Gefühle haben mich zu dir zurückgebracht. Ich bin so froh, dass ich dich gefunden habe. Und jetzt, wo ich dich gefunden habe, bin ich für dich da. Du wirst nie allein sein."

So was kann man sich nicht ausdenken oder erfinden! Alles, was du brauchst, ist im Kopf des Kunden. Der Aufdeckungsprozess wird dir alle Details liefern, die du brauchst, um ein nachhaltiges Ergebnis zu erzielen.

#4. Liebe heilt

Die Innere-Kind-Arbeit findet im Tandem mit den Aufdeckungs- und Loslassungsprozessen statt. Sobald du den anfänglichen Aufdeckungsprozess abgeschlossen hast, wirst du eine allgemeine Ahnung der Geschichte haben. Du wirst wissen, was passiert ist, wer daran beteiligt war und was das Kind während des Erlebnisses gedacht und gefühlt hat. Jetzt ist es an der Zeit, das symptomverursachende Muster mit Re-Parenting (Neu-Beelterung) des Kindes abzuändern. Dies ist auch bekannt als die Technik des informierten Kindes. Der Erwachsene wird die symptomfordernden Aspekte, die in dem Ereignis gefangen sind, auflösen, indem er dem Kind alles zur Verfügung stellt, was es braucht, um die Erfahrung zu überstehen, ohne sich überfordert zu fühlen.

Re-Parenting des Kindes

Der Prozess des Re-Parentings des Kindes beginnt damit, das Kind mit Liebe und Akzeptanz zu erfüllen. Dies schafft eine Bindung zwischen dem Erwachsenen-Anteil und dem Kind-Anteil. Der Erwachsene Part übernimmt die Rolle eines liebenden Elternteils, weil das beim ersten Mal gefehlt hatte. Der Bindungsprozess des Sendens und Empfangens von Liebe stellt eine Ebene des Vertrauens zwischen diesen beiden Teilen des Klienten her.

Dies ist ein Paradigmenwechsel, weil es die Entscheidungskraft des Klienten wiederherstellt. Von nun an darf das Erwachsenenbewusstsein entscheiden, was geschehen soll. Ihr begleitet den Prozess lediglich und unterstützt den Klienten dabei, Veränderungen vorzunehmen.

Alle Heilung ist Selbstheilung. Das Erwachsenenbewusstsein hat was dem Kind fehlte - Reife. Der Erwachsene kann die Situation bewerten, Fehler in der Wahrnehmung erkennen und dem Kind das Verständnis vermitteln, das es braucht, um das Ereignis in eine Lernerfahrung zu verwandeln. Das ist das Ziel.

Nachdem das Kind mit Liebe gefüllt wurde, ist es an der Zeit, das Kind darauf vorzubereiten, das Ereignis zu durchlaufen. Nur, dieses Mal wird das Kind wissen, dass es nicht allein ist. Der Erwachsene ist bei ihm. Das Kind wird wissen, dass es überleben wird. Der Erwachsene ist der Beweis dafür. Das Kind wird wissen, dass in dem Moment, in dem etwas passiert, der Erwachsene für es da sein wird.

Hast du bemerkt, wie wir vor dem ISE einen Vertrag abschliessen? Der Klient trifft eine informierte Entscheidung, um das Problem frontal anzugehen. Das Kind weiss, dass es *dieses Mal* nicht allein ist. Der

Erwachsene weiss, dass er damit umgehen kann, er ist ein Erwachsener! Während sich das Kind durch das Ereignis bewegt, kann an das Erwachsenenbewusstsein appelliert werden, um die Wahrnehmungen und Gedanken des Kindes auf Wahrheit hin zu überprüfen.

Die Aufgabe des Erwachsenenbewusstseins ist es, fehlerhafte Überzeugungen in Frage zu stellen und Wissen dem gegenüber zu liefern. Interpretiert das Kind das Geschehene richtig? Ist es wahr? Wenn der Gedanke nicht der Wahrheit entspricht, ist es die Aufgabe des Erwachsenen, das Kind über das, was wirklich geschieht, zu informieren. Dadurch wird die Emotion, die mit der falschen Wahrnehmung verbunden ist, freigesetzt.

Interpretiert das Kind die Situation richtig, dann ist es die Aufgabe des Erwachsenen, dem Kind zu helfen, mit der Situation umzugehen. Kleinen können schlimme Dinge passieren. Aber herausfordernde Situationen früh im Leben können genutzt werden, um Stärke, Weisheit und Widerstandsfähigkeit zu entwickeln. Manchmal reicht es, zu wissen, dass eine schmerzhafte Erfahrung oder ein unangenehmes Gefühl nicht lange anhalten wird.

Selbst das schlimmste Gefühl hält nicht länger als 90 Sekunden an. Was eine Person in einem Gefühl festhält, ist der Widerstand dagegen. Erlaubt man dem Gefühl, wahrgenommen und ausgedrückt zu werden, kann man es beenden. Dann ist es vorbei. Was das Kind wissen muss, ist, dass es überleben wird. Der Erwachsene ist der lebende Beweis dafür, dass das Kind diese Erfahrung überstehen wird.

Verzeihen heisst, das Gute zu finden. - **Stephen Parkhill**

Das Kind ist unschuldig. Es gibt nichts, was es getan haben könnte, um eine schlechte Behandlung zu verdienen. Aus irgendeinem Grund haben die Personen, die sich um das Kind hätten kümmern sollen, ihre Aufgabe nicht wahrgenommen. Und wenn Kinder einen Fehler gemacht haben, ist das verzeihlich. Nichts könnte jemals die Wahrheit über sie ändern - dass sie liebenswert sind. Menschen sollen aus Erfahrungen lernen. Das Kind lernt gerade eine wertvolle Lektion, die ihm beim Erwachsenwerden helfen wird. Hilf dem Klienten zu entdecken, was das sein könnte. Das meint Stephen Parkhill mit «*das Gute finden.*»

Umschreiben der ISE-Geschichte

Ronald Reagans Lieblingswitz handelte von einem kleinen Jungen, dessen Eltern besorgt waren, dass er zu optimistisch sei. Natürlich brachten die Eltern den übermässig fröhlichen Jungen zu einem Psychiater. Um die Laune des Jungen zu dämpfen, führte der Psychiater den Jungen in einen Raum, der mit Pferdemist gefüllt war. Der kleine Junge war begeistert! Er kletterte auf die Spitze des Haufens, liess sich auf alle Viere fallen und begann zu graben. "Was machst du da?", fragte der Psychiater. "Bei all dem Dung", strahlte der kleine Junge, "muss hier irgendwo ein Pony sein!"

Die Heilung ist dann abgeschlossen, wenn der Klient auf seine Lebensgeschichte (den Mist) zurückblicken und das Pony (das Gute) finden kann. Wie hat es ihm genützt? Inwiefern hat es ihn stärker oder weiser gemacht? Was hat er gelernt zu tun oder nicht zu tun, was ihm in der Zukunft dienen würde? Welchen Wert hat es? Welchem Zweck hat es gedient? Die oberste Direktive des Körper-Geist-Systems ist der Schutz. Wenn ein gebrochener Knochen heilt, bleibt die Stelle des alten Bruchs stärker als der daneben liegende Knochen. Wenn eine tiefe

Fleischwunde heilt, hinterlässt sie eine Narbe, einen Bereich mit zäherer Haut. Das Ergebnis ist dasselbe bei der Heilung der menschlichen Seele.

Es braucht eine gewisse Reife, um auf unsere Lebensgeschichte zurückzublicken und zu entdecken, inwiefern sie uns stärker gemacht hat. Joseph Campbell sagte, dass er erst im Alter von fast 75 Jahren im Rückblick auf sein Leben erkannte, dass eine unsichtbare Hand ihn die ganze Zeit über, geführt hatte. Das erinnert mich an das Gedicht "Footprints in the Sand"[18]:

"Eines Nachts träumte ich, wie ich mit dem Herrn am Strand entlang ging. Viele Szenen aus meinem Leben blitzten am Himmel auf. In jeder Szene bemerkte ich Fussabdrücke im Sand. Manchmal gab es zwei Paare von Fussabdrücken, manchmal war nur ein Paar da. Das beunruhigte mich, weil ich bemerkte, dass ich jeweils an den Tiefpunkten meines Lebens, wenn ich unter Ängsten, Sorgen oder Niederlagen litt, nur ein Paar von Fussabdrücken sehen konnte. Also sagte ich zum Herrn: "Du hattest mir versprochen, Herr, wenn ich dir folge, würdest du immer mit mir gehen. Aber ich habe bemerkt, dass es in den schwierigsten Zeiten meines Lebens nur ein Paar von Fussabdrücken im Sand gab. Warum bist du nicht für mich da gewesen, als ich dich am meisten brauchte?" Der Herr antwortete: "Die Jahre in denen du nur ein Paar von Fussabdrücken gesehen hast, mein Kind, sind die, in denen ich dich getragen habe."

Rückblickend wussten wir damals nicht, was wir heute wissen. Unsere Wahrnehmungen basierten auf dem Wissen und der Weisheit, die wir damals hatten. Je jünger wir waren, desto weniger Erfahrungen hatten

---

[18] Mary Stevenson, *Footprints* (1936).

wir zur Verfügung, um diese Umstände zu bewerten und darauf zu reagieren. Wenn die Heilung vollzogen ist, ist der Blick zurück klar. Wir können erkennen, dass wir älter und weiser sind, weil wir diese Ereignisse durchlebt haben, egal wie schmerzhaft sie waren. Wir sind jetzt in der Lage, die Dinge aus einer weiteren Perspektive zu sehen und zu entdecken, inwiefern Vergangenes einem Zweck gedient haben könnte.

Man sagt, dass es kein Böses gibt, das nicht auch etwas Gutes hat. Auch wenn es vielleicht zu jener Zeit nicht die beste Erfahrung war, kann der Kunde einsehen, dass er es geschafft hat. Immerhin ist er noch hier und atmet noch. Diesen Erfahrungen eine positive Bedeutung abzugewinnen, wird helfen, das Bedürfnis loszulassen, Externes kontrollieren zu wollen. Es wird auch der Kontrolle, die die Vergangenheit über das tägliche Leben hatte, ein Ende setzen, denn wenn der Klient die Vergangenheit endlich absegnen kann, gibt er sich selbst die Erlaubnis, mit seinem Leben weiterzumachen und sich nicht mehr als Opfer zu fühlen.

Das Leben findet statt. Erfahrungen lehren uns, wie wir sein und was wir tun sollen, aber auch, wie wir nicht sein und was wir nicht tun können. Was hat der Klient gelernt? Welche wertvolle Lebenslektion hat diese Erfahrung geliefert, um ihn zu einem besseren Menschen zu machen? Welche Weisheit besitzt er jetzt als Ergebnis dessen, was er durchgemacht hat? Indem er das Gute in diesen Umständen findet, findet er seine eigene Güte. Und das ist das wahre Gold: die Güte, der Funke des Göttlichen in ihm.

Was mich nicht umbringt, macht mich stärker. -
Friedrick Nietzsche

Zusammenfassung

Die Innere-Kind-Arbeit findet hauptsächlich im ISE statt und beinhaltet einen Dialogprozess zwischen dem Erwachsenen-Bewusstsein und dem Inneren Kind. Das Erwachsenen-Bewusstsein ist aufgerufen, dem Inneren Kind Liebe und Unterstützung zu geben, während es hilft, Wege zu suchen, die Bedürfnisse des Kindes zu erfüllen. Indem dem Kind geholfen wird, seiner Erfahrung einen Sinn zu geben, können Klarheit und Frieden wiederhergestellt werden, um Heilung zu ermöglichen.

Die Kernanteile der Persönlichkeit werden in den prägenden Jahren der Kindheit vor dem fünften oder sechsten Lebensjahr geformt. Die Signatur eines ISE in der Kindheit ist das SEAL-Muster. Um das SEAL-Muster zu neutralisieren, wird das Erwachsenen-Bewusstsein vor dem ISE eingebracht, um das Kind auf die Erfahrung vorzubereiten:

1. Die Liebe suchen
2. Die Liebe spüren
3. Den SEAL heilen
4. Das Gute finden.

Erfahre mehr im Kurs *"Ready for Regression First Session System"* hier:
www.tribeofhealers.com/ready-for-regression-first-session-system-course

Loslassen schafft Raum. Sich selbst zu lieben und zu bejahen, einen Raum der Sicherheit, des Vertrauens und des Annehmens zu schaffen, wird Ordnung in Ihrem Geist schaffen, mehr liebevolle Beziehungen in Ihrem Leben hervorbringen, einen neuen Job und einen neuen und besseren Ort zum Leben anziehen und sogar eine Normalisierung Ihres Körpergewichts ermöglichen. - **Louise Hay**

KAPITEL 16:
Die Zeit, die es Braucht

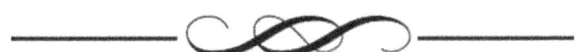

Und so verrichtete er sieben Jahre lang seinen Dienst in der Hölle. Er wusch sich nicht, er kämmte oder schnitt seine Haare nicht, er schnitt sich nicht die Nägel und wischte sich nicht die Augen. Und die sieben Jahre vergingen so schnell, dass es schien, als ob er nicht länger als ein halbes Jahr dort gewesen wäre.

Die Grundlage des Teufelsvertrags ist, dass der Klient die Arbeit machen muss. Der Vertrag besteht nicht darin, lediglich die Symptome zu maskieren oder zu bewältigen. Es geht darum, eine dauerhafte Veränderung zu erreichen. Der Fokus liegt nicht auf den Symptomen. Symptome sind lediglich der Beweis für ein Problem, das nach einer Lösung verlangt. Der Fokus liegt auf den Gefühlen. Indem man zulässt, dass unangenehme Gefühle und Emotionen ein Teil des Prozesses sind, kann die verborgene Ursache ins Bewusstsein gebracht und gelöst werden. Das erfordert eine Verpflichtung.

Der Klient muss bereit sein, die notwendige Arbeit zu leisten, um eine vollständige Auflösung des Problems durch eine gründliche Hausreinigung zu erreichen. Das Lösen der Blockaden schafft die

Bedingungen, unter denen Heilung eintreten kann. Aber es kann trotzdem Zeit in Anspruch nehmen. Regressionshypnosetherapie ist keine Methode für eine einzelne Sitzung. Es ist ein klientenzentrierter Ansatz der Therapie. Die benötigte Zeit hängt von den individuellen Bedürfnissen, Zielen und Ressourcen des Klienten ab.

Im Durchschnitt sind sechs oder sieben Sitzungen nicht unangemessen und bieten die nötige Zeit, um die Ergebnisse zu testen und ein nachhaltiges Ergebnis zu gewährleisten. Aber selbst wenn es 20 Sitzungen bräuchte, um ein nachhaltiges Ergebnis zu erzielen, ist das immer noch wirklich beeindruckend. Therapien brauchen im Durchschnitt sechs Sitzungen, nur um ein Arbeitsbündnis mit dem Klienten herzustellen. Um bei 50% der Psychotherapie-Klienten eine vollständige Genesung zu erreichen, sind im Durchschnitt 20 Sitzungen erforderlich, während eine Erfolgsrate von 75% typischerweise 50 wöchentliche Sitzungen erfordert. Aus diesem Grund wird die Regressionshypnosetherapie als Kurztherapie angesehen.

Der Heilungsprozess der Regressionshypnosetherapie beginnt mit der Vorbereitungsphase, in der der Fokus darauf liegt, den Klienten darauf vorzubereiten, die für den Erfolg notwendige Arbeit zu leisten. Was folgt, ist die Transformationsphase, die sich auf die beiden Rs in R2CH stützt – «Regress» und «Release».

«Regress to Cause» ist ein Prozess, bei dem das Ereignis gefunden wird, das für das Auftreten der Symptome verantwortlich ist, durch:

- Schlagen von Brücken zur Vergangenheit
- Aufdeckungsprozess
- ISE Tests

- Identifizieren der Gedanken-Ursachen-Ausrichtung
- Session-Mapping

Loslassen ist ein Prozess, der während der Vorbereitungsphase gelehrt werden kann. Er kann dann, während dem Aufdeckungsprozess verwendet werden, um Zugang zu tieferen Schichten von Wahrnehmungen, Gedanken und Gefühlen zu erhalten, indem Techniken wie «Suche das Gefühl», «Bewerte das Gefühl», «Aktiviere das Gefühl» und «Folge dem Gefühl» verwendet werden.

#1. Such es!

1. Suche das Gefühl für die Affektbrücke
2. Schlage Brücke zurück zum früheren Ereignis (SSE)
3. Vorläufiger Aufdeckungsprozess
4. ISE testen
5. Schlage Brücke zurück zum ISE
6. In ISE gefangene Story aufdecken (Was passiert?)
7. Identifiziere die an der Geschichte beteiligten Parts (Wer?)

#2. Fühle es!

Energie, die im Nervensystem des Körpers gefangen ist, ist unangenehm. Sie kann Widerstand erzeugen und die Wahrnehmung blockieren. Das Loslassen von gefangener emotionaler Energie stellt den Frieden und die Klarheit im Geist-Körper-System wieder her. Dadurch kriegt man einen kooperativeren Klienten, der es ermöglicht, mit dem Brückenschlagen zurück zum ISE fortzufahren. Es macht es auch einfacher, die in einem Ereignis gefangenen Details aufzudecken.

#3. *Heile es!*

Loslassen bringt Erleichterung. Dadurch wird die Psyche zunehmend empfänglicher für neue Programmierungen. Das ist der Zweck der Innere-Kind-Arbeit. Das Ziel des Aufdeckungsverfahrens ist es, die unerfüllten Bedürfnisse des Kindes zu identifizieren. Wenn man dem Klienten hilft, diese Bedürfnisse zu erfüllen, wird der zugrunde liegende Grund für die Symptome aufgelöst.

Sobald du identifiziert hast, was im Widerspruch zu den Wünschen des Kindes steht, übernimmt das Erwachsenenbewusstsein des Klienten eine Elternrolle für sein jüngeres Selbst. Die Aufgabe des Erwachsenen ist es, die Gedanken-Ursachen-Aspekte aufzuklären, indem er liebevolle Unterstützung anbietet, Wahrnehmungen auf ihre Wahrheit hin überprüft, gegenübergesetztes Wissen findet und falsche Überzeugungen in Frage stellt.

Die Transformationsphase besteht aus zwei Schritten im Sieben-Phasen-Protokoll:

4. Regress & Release
5. Innere-Kind-Arbeit

Die letzte Phase ist die Verifizierungsphase, in der man Massnahmen ergreift, um eine dauerhafte Veränderung zu gewährleisten.

PHASE 3: ÜBERPRÜFEN

Verifizierungsphase

6 Testen	7 Vergebungsarbeit
Änderungen Testen & Integrieren	*Mühelose Konstanz*
6.1 ISE Testen	7.1 Güte Wiederherstellen
6.2 SSEs Testen & Änderungen Verfestigen	7.2 Kummer Loslassen
6.3 Ergebnisse im Wirklichen Leben Testen	7.3 Verzeihungstest
	7.4 Ganzheit Zurückgewinnen
	7.5 Altersprogression

Gefühle sind wie ein menschliches Thermometer. Ein Thermometer sagt uns, welche Temperatur es hat, was uns wiederum hilft zu entscheiden, was wir anziehen sollen. Gefühle verraten uns die Temperatur unserer inneren Prozesse und helfen uns zu entscheiden, wie wir sein und was wir tun sollen. - **Virginia Satir**

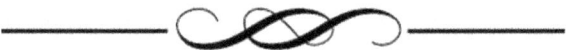

KAPITEL 17:
Teste die Ergebnisse

Als seine Zeit endlich um war, kam der Teufel zurück und fragte: "Na, Hans, was hast du denn die ganze Zeit gemacht?" Und Hans berichtete ihm: "Nun, ich habe die Feuer unter den Kesseln gehütet, den Kehrdreck aufgefegt und hinter die Tür getragen."

Dies ist das erste Mal in der Geschichte, dass der Soldat als Hans bezeichnet wird! Dies zeigt an, dass eine Veränderung stattgefunden hat! Der Klient hat in irgendeiner Hinsicht zu sich selbst gefunden. Was hat Hans die ganze Zeit über gemacht? Die ersten drei Schritte der Universellen Heilung!

1. Suche den ISE durch Regressieren und Loslassen.
2. Lasse die Gefühle zu, um die zugrunde liegende Ursache aufzudecken.
3. Heile den Kind-Anteil, der in diesem Ereignis gefangen ist.

Der vierte Schritt besteht darin, es zu versiegeln, indem du sicherstellst, dass die Ergebnisse von Dauer sein werden. Woher weisst du, ob alle beitragenden Aspekte losgelassen worden sind? Woher weisst du, ob der Klient sich wirklich von der Vergangenheit befreit hat? Wie kannst du wissen, wann deine Arbeit abgeschlossen ist? Du testest! Der einzige Weg, irgendetwas mit Bestimmtheit zu wissen, ist, die Ergebnisse zu testen.

"Aber", sagte der Teufel, "du hast auch in die Kessel hineingeschaut! Gut, hast du mehr Holz nachgelegt, sonst wäre dein Leben verloren."

Der Teufel weiss, dass jedes Leiden ein Leben fordert. Der Klient muss bereitwillig das Leben loslassen, das er bisher gelebt hat. Schwere Krankheiten fordern *buchstäblich* ein Leben. Wut ist zwar eine natürliche Reaktion auf wahrgenommene Verletzungen, aber wenn Wut kulturell als schlecht angesehen wird, würde nur der Teufel eine Person ermutigen, sie auszudrücken. Genau das ist aber gefragt. Das Unterdrücken von Angst, Ärger, Verletzung, Groll, Wut, Schuld, Verurteilung und Gedanken an Bestrafung, schaden dem Klienten nur. Der Teufel sagt also: "Gut, dass du es rausgelassen hast!"

Indem er den Deckel von seinen Gefühlen genommen hat, wurde der Klient mit dem toxischen Inhalt seiner eigenen Psyche konfrontiert. Das erfordert Mut. Hätte Hans verbotene Erinnerungen oder Gefühle nicht zugelassen, wäre der Moment der Erlösung verloren gewesen. Das Problem wäre wieder in die Dunkelheit gerutscht und mit ihm die Lösung. Während er vielleicht eine kurzfristige Erleichterung genossen hätte, würden die Symptome schliesslich einen Weg suchen, wieder aufzutauchen. Oder noch schlimmer.

Soll der Klient vollständig heilen, muss er bereit sein, seiner Vergangenheit zu vergeben. Nur dann haben vergangene Ereignisse keine Macht mehr, ihn zu kontrollieren. Aber die meisten Menschen wissen gar nicht, was es bedeutet, der Vergangenheit zu vergeben. Anstelle von Vergebung wird Folgendes gemacht[19]:

- Verleugnung: Ignorieren und das Erlebnis herunterspielen
- Selbstbeschuldigung: das Erlebnis mit eigenen Handlungen oder Verhaltensweisen erklären
- Opfer-Identität: im Selbstmitleid, in der Hilflosigkeit und in der Verwundbarkeit steckenbleiben
- Empörung: Wut, Intoleranz, Vergeltungssucht hegen
- Überlebende-Identität: sich vom verletzenden Erlebnis distanzieren, indem man sich als Überlebende sieht

Totale Heilung erfordert ein vollständiges Loslassen aller negativen Gefühle. Das ist gemeint mit «seiner Vergangenheit vergeben». Vergebung ist ein Loslassen. Worum der Klient gebeten wird, ist das Loslassen des Problems. Das Loslassen der toxischen Gedanken und emotionalen Energien, die in ihm gefangen sind, wird den Klienten dazu befähigen, seine Opferidentität aufzugeben. Sobald er seine authentische Kraft zurückerlangt, wird er vollständiges Aufhören des Symptomausdrucks und müheloser Fortbestand erleben.

"Nun, es sieht so aus, als ob deine Zeit um wäre. Willst du wieder nach Hause?" "Oh, ja", sagte der Soldat. "Ich würde sehr gerne sehen, was mein Vater daheim macht."

---

[19] Dr. Sidney B. Simon and Suzanne Simon, Forgiveness: *How to make peace with your past and get on with your life* (1991).

Ist dir aufgefallen, dass *der Soldat* auf die Frage geantwortet hat, nicht Hans? Das zeigt uns, dass Hans immer noch an seiner Haltung als zäher kleine Soldat festhält. Ein Teil von ihm steckt immer noch im Überlebensmodus fest. Dies ist auch die erste Erwähnung des lieben alten Vaters! Offensichtlich ist etwas noch nicht gelöst.

Im Film *SHREK*[20] gibt es ein Gespräch zwischen dem Oger Shrek und seinem Freund Esel, in dem Shrek behauptet: "*An Ogern ist mehr dran, als die Leute denken.*"

Shrek: *Oger sind wie, äh, Zwiebeln! (Hält eine Zwiebel hoch, an der Esel schnuppert.)*

Esel: *Sie stinken?*

Shrek: *Ja . . . Nein!*

Esel: *Oh, sie bringen dich zum Weinen?*

Shrek: *Nein!*

Esel: *Ach, so, wenn sie ein der Sonne trocknen, werden sie ganz braun und kleine weisse Härchen fangen an zu spriessen.*

Shrek: *(Schält eine Zwiebel.) NEIN! S-C-H-I-C-H-T-E-N. Zwiebeln haben Schichten. Oger haben Schichten, genau wie Zwiebeln. Verstehst du? Wir beide haben Schichten. (Geht weg.)*

---

[20] *Shrek*, Regie Andrew Adamson und Vicky Jenson (2001; USA: DreamWorks)

Des Teufels Therapie

Esel: *Oh, ihr beide habt S-C-H-I-C-H-T-E-N. Na, toll! Weisst du, Zwiebeln sind nicht jedermanns Sache. Was ist mit Torten? Alle Welt liebt Torten, und die haben auch Schichten.*

Shrek: *Es ist mir egal, was alle anderen mögen! Oger sind nicht wie Torten.*

Esel: *Weisst du, was sonst noch jeder mag? Parfaits! Hast du schon mal zu jemandem gesagt: "Hey, holen wir uns ein paar leckere Parfaits" und er antwortet: "Zur Hölle nein! Ich mag keine Parfaits"? Parfaits sind köstlich!*

Shrek: *NEIN! Du unterbelichtetes, begriffsstutziges Miniatur-Lasttier! Oger sind wie Zwiebeln!*

Der Teufel weiss, dass Erinnerungen - genauso wie Zwiebeln und Oger - Schichten haben. Man muss sich durch die vielen Schichten hindurcharbeiten, um alle beitragenden Aspekte zu identifizieren. Das Problem ist, dass man immer im Wettlauf gegen die Uhr arbeitet; man kann nur so und so viel machen in einer einzigen Sitzung.

Egal wie gründlich du alle beitragenden Aspekte ansprichst, es gibt keine Garantie, dass du sämtliche Wurzeln des Problems des Klienten gefunden hast. Tiefere Schichten der Wahrheit können zurückgehalten werden, bis das Unterbewusstsein das Gefühl hat, dass es sicher ist, sie zu enthüllen. Also wirst du nicht unbedingt sofort die ganze Geschichte aufdecken.

Der Klient kann sich bewusst dafür entscheiden, eine Information zurückzuhalten, weil er sie für unwichtig hält oder sich deswegen zu sehr schämt, um sie zuzugeben. Aber wenn es nicht ans Licht gebracht wird, kann es nicht behoben werden. Was auch immer der Klient nicht preisgibt, ist immer noch da und schreit nach Erlösung. Bleibt es ungelöst, wird das Problem fortbestehen. Deshalb musst du die Ergebnisse testen.

#1. *Teste den ISE*

Um die Ergebnisse im ISE zu testen, betrachtet der Klient das Ereignis nochmals von Anfang bis Ende. Das Ereignis läuft genauso ab wie beim ersten Mal. Das Einzige, was sich geändert hat, ist, wie sich der Klient fühlt. Beim Heilen geht es nicht darum, die Vergangenheit zu ändern. Beim Heilen geht es darum, das Gefühl *im Inneren* des Klienten so zu verändern, dass er nicht mehr an die Ereignisse der Vergangenheit gebunden ist.

Die Vergangenheit ist nur die Vergangenheit. Die Zukunft hat die Fähigkeit, aus vergangenen Erfahrungen zu lernen und sich durch sie so zu verändern, dass Situationen und Menschen im täglichen Leben keinen negativen Einfluss mehr ausüben können. Der ISE ändert sich nicht. Was sich ändert ist, wie es sich anfühlt. Wenn der Klient sich durch das Ereignis bewegen kann, ohne getriggert zu werden, ist das Ereignis bereinigt worden.

Sammle Erkenntnisse

"Du hast dir deine Belohnung verdient", sagte der Teufel. "Hier ist, wie du sie bekommst: Geh hinter die Tür und fülle deinen Rucksack mit Kehrdreck, und nimm ihn mit nach Hause."

Wenn der Klient ruhig akzeptieren kann, was passiert ist, frei von den Wahrnehmungen und Urteilen, die ihm anfangs Kummer bereitet haben, wird eine neue Ebene der Ordnung und Stabilität hergestellt. In dem Moment, in dem der Klient diese Veränderung erkennt, wird sie dauerhaft.

Um diese neue Bewusstseinsebene zu fördern, frage den Klienten: "Was hat sich verändert?" Diese Frage ist ein Erkenntnis-Generator. Lass dir vom Klienten sagen, welche spezifischen Veränderungen jetzt realisiert werden. Dadurch wird das Ereignis zu einer Lernerfahrung, die die Art verändert, wie der Klient sich selbst und sein Umfeld sieht. Infolgedessen wird er in Zukunft auf ähnliche Situationen ganz anders reagieren. Dies ist die Vorbereitung für den Prozess des Fortschreitens durch die SSEs.

Verwirklichen heisst wahr machen. Was entdeckt der Klient? Was hat sich verändert? Ist es wahr? Woher weiss er, dass es wahr ist? Sämtliche Beweise zur Unterstützung der Veränderung sollten aus der Erfahrung des Klienten während der Sitzung kommen. Verwende kein Skript. Verstärke die eigenen Erkenntnisse des Klienten. Je mehr Bedeutung der Klient in seiner Geschichte finden kann, desto mehr innere Ressourcen wird er sammeln, und desto tiefgreifender wird die Veränderung sein.

Du kannst die Veränderung vertiefen, indem du vorschlägst: "*Du hast dich verändert!* Frage dann: "Woher weisst du, dass du dich verändert hast?" Bestätige dem Klienten, dass er die Veränderung erkannt hat. Frage dann: "Inwiefern verändert dieses Wissen die Dinge von jetzt an?" Das wird dir zeigen, was der Klient in Zukunft erwartet. Du installierst neue Überzeugungen, also stelle sicher, dass du diese Veränderungen mit dem therapeutischen Ziel des Klienten verbindest.

Was der Verstand erwartet, neigt dazu, realisiert zu werden. - **Gerald Kein**

Der ISE ist eine Erfahrung, bei der ein Anteil des Klienten in der Kindheit stecken geblieben ist. Infolgedessen war er nicht in der Lage, erwachsen zu werden. Durch das Freilassen von gefangenen Emotionen wird ein Zustand hoher Suggestibilität geschaffen. Innere-Kind-Arbeit macht sich diesen Zustand zunutze, indem Konzepte und Ideen installiert werden, die mit dem Kernzustand des Kindes - Gesundheit und Glück - übereinstimmen.

Der nächste Schritt besteht darin, diese Veränderungen auf das Erwachsenenbewusstsein zu übertragen, indem man dem Kind hilft, erwachsen zu werden. Dies wird erreicht, indem man das Kind anweist, sämtliche Veränderungen - die Einsichten und besseren Gefühle - einzusammeln und sich diese zu eigen zu machen. Ermutige das Kind, diese Veränderungen sich anzueignen, indem sie vollumfänglich gefühlt werden. Dann lasst das Kind heranwachsen, indem ihr durch die SSEs fortschreitet.

#2. Teste die SSEs

Das Aufwachsen des Kindes ist ein Prozess des Vorwärtsschreitens vom ISE durch die SSEs auf dem Lebenszeitstrahl des Klienten. So könnt ihr die Resultate vom ISE testen, alle Veränderungen stärken und die Vergangenheit des Klienten transformieren. An dieser Stelle wird euch eure «Session Map» wirklich helfen, denn sie gibt euch eine visuelle Aufzeichnung der vergangenen Erlebnisse des Klienten.

Jede SSE repräsentiert ein *zukünftiges* Ereignis des Kindes, das im ISE gefangen war. Indem es die SSEs durchläuft, wird das Kind von diesem Ereignis befreit und kann mit dem Wissen, das es jetzt hat, ins Erwachsenenalter hineinwachsen. Infolgedessen erhält das Erwachsenenbewusstsein sämtliche Vorteile der Veränderung. Die spezifischen Veränderungen, die realisiert wurden, werden nun mit dem Kind mitgehen, wenn es zur nächsten SSE auf dem Zeitstrahl heranwächst. Sobald also der ISE geklärt ist, weise das Kind an, den neueren, besseren Bewusstseinszustand aufzunehmen und diese Veränderungen zum nächsten bedeutenden Ereignis mitzunehmen. Wenn zum Beispiel der ISE im Alter von zwei Jahren war, und das nächste SSE auf der Zeitachse im Alter von fünf Jahren ist, wird das Kind angewiesen, zu dieser Situation im Alter von fünf Jahren mit der Erinnerung an alles, was es im ISE gelernt hat, *aufzuwachsen*. Das SSE wird dann von dem transformierten Kind überprüft.

So erhält man ein dauerhaftes Ergebnis. Löscht alles im ISE, was mit dem vorliegenden Problem des Klienten zusammenhängt. Installiert dann die Ressourcen, die das Innere Kind beim ersten Mal nicht hatte. Das bedeutet, dass das Kind, das im Leben voranschreitet, nicht mehr dieselbe Person ist. Es hat sich verändert! Weil es sich verändert hat, werden die SSEs widerspiegeln, wie die Ereignisse verlaufen *wären*, wenn das Kind nicht so reagiert hätte wie es damals reagiert hat.

Aber, wenn das Kind durch etwas in einem SSE getriggert wird, prüft, ob dieser Aspekt im ISE vorhanden war. Wenn es ein Problem im ISE war, ist der ISE noch nicht geklärt. Geht zurück zum ursächlichen Ereignis, sucht das Gefühl und macht den Gefühlstest. Es könnte ein früheres Ereignis sein, das mit diesem Gefühl verbunden ist. Komplexe Probleme können mehrere ISEs haben, die zu denselben Symptomen führen. Das Gefühl könnte zum selben ISE zurückführen oder ihr entdeckt, dass es einen weiteren ISE gibt. So oder so werdet ihr wissen, worauf ihr euch als nächstes konzentrieren müsst.

Wenn der Aspekt, der ans Licht gebracht wurde, nicht im ISE war, dann ist es wahrscheinlich etwas, das *nach* dem ISE zum Gesamtmuster hinzugefügt wurde. In diesem Fall lässt es im SSE frei. Spult dann zurück und spielt das Ereignis noch einmal ab. Testet, ob das SSE nun geklärt ist. Dann, bevor ihr zum nächsten SSE übergeht, nutzt die

Gelegenheit, die Veränderung zu stärken, indem ihr das Kind fragt: "Was hat sich geändert?" Lasst den Klienten es euch sagen. Bestätigt dann die Erkenntnisse des Klienten mit: "DU hast dich verändert!"

Bringt dem Klienten bei, jede positive Veränderung, die er erfahren hat, sich zu eigen zu machen. Auf diese Weise könnt ihr die persönliche Vergangenheit heilen, während das Kind heranwächst. Dies nutzt die natürliche Tendenz des Unterbewusstseins, alles Lernen zu verallgemeinern.

Veränderungen Verallgemeinern

All diese Veränderungen bewegen sich entlang dem Zeitstrahl vorwärts, bis hin zum Klienten im Hier und Jetzt. Indem ihr das Kind dabei unterstützt, mehr Weisheit und Verständnis zu erlangen, fördert und stärkt ihr gleichzeitig das Erwachsenenbewusstsein.

Während der Klient sich entlang des Zeitstrahls vorwärtsbewegt, werden die Veränderungen auf andere Erfahrungen oder Ereignisse übergreifen, die während der Regression ans Licht gebracht wurden oder erst jetzt. Andere Anteile des Klienten können von diesen Veränderungen profitieren. Infolgedessen werden sich Probleme, die scheinbar nichts mit dem aktuellen Problem des Klienten zu tun haben, sich oft wie von selbst auflösen.

Veränderungen Integrieren

Lasst das Kind nun zum Klienten heranwachsen, der bei euch in der Sitzung ist. Dann verankert die Veränderungen im Hier und Jetzt, indem ihr den Klienten anleitet zu bemerken, wie viel besser er sich *tatsächlich* fühlt. Anerkennt den Erfolg und feiert ihn, indem ihr den Klienten ermutigt, die Verantwortung dafür zu übernehmen, dass er allein diese wunderbaren Veränderungen geschaffen hat. Sagt dem

Klienten: "Du hast das gemacht!" Gebt dann dem Unterbewusstsein die Anweisung, alle Veränderungen zu integrieren - körperlich, geistig, emotional, spirituell - damit jeder Anteil des Klienten von diesen wunderbaren Veränderungen profitieren kann. Seid euch bewusst, dass durch den Prozess die Einverleibung einer echten und dauerhaften Veränderung eingeleitet wurde.

#3. Teste die Ergebnisse im richtigen Leben

"Du sollst auch ungewaschen und ungekämmt gehen, mit langen Haaren und einem langen Bart, mit ungeschnittenen Nägeln und trüben Augen. Und wenn dich jemand fragt, woher du kommst, musst du sagen: 'Aus der Hölle.' Und wenn sie dich fragen, wer du bist, musst du sagen: 'Des Teufels russiger Bruder und mein König auch!'"

In der Antike war der König allein für sein eigenes Königreich (Realität) verantwortlich und niemandem ausser Gott (höhere Macht) gegenüber rechenschaftspflichtig. Sein *eigener König* zu sein bedeutet, unabhängig zu sein. Autonomie ist wahre Macht. Selbstherrschaft ist die Fähigkeit, auf äussere Bedingungen mit Autorität zu reagieren.

Der Klient verpflichtet sich zu einem Prozess der Rückgewinnung der Autorität über sein Leben. Der Teufel erinnert ihn lediglich an den Vertrag. Der Vertrag ist eine Vereinbarung, unangenehme Gefühle als Teil des Heilungsprozesses zuzulassen. Der Teufel sagt also: "Oh, übrigens, du wirst dir deiner Gefühle bewusster sein, weil du heute gute Arbeit geleistet hast."

Der Teufel erinnert den Klienten auch an die Therapeutische Beziehung. "Wir stecken da zusammen drin (Brüder). Wir bleiben dabei, bis wir Heilung erzielen. Falls zwischen den Sitzungen etwas auftaucht, lass es mich wissen." Das stellt sicher, dass der Klient nicht aus dem Prozess aussteigt, wenn er getriggert wird oder ein Wiederauftreten der Symptome erlebt. Er wird wissen, dass er zurückkommen kann, um dir einen vollständigen Bericht abzuliefern. Das hält den Vertrag offen.

Halte den Vertrag offen

Heilung ist ein Prozess, nicht ein Ereignis. Mit dem Aufräumen im ISE und dem Heranwachsen des Kindes durch die SSEs, beginnt der Prozess der Heilung auf der unbewussten Ebene des Geistes. Aber ihr könnt nur das auflösen, was während der Sitzung ans Licht gebracht wird. Das Unterbewusstsein wird euch jeweils nur zeigen, wofür der Klient nach seinem Gefühl bereit ist. Und die Veränderung geschieht nicht in der Sitzung. Sie geschieht im Alltag des Klienten. Dort wirken die posthypnotischen Suggestionen. Der einzige Weg, um sicher zu sein, dass das Problem vollständig gelöst wurde, ist, die Reaktionen des Klienten im Alltag zu testen.

Betrachte die Zeit zwischen den Sitzungen als Einwirkungszeit, in der Vorschläge für Veränderungen entweder wirksam werden oder in Frage gestellt werden. Wenn sich nichts ändert, ändert sich nichts. Zwischen den Sitzungen sollte also etwas passieren. Der Klient fühlt sich vielleicht besser, schlechter oder erlebt einige Höhen und Tiefen. Das liefert die Informationen, die du brauchst, um den Heilungsprozess effektiv zu begleiten. Solange zwischen den Sitzungen etwas passiert, werden Fortschritte gemacht und du kannst daraus ableiten, was als nächstes geschehen muss.

Des Teufels Therapie

Kommt der Klient zurück und berichtet, dass er sich besser gefühlt hat, sagt dir das, dass der Klient die Veränderungen beibehalten konnte. Es wurde ein Fortschritt erzielt. Das ist etwas, das wert ist, gefeiert zu werden!

Erlebt der Klient zwischen den Sitzungen ein gewisses Auf und Ab, kam etwas in Bewegung, zeigt euch das, dass eine Veränderung stattfindet. Nichts fördert den Erfolg so sehr wie Erfolg! Bestätige also jedes Anzeichen von Erfolg, bevor du zum nächsten Teil des Puzzles übergehst.

Selbst wenn der Klient deine Praxis mit einem guten Gefühl verlässt, ist er möglicherweise nicht in der Lage, die besseren Gefühle zu behalten. Zwei oder drei Tage später taucht er vielleicht wieder tief ins Schlamassel zurück. Fühlt sich der Klient schlechter oder wurde getriggert, bedeutet das einfach, dass ihr noch nicht das ganze Problem gelöst habt.

Wenn man den Deckel von vergangenen Ereignissen nimmt, werden natürlich Dinge im Unterbewusstsein aufgewühlt. Als Resultat werden hinter den Kulissen Kalibrierungen auf alle Veränderungen vorgenommen, die stattgefunden haben. JETZT werden diese Veränderungen als Teil des Lebens des Klienten integriert. Aber Liebe bringt alles, was anders ist als sie selbst, zur Heilung hoch.

Sticht man ein Loch in eine innere Tasche voller Gift[21], wird etwas vom inneren Druck abgelassen. Und wenn das Unterbewusstsein etwas Erleichterung bekommt, wird es mehr Erleichterung wollen. Infolgedessen wird es anfangen, mehr Dinge an die Oberfläche zu schieben, damit sie aufgelöst werden können. Träume können diesen

---

[21] Matt Sison, *Life is the Perfect System* (2017)

Prozess widerspiegeln, und Erinnerungen können unerwartet an die Oberfläche des Bewusstseins sprudeln. Das ist eine frohe Botschaft, denn die nächste Schicht wird für die Heilung zugänglich gemacht.

Manche Menschen müssen wieder in Situationen gehen, die schwierig waren. Sie haben es immer noch mit situativem Stress zu Hause oder am Arbeitsplatz zu tun. Vielleicht gibt es ein Problem im Familiensystem oder in der primären Beziehung, von dem du noch nichts weisst. Wenn ein Problem nicht vollständig gelöst ist, können alte Reaktionen durch bestimmte Situationen oder den Alltag der Menschen getriggert werden.

Was auch immer der Status quo im Leben des Klienten ist, es ist ein Unterstützungssystem für das Problem. Das Schaffen einer inneren Veränderung wird diesen Status quo umstossen. Als Folge davon fangen die Kinder vielleicht an, sich aufzuführen. Ehepartner können streitlustig werden. Chefs oder Mitarbeiter können die Fähigkeit des Klienten in Frage stellen, an den positiven Veränderungen festhalten zu können. Ob es dem Klienten gefällt oder nicht, ihre Meinungen sind ihm nicht egal. Aber die Heilung des Klienten kann nicht von den Meinungen oder dem Verhalten anderer abhängig sein. Wenn etwas passiert, das den Klienten triggert, gibt dir das ein spezifisches Ereignis, das du nutzen kannst, um eine Brücke zum ursächlichen Ereignis zu schlagen.

Von diesen Menschen kann nicht erwartet werden, dass sie anders denken oder sich anders verhalten als in der Vergangenheit. Schliesslich haben sie sich nicht verändert - der Klient hat sich verändert. Aber die Menschen, die ihm am nächsten stehen, haben die Macht, den Fortschritt des Klienten zu sabotieren, indem sie unbewusst versuchen, die alte, vertraute Programmierung wieder zu installieren. Das Offenhalten des Vertrages bietet eine Rettungsleine, so dass der Klient sich nicht selbst aufgibt, sollte er im Alltag durch etwas getriggert werden. Der Klient wird sich daran erinnern, dass er sich in einem Prozess befindet, der ihn von der Vergangenheit befreit, indem er sein Recht zurückfordert, seine wahren Gefühle zu haben.

Die Zeit wird es zeigen. Weise den Klienten also an, diese Veränderungen mit in seinen Alltag zu nehmen, um die Ergebnisse zu testen. Erinnere ihn daran, dass er, wenn alles geklärt ist, nicht mehr so empfindlich sein wird gegenüber Menschen und Situationen wie in der Vergangenheit. Wenn Dinge im gegenwärtigen Leben geschehen, die an vergangene Erfahrungen erinnern, werden sie keine Macht mehr haben, zu beeinflussen, wie sich der Klient fühlt. Das ist wahre emotionale Freiheit.

> *I am the master of my fate. I am the captain of my soul.* - **Henley**

Die Zeit wird es zeigen

Der Soldat schwieg und tat klaglos, was der Teufel ihm aufgetragen hatte, doch war mit seiner Belohnung alles andere als zufrieden.

Während eines einwöchigen Trainings in Florida hatte ich die Ehre, eine R2C-Hypnosetherapiesitzung mit Stephen Parkhill zu erleben. Es war ganz und gar nicht das, was ich erwartet hatte! Es war nicht entspannend. Stattdessen wurde ich auf eine atemberaubende Achterbahnfahrt in ein frühkindliches Ereignis mitgenommen. Die Klärung der vielen Schichten von Emotionen im ISE brachte Klarheit und Frieden zurück. Und doch fühlte ich mich unmittelbar nach der Sitzung desorientiert und ein wenig niedergeschlagen. Vielleicht war ich noch dabei, das zu verarbeiten. Aber das habe ich niemandem gegenüber erwähnt. Ich erwähnte auch nicht, dass ich über das Fehlen visueller Bilder nicht zufrieden war. Ich hatte erwartet, dass die Regression ein 3D-Erlebnis sein würde. Stattdessen war es eher wie ein Traum, als ob ich die Dinge verschleiert sehen würde.

Obwohl die Emotionen instinktiv und real waren, konnte ich nicht anders, als mich zu fragen, ob ich mir das alles nicht nur ausgedacht hatte. Das lehrte mich eine wichtige Lektion. Klienten erzählen einem nicht alles. Manche Klienten hoffen auf ein Wunder in einer einzigen Sitzung, obwohl sie vom Gegenteil überzeugt sind. Andere denken vielleicht, dass sie eine toxische Beziehung oder einen Lebensstil, der für die Symptome verantwortlich war, nach der Heilung wieder aufnehmen können. Das ist eine unrealistische Erwartung. Man kann das Gesetz von Ursache und Wirkung nicht ausser Kraft setzen. Niemand kann das. Man muss mit den Naturgesetzen arbeiten.

Wenn der Klient erwartet, dass du den Zauberstab hervorholst, wird er sich nicht über seine Belohnung freuen. Zum Beispiel:

Kunde: Wenn ich nach dem Abnehmen wieder normal esse, werde ich dann wieder zunehmen?

Teufel: Meinst du mit *normal* essen, das tun, was dich überhaupt erst dick gemacht hatte?

Während einer Regressionssitzung können beschämende Wahrheiten ans Licht gebracht werden, die der Klient vielleicht nicht mit dir teilen möchte. Einige Klienten werden nagende Zweifel am Prozess haben und sich fragen, ob diese Erinnerungen real oder eingebildet waren. Andere sind unglücklich darüber, dass sie gebeten wurden, sich schmerzhaften Erinnerungen aus der Vergangenheit zu stellen. Selbst wenn das Loslassen unangenehmer Gefühle Erleichterung bringt, kann der Klient verärgert darüber sein, dass du ihn gebeten hast, *dorthin zu gehen*. Er kann verärgert sein zu merken, dass echte Veränderung anstrengend ist, oder dass Heilung Zeit braucht.

Alles was du tun kannst, ist, den Prozess zu begleiten. Der Klient ist für die Ergebnisse verantwortlich. Alle Heilung ist Selbstheilung. Es erfordert Bemühungen. Es hängt von der Beteiligung des Klienten ab. Und die Zeit, die es braucht, liegt nicht an dir. Sie liegt am Klienten. Beschliesst der Klient, Informationen zurückzuhalten, die für seine Heilung entscheidend sein könnten, kannst du nichts tun. Ist er nicht bereit, seinen Teil des Vertrages einzuhalten, kannst du ihn nicht dazu zwingen. Alles was du tun kannst, ist, mit dem zu arbeiten, was dir gegeben wird und die Ergebnisse zu testen.

Heilung geschieht. Die Zeit wird zeigen, wenn das Problem endgültig behoben ist.

Um erfolgreich zu sein, muss man Ausdauer und Hartnäckigkeit entwickeln und die Bereitschaft, zweiundzwanzig Minuten lang hart daran zu arbeiten, etwas zu verstehen, was die meisten Menschen nach dreissig Sekunden aufgeben würden. - **Malcolm Gladwell**

Positive Nebeneffekte

Sobald er wieder im Wald war, nahm er seinen Ranzen vom Rücken, um ihn zu leeren. Aber als er den Rucksack öffnete, so war aus dem Kehrdreck reines Gold geworden. "Das hätt' ich mir nicht gedacht", sagte er zu sich selbst und war sehr zufrieden.

Weil der Verstand mit Assoziationen arbeitet, können Gefühle, die während einer Regressionssitzung freigesetzt werden, mit *anderen* Situationen, Gedanken, Gefühlen und Verhaltensweisen verbunden werden. Infolgedessen könnte der Klient angenehm überrascht sein, wenn er entdeckt, dass Probleme gelöst werden, die scheinbar keinen Bezug hatten, noch bevor das präsentierte Problem gelöst ist.

Hier einige der unerwarteten positiven Nebeneffekte, von denen Klienten berichtet haben:

- Eine Angstgeplagte stellte erstaunt fest, dass ihr Verlangen nach Schokolade völlig verschwunden war.
- Ein Künstler mit einer kreativen Blockade begann, kreative und inspirierende Träume zu haben.
- Eine gestresste Geschäftsfrau freute sich, dass sie mühelos um zwei Hosengrössen kleiner abnehmen konnte.
- Der Psychiater einer Klientin, die ein paar Kilos loswerden konnte, sagte: "Was haben Sie denn gemacht? Ihre Depression hebt sich!"

Als ich meine Regressionssitzung mit Parkhill verliess und meine Erfahrung in Frage stellte, musste ich Dinge in meinem Leben überprüfen. Ich hatte keine bewusste Erinnerung an die Ereignisse, die ich besucht hatte. Die früheste Erfahrung war kurz vor und einschliesslich meiner Geburt. Als ich nach Hause kam, erzählte ich meiner Mutter, was ich erlebt hatte. Ich war angenehm überrascht, als sie alle Ereignisse bestätigte, die ich wieder besucht hatte.

Eine Woche später stellte ich erfreut fest, dass der Knoten in der Brust, der mein Problem war, vollständig verschwunden war. Anschliessende medizinische Tests bestätigten dies. Leute - dieses Zeugs wirkt!

Zweifelt niemals daran. Testet einfach die Ergebnisse im täglichen Leben des Klienten, denn Heilung geschieht. Die Frage ist: Kann der Klient die Ergebnisse im wirklichen Leben beibehalten?

Zusammenfassung

Egal wie gründlich du alle beitragenden Aspekte ansprichst, es gibt keine Garantie, dass du *alle* Wurzeln des Problems des Klienten gefunden hast. Tiefere Schichten der Wahrheit können immer noch zurückbehalten werden, bis sich das Bewusstsein oder das Unterbewusstsein sicher fühlt, sie zu enthüllen. Du musst also testen.

Der Prozess des Testens beginnt im Initial Sensitizing Event. Währenddem das Ereignis nochmals durchlebt wird, kannst du testen, ob es geklärt ist. Dann kannst du sämtliche Erkenntnisse und Vorteile der Veränderung sammeln und sie entlang des Zeitstrahls des Klienten nach vorne projizieren. Während diese Veränderungen vorwärts getragen werden, setzt das Kind darauf zu erfahren, wie es ist, diese neuere, bessere Bewusstseinsebene zu haben. Während dem Schreiten durch die nachfolgenden sensibilisierenden Ereignisse, kannst du auf ungelöste oder verbleibende Aspekte testen und diese klären.

Das Unterbewusstsein verallgemeinert naturgemäss sämtliche Veränderungen, so dass es bei diesem Prozess ein Welleneffekt nach aussen in andere Ereignisse gibt, die vielleicht noch nicht ins Bewusstsein gebracht wurden. Andere Anteile des Klienten können ebenfalls von diesen Veränderungen profitieren. Dies kann zu vielen unerwarteten positiven Nebeneffekten des Heilungsprozesses führen.

Während diese Veränderungen in das Erwachsenenbewusstsein des Klienten aufsteigen, werden sie als ein Bestandteil der JETZIGEN Identität des Klienten integriert. Altersprogression kann verwendet werden, um die Erwartungen des Klienten an die Zukunft zu testen. Die letzte Prüfung der Ergebnisse findet im Alltag des Klienten statt. Kann der Klient die Veränderungen beibehalten? Die Zeit wird es zeigen. Bis dahin, halte den Vertrag offen.

KAPITEL 18:
Die Einzig Wahre Prüfung

Er ging dann in die nächste Stadt, wo ein Gastwirt in der Tür seines Gasthauses stand. Als der Gastwirt Hans kommen sah, erschrak er zu Tode, denn Hans sah schrecklich aus, schlimmer als eine Vogelscheuche. "Wo kommst du denn her?", fragte er. "Aus der Hölle", antwortete Hans. "Wer bist du?", fragte der Gastwirt. "Des Teufels russiger Bruder und mein König auch", antwortete Hans.

Genauso wie Situationen im täglichen Leben Erinnerungen an Erlebnisse aus der Vergangenheit hervorrufen können, können im Alltag ungelöste Themen Menschen triggern. Womit der Klient gerade konfrontiert wurde, ist eine Projektion seines Inneren Kritikers. Projektion ist ein Begriff aus der Psychologie, der den Prozess beschreibt, unangenehme Gefühle oder Impulse zu vermeiden, indem man sie jemand anderem zuschreibt. Zum Beispiel kann ein Tyrann seine eigenen Gefühle der Verletzlichkeit verleugnen, indem er sie auf seine Opfer projiziert.

Erinnerst du dich, wie Hans sehen wollte, wie es seinem Vater geht? Ähnlich wie ein Vater, ist es die Aufgabe eines Gastwirts, für die grundlegenden menschlichen Bedürfnisse zu sorgen - Unterkunft, Essen und Trinken. Das ist jemand, von dem der Klient in irgendeiner Weise abhängig ist. Das kann ein Elternteil sein oder jemand, der eine Ersatzelternrolle spielt, wie z.B. ein Ehepartner, Arbeitgeber, Arzt, Mitglied des Klerus usw., der die Macht hat, die Erfüllung wichtiger Bedürfnisse zurückzuhalten, zu blockieren oder zu verweigern.

Erfüllung von Bedürfnissen

Die Maslowsche Bedürfnispyramide[22] veranschaulicht die Bedürfnisse, Werte, Antriebe und Prioritäten, die die menschliche Motivation und unser Verhalten dominieren. An der Basis der Pyramide stehen die *physischen Bedürfnisse*, die für das menschliche Überleben wesentlich sind - Sauerstoff, Wasser, Nahrung, Kleidung, Unterkunft, Sex, etc.

Werden die physischen Bedürfnisse erfüllt, hat das *Bedürfnis nach Sicherheit* Vorrang und bestimmt das Verhalten. Sicherheitsbedürfnisse äussern sich als Wunsch nach Vorhersehbarkeit, Ordnung und Fairness. Dazu gehören persönliche Sicherheit, finanzielle Sicherheit, Gesundheit und Wohlbefinden, sowie Schutz vor potenziellen Bedrohungen wie Unfall oder Krankheit, z.B. Sicherheitsvorrichtungen im Auto, Sicherheit des Arbeitsplatzes, Sparkonto, Versicherungspolicen, Pensionskasse usw.

Nachdem körperliche und Sicherheitsbedürfnisse erfüllt sind, haben emotionale und *soziale Bedürfnisse* Vorrang. Dazu gehört das Bedürfnis nach Liebe und Zugehörigkeit. Wenn das Bedürfnis zu lieben und geliebt zu werden nicht erfüllt wird, können sich Einsamkeit, soziale

---

[22] Abraham Maslow, *Motivation and Personality* (1954).

Ängste und klinische Depressionen manifestieren. Dieses Bedürfnis nach Zugehörigkeit kann oft die physischen Bedürfnisse ebenso wie die nach Sicherheit besiegen, abhängig von der Stärke des Gruppendrucks; eine Magersüchtige kann z.b. das Bedürfnis zu essen und die Sicherheit der Gesundheit für ein Gefühl der Kontrolle und Zugehörigkeit ignorieren.

Über dem Bedürfnis nach Liebe und Zugehörigkeit steht das *Bedürfnis nach Selbstwert/Selbstachtung*. Eine niedere Form äussert sich als Bedürfnis von anderen akzeptiert und geschätzt zu werden; Status, Anerkennung, Ruhm, Prestige und Aufmerksamkeit. Eine höhere Form beruht auf innerer Kompetenz, die durch Erfahrung gewonnen wird und zu einem Gefühl von Stärke und Ermächtigung, Beherrschung, Selbstvertrauen und Unabhängigkeit führt.

Während die unteren vier Schichten der Pyramide *Defizitbedürfnisse* darstellen, ist die Spitze der Pyramide die *Selbstverwirklichung*. Diese repräsentiert den Wunsch, mehr sich selbst zu werden und sein volles Potenzial zu verwirklichen. Interessanterweise lautete das Rekrutierungslied der Armee der letzten 20 Jahren: "Sei alles, was du sein kannst!" Dies ist psychologisches *Königtum*. Um diese Ebene der Selbsterkenntnis zu erreichen, muss man zuerst jede vorherige Bedürfnisebene befriedigen – physische Bedürnisse sowie Bedürfnisse nach Sicherheit, Liebe und Selbstachtung.

Um sein Recht auf Selbstbestimmung zurückzufordern, darf der Selbstwert des Klienten nicht von der Meinung anderer abhängig sein. Zum Beispiel hört die Abnehm-Klientin auf, sich für ihr Übergewicht zu bestrafen und beginnt, Wege zu suchen, das Leben zu geniessen, *während* sie das Gewicht verliert. Anstatt zu warten, bis sie das Gewicht verloren hat, entledigt sie sich nach und nach ihrer dicken Kleidung und ersetzt sie durch neue Outfits, die gut aussehen und sich gut anfühlen. Sie nimmt Einladungen zum Ausgehen mit Freunden an. Sie geht zur Massage. Sie bucht einen längst überfälligen Urlaub. Auch wenn sie ihr Zielgewicht noch nicht erreicht hat, findet sie Wege, ihr *wichtigstes Bedürfnis* zu befriedigen, nämlich sich wohl in ihrer Haut zu fühlen. Infolgedessen wird das Gewicht abgestreift.

> *Als Edwin C. Barnes vom Güterzug herunterkletterte in Orange, NJ, vor mehr als 50 Jahren, mag er einem Landstreicher geglichen haben, aber seine Gedanken waren die eines Königs!* - **Napoleon Hill**

Getriggert

Der Wirt wollte ihn nicht eintreten lassen, aber als Hans ihm sein Gold zeigte, öffnete er ihm selbst die Tür.

Hans bestellte das beste Zimmer und den besten Service und fuhr fort, sich satt zu essen und zu trinken. Er hielt sich an die Anweisungen des Teufels und wusch und kämmte sein Haar nicht. Und schliesslich legte er sich zum Schlafen nieder.

Der Klient hält sich an den Vertrag. Er erinnert sich daran, dass er sich in einem Prozess der Selbstveränderung befindet, um die Autorität über sein eigenes Leben zurückzugewinnen. Der Klient konzentriert sich nicht auf die Symptome. Er konzentriert sich darauf, Wege zu suchen, seine Bedürfnisse zu befriedigen, indem er seine wahrhaftigsten Gefühle ehrt. Aber denk daran: Das Problem des Soldaten war *nicht genügen*. Sein Problem war das der Wertlosigkeit. Die Frage ist, ob der Klient sich bewusst bleiben kann, wenn er mit jemandem konfrontiert wird, der ihn als unzulänglich, erfolglos und minderwertig verurteilt. Sich sicher zu fühlen ist nicht dasselbe wie sich geliebt zu fühlen. Angesichts der drohenden Ablehnung versucht Hans, den Wirt zu besänftigen, indem er ihm das Gold zeigt. In dem Moment, in dem dies geschieht, gibt der Klient seine Macht und Autorität (Königtum) ab an die eine Person, die die Macht hat, ihm seinen Frieden, seinen Selbstwert, sein Vertrauen und sein Glück zu rauben. Er wird getriggert!

Hans ist gegenüber dem Gastwirt verletzlich, weil er immer noch *russig* ist. Er hat eine gewisse Autonomie zurückgewonnen, aber wenn er seine wahrsten Gefühle versteckt, gibt es nur noch einen Ort, an den er gehen kann. Schlafen. Das ist Depression. Alice Miller schrieb: "Autonomie, die nicht echt ist, endet in Depression."

Der Gastwirt ist der Saboteur, der in vielen Gestalten auftritt. Er könnte jener Kollege sein, der Kuchen, Kekse und Schokoladeleckereien zur Arbeit mitbringt, wenn die Klientin mit ihrer neu gewonnenen Befreiung von Schokolade prahlt. Er könnte der Kollege sein, der auf Fehler hinweist, wenn der Künstler sein noch nicht vollendetes Werk zeigt. Er könnte der Arzt sein, der die Behandlung verweigert, wenn sich der Patient nicht ausschliesslich chemischen oder chirurgischen Eingriffen unterwirft. Er könnte der Ehepartner sein, der anfängt, seine fett machenden Lieblingsspeisen zu kochen, wenn die Gewichtsverlustklientin beginnt, fit und schlank auszusehen.

Einen Klienten in ein toxisches Familiensystem zurückzulassen, bevor er geheilt ist, bedeutet, das Risiko einzugehen, dass das Problem erneut eingepflanzt wird. Der Klient könnte getriggert werden und unbewusst reagieren. Er könnte einen Rückfall oder ein Wiederauftreten der

Symptome erleben. Wenn das passiert, gibt es immer einen Grund. In diesem Fall ist der Grund oft ein Wer.

Der Schlüssel zur Heilung

Die ganze Zeit über war es dem Gastwirt nicht gelungen, den vollen Beutel mit Gold aus seinem Kopf zu bekommen. Der Gedanke daran gab ihm keine Ruhe. So schlich er sich schliesslich spät in der Nacht hinein und stahl das Gold.

Dieser Teil des Märchens erinnert mich an die Geschichte in Genesis über Jakob, der in seiner Jugend Betrug anwendet, um seinem Zwillingsbruder das Erstgeburtsrecht zu stehlen. Danach zieht er in die Welt hinaus, um alles zu erreichen, was er im Leben will - Frau, Familie, Geld, Erfolg, Stellung. Es dauert 20 Jahre, aber schliesslich holt ihn seine Vergangenheit ein, als sein Bruder in die Stadt kommt. Der Gedanke seinem Bruder gegenübertreten zu müssen, erfüllt Jacob mit Angst. Er fürchtet um sein Leben. Er fürchtet, dass er seine Familie, seinen Reichtum und seine Stellung verlieren wird. Der Gedanke daran gibt ihm keine Ruhe. Dann, im Schlaf, wird er von einem dunklen Engel besucht. Jakob ringt mit diesem Engel die ganze Nacht hindurch. Obwohl er sich an der Hüfte verletzt, weigert er sich, loszulassen, bis der Engel ihm seinen Segen gibt.

Dies ist der Schlüssel zur Heilung. Der Segen liegt in den Symptomen selbst. Denk daran: Symptome sind nicht das Problem. Symptome sind Kommunikation des Unterbewusstseins, die auf ein ungelöstes Problem aus der Vergangenheit hinweisen. Wenn sie im Wachleben getriggert werden, wird sich das Unterbewusstsein mit dem ungelösten Thema beschäftigen. Das kann beunruhigende Träume hervorrufen. Das Unterbewusstsein macht keinen Unterschied zwischen real und imaginär. Soweit es das Unterbewusstsein betrifft, ist ein Traum ein tatsächliches Ereignis. Träume sind die natürliche Domäne des Unterbewusstseins. Sie können einem genau zeigen, woran das Unterbewusstsein arbeitet, was es als wichtig erachtet. Deshalb ist es immer klug, darüber zu schlafen, bevor man eine wichtige Entscheidung trifft. Träume zeigen uns was das Bewusstsein nicht weiss, nicht in Ordnung bringen kann oder versucht, nicht wahrzunehmen. Sie offenbaren unerfüllte Wünsche und unerfüllte Bedürfnisse. Das Problem ist, dass Träume, genau wie Symptome, unangenehm sein können. Oft sind sie kryptisch. Das liegt daran, dass das Unterbewusstsein nicht die gleiche Sprache spricht wie das Bewusstsein. Es verwendet nicht die Sprache des erwachsenen Denkens und der Logik. Es verwendet die Sprache des Kindes - Phantasie und Emotionen.

Im Laufe der Zeit entwickelt das Unterbewusstsein eine symbolische Sprache, die einzigartig für das Individuum ist, basierend auf persönlichen Erfahrungen, die beim Aufwachsen gemacht wurden. Deshalb ist die einzige Person, die deine Träume interpretieren kann, du selbst. Deshalb ist jede Heilung Selbstheilung. Es ist deine Psyche! Wenn ein Klient berichtet, dass er zwischen den Sitzungen einen beunruhigenden Traum hatte, behandele ihn wie jedes andere auslösende Ereignis. Lade den Klienten ein, seinen Traum mit dir zu teilen. Achte darauf, dass der Klient das Präsens verwendet. Auf diese Weise wird der Klient den Traum mit dir durchleben, während er die Geschichte erzählt. In dem Moment, in dem der Klient auf ein Gefühl stösst, hast du eine Brücke zum eigentlichen Ereignis, das für die Entstehung dieses Gefühls verantwortlich ist. Konzentriert euch auf dieses Gefühl!

Wiederauftretende Symptome

Als Hans am nächsten Morgen aufstand und sich anschickte, den Wirt zu bezahlen, damit er abreisen konnte, stellte er fest, dass sein Gold weg war. Er dachte sich: "Ich stecke unverschuldet in der Klemme", und wusste sofort, was zu tun war.

Ob durch ein auslösendes Ereignis oder einen Traum, der Gastwirt provoziert ein Wiederauftreten der Symptome. Vielleicht ist das Gefühl von Frieden, Selbstwert und Selbstakzeptanz, welches der Klient unmittelbar nach der Sitzung hatte, verflogen. Vielleicht fühlt er sich ängstlich oder gereizt. Vielleicht fühlt er sich leer oder deprimiert. Das ist der grundlegende Zweck des Offenhaltens des Vertrags. Der Vertrag ist ein Rettungsring, die durch die Verpflichtung geschmiedet wird, eine vollständige Lösung des Problems zu realisieren. Du wirst nicht wissen, wer oder was nach Auflösung ruft, bis du die Ergebnisse im alltäglichen Leben des Klienten prüfst.

Den Vertrag offen zu halten, stellt sicher, dass der Klient sich nicht selbst die Schuld gibt. Er wird nicht sich sagen, dass Hypnose nicht funktioniert. Der Klient erkennt, dass es noch etwas gibt, das nach einer Lösung verlangt. Es ist nicht seine Schuld. Es ist nur wie unsere Psyche funktioniert. Verantwortung[23] für sein Leben zu übernehmen bedeutet nicht, nach Fehlern oder Schuld zu suchen. Es bedeutet zu erkennen, wann man getriggert wurde und eine bewusste Entscheidung zu treffen, etwas dagegen zu tun.

Das Problem ist nur, dass der Klient immer noch danach sucht, Schuld zuzuweisen. Jeder Groll ist wie eine schwache Glut, die mit der Zeit zu einer Flamme entfacht wird. Der Klient kann keine wahre Freiheit

---

[23] Ihr findet einige nützliche Konzepte zum Thema Eigenverantwortung in Gary John Bishops Buch, *Unfuck Yourself*.

erfahren, solange sein Wohlbefinden von Äusserlichkeiten wie Anerkennung, Leistung, Verhalten usw. abhängt. Wahre Macht kommt von innen.

Darlene

Drei Jahre bevor sie zu mir kam, hatte Darlene einen Autounfall. Der Auffahrunfall führte zu Nacken- und Beinproblemen, die sie daran hinderten, Sport zu treiben. Zwei Jahre später rammte wieder jemand ihr Auto, was sie dieses Mal am Arbeiten hinderte. Der Verlust ihres Arbeitsplatzes, der ihr ein Gefühl von Erfolg und finanzieller Unabhängigkeit verschafft hatte, brachten tiefe Gefühle der Wertlosigkeit zum Vorschein. Nach andauernder Physiotherapie und erheblicher Gewichtszunahme rutschte sie in eine Depression ab und wusste nicht, wohin sie sich wenden sollte. Da beschloss sie, es mit Hypnosetherapie zu versuchen.

Während des Vorgesprächs bezeichnete Darlene sich selbst als "die Schande der Familie". Ihre Mutter wurde als kritisch und missbilligend beschrieben, und ihre Geschwister, die dem Vorbild der Mutter folgten, behandelten sie mit Respektlosigkeit. Weil sie sich angegriffen fühlte, distanzierte sie sich von ihrer Familie und sprach nicht mehr mit ihrer Mutter.

Während Darlene eine ganze Reihe von Problemen hatte, darunter Gewichtszunahme, körperliche Schmerzen, Schlafmangel, Motivationsmangel und dem peinigenden Gedanken, keine gute Ehefrau und Mutter zu sein, war ihr Hauptziel, "sich selbst zurückzubekommen". Sie glaubte, dass die Rückgewinnung ihres Selbstwertes und ihres Selbstvertrauens ihr die nötige Motivation geben würde, um die Dinge zu erreichen, die sie wollte (z.B. einen Job zu bekommen), aufzuhören Dinge, die von Familienmitgliedern gesagt oder getan wurden, persönlich zu nehmen und für sich selbst einzustehen, wenn sie von ihrem Ehepartner kritisiert wurde.

Als viertes von neun Kindern hatte Darlenes Mutter immer ein Baby. Die Liebe galt jeweils den Babys bis zum Alter von drei Jahren. So alt war Darlene als die erstgeborene Tochter der Mutter starb. In ihrer Trauer wurde Mutter unnahbar und distanziert gegenüber Darlene.

Als sie 11 Jahre alt war, zog die Familie von Europa nach Kanada. Infolgedessen verpasste Darlene den Unterricht in Sexualkunde, ein Thema, das die Mutter vermied. Dadurch war Darlene auf Begegnungen mit dem anderen Geschlecht in ihren Teenagerjahren nicht vorbereitet. Eine Schwangerschaft im Alter von 15 Jahren fügte ihrer sexuellen Verwirrung Scham hinzu. Dass sie gezwungen war, ihr Baby wegzugeben, brachte tiefe Verlustgefühle mit sich, die sie an ihre eigene Kindheit erinnerten. Nur drei Jahre nachdem sie ihr Kind zur Adoption freigegeben hatte, wurde Darlenes engstes und liebstes Geschwisterchen von einem Autofahrer mit Fahrerflucht getötet.

Eine Heirat in ihren 20ern und zwei Kinder brachten grosse Freude. Das Eheglück wurde jedoch jäh unterbrochen, als die Liebe ihres Lebens bei einer Affäre erwischt wurde. Es folgte eine hässliche Scheidung und damit noch mehr Kummer. Schliesslich heiratete sie nochmals vor 20 Jahren ihren jetzigen Ehemann.

Nachdem ihre erste Schwangerschaft mit einer Fehlgeburt endete, war Darlene nicht in der Lage, abzunehmen. Eine weitere Schwangerschaft bescherte ihr eine weitere Tochter, die der Augapfel ihres Vaters wurde. Die Kinder, die er aus ihrer ersten Ehe adoptiert hatte, kamen allerdings nicht so gut an.

Der Ehemann, ein Gesellschaftstrinker, trank häufig bis zum Exzess. Er rauchte auch Marihuana bei gesellschaftlichen Anlässen und manchmal zu Hause im Schuppen. Darlene verzichtete auf jegliche Drogen, um ihre Rolle als ernannte Fahrerin verantwortungsvoll zu erfüllen, eine Aufgabe, über die sie sich übermässig ärgerte. Da sie wegen der Unfälle arbeitsunfähig war, war sie finanziell von ihrem Ehemann abhängig, der das Geld fest in der Hand hielt.

Der Gastwirt in Darlenes Leben war ihr Mann.

Wenn eine Klientin beginnt, sich zu verändern, kann das Verhalten des Ehepartners besser oder schlechter, oder als Reaktion auf das veränderte Auftreten des Klienten, unberechenbar werden. In Darlenes Fall gab das Geld, das sie für die Hypnose ausgab, ihm keine Ruhe. Er stellte ihre Entscheidungen routinemässig in Frage und versuchte, ihr ein schlechtes Gewissen einzureden (schlimmer als eine Vogelscheuche). Zur Verteidigung ihrer Handlungen zeigte Darlene ihm, wie sehr sie von den Sitzungen profitierte. Sie war nicht mehr depressiv. Sie plante Mahlzeiten, ging täglich spazieren und hatte bereits Pfunde und Zentimeter verloren.

Ihr Mann wurde jedoch immer kritischer und wies bei jeder Gelegenheit auf Schwachpunkte hin. Fest entschlossen, den Status quo wiederherzustellen, begann er häufiger zu trinken. Er machte Versprechungen, die er dann nicht einhielt. Er richtete sogar ein eigenes Zimmer, eine *Männerhöhle*, ein, in dem er und seine trinkenden und kiffenden Kumpels sich versammeln konnten. Jedes Mal, wenn es ihm gelang, Darlene emotional zu triggern, stahl er ihr Gold. Darlene verlor ihre innere Ruhe, wurde defensiv oder begann angriffslustig einen Streit im Versuch *ihn* zu ändern.

Glücklicherweise blieb Darlene lange genug bei der Stange, um ihre Depression zu überwinden. Das Gefühl sich besser zu fühlen, gab ihr die Kraft, sich einen gut bezahlten Job zu sichern. Sie erlangte ihre finanzielle Freiheit zurück, indem sie ein Bankkonto auf ihren eigenen Namen eröffnete, die Karriereleiter hinaufkletterte und Trainerin wurde.

Darlene fühlt sich jetzt im Einklang mit sich selbst und ihren Leistungen. Ihre Beziehungen zu Eltern und Geschwistern haben sich verbessert; sie ist nicht mehr die Aussenseiterin. Ihr Ex-Mann ist in ihr Leben zurückgekehrt und zum ersten Mal hat er eine Beziehung zu seinen Kindern. Darlene ist jetzt in der Lage, für sich selbst zu sprechen, ihre Gefühle auszudrücken und um das zu bitten, was sie will. Sie hat ihren Enthusiasmus gefunden und verfolgt spirituelle Studien trotz der Missbilligung ihres Gastwirt-Ehemanns. Er weigert sich, Geld für Reisen auszugeben, also macht sie Reisen ohne ihn, um auf spirituelle Pilgerreisen zu gehen oder ihre Familie in Europa zu besuchen.

Während Darlene in vielerlei Hinsicht zu sich selbst zurückgefunden hatte, hatte sie sich dem Wirt in ihrem Leben noch immer nicht gestellt. Sie hatte eine Scheidung in Erwägung gezogen, sich aber entschieden, mit einem emotional ausdruckslosen Alkoholiker verheiratet zu bleiben. Sie gab zu, dass sie ihren Mann zwar liebt, er aber nicht willens sei, sich zu ändern und es wohl auch nie tun werde. Infolgedessen blieb das Leben für Darlene auf einer emotionalen Achterbahn stecken, während sie verzweifelt versuchte, ihren Mann dazu zu bringen, sich zu ändern, damit sie glücklich sein konnte.

Der Täter

Jede Anfälligkeit fürs Getriggert-Werden zeigt an, dass es noch etwas Ungelöstes gibt. Wenn der Knopfdrücker jemand ist, liegt der Schlüssel zur Freiheit in der Vergebung.

7 Gründe zum Verzeihen[24]

Aktuelle Studien zeigen Folgendes:

1. Menschen, die nachsichtig sind, berichten von weniger gesundheitlichen Problemen.
2. Vergebung führt zu weniger Stress.
3. Vergebung führt zu weniger körperlichen Symptomen von Stress.
4. Versäumnisse zu vergeben können zu Herzerkrankungen beitragen.
5. Menschen, die sich vorstellen, jemandem nicht verzeihen zu können, zeigen negative Veränderungen des Blutdrucks, der Muskelspannung und der Immunreaktion.
6. Menschen, die sich vorstellen, ihrem Täter zu vergeben, bemerken eine sofortige Verbesserung in ihrem Herz-Kreislauf-, Muskel- und Nervensystem.
7. Menschen, die anderen Menschen die Schuld an ihren Problemen geben und ihnen nicht verzeihen, haben ein höheres Auftreten von Krankheiten wie Herz-Kreislauf-Erkrankungen und Krebs.

---

[24] Luskin, F. (2002) *Forgive for Good*

Der Täter ist die Person, die für den Schmerz des Klienten verantwortlich gemacht wird. Aber wenn der Täter immer noch im gegenwärtigen Leben der Klientin ist, besteht die Herausforderung darin, jede Macht auszulöschen, die diese Person in *Zukunft* über sie ausüben könnte. Solange Darlene von ihrem Mann verlangt, sich zu ändern - mit dem Trinken aufzuhören, romantisch zu sein, seine Gefühle auszudrücken, zu zeigen, dass er sich kümmert -, sagt sie: "Ich stecke unverschuldet in der Klemme." Mit anderen Worten: "Es ist seine Schuld!" Das ist Projektion.

Projektion ist eine psychologische Bewältigungsstrategie, bei der versucht wird, unangenehme Gefühle, die mit Schuld und Scham verbunden sind, zu vermeiden, indem man die Schuld auf jemand anderen schiebt. Das Problem ist, dass man damit das Problem nicht loswird. Schuldzuweisungen und Ressentiments werden die Menschen um uns herum nicht verändern. Und der Versuch, Gefühle der Verletzung, Trauer, Angst, Wut oder Verurteilung wegzuwerfen, macht die Gefühle nur stärker und hält die Klienten im Schmerz der Vergangenheit fest.

Wenn man die Knöpfe einer Person drückt, entwickelt sie sich zurück. Der Kind-Anteil übernimmt die Führung und zwingt das Erwachsenenbewusstsein, offline zu gehen. Das geschah in dem Moment, als Hans dem Gastwirt sein Gold zeigte. Er spürte, dass er verurteilt wurde. Er fühlte sich klein und verletzlich, wie ein Kind, und reagierte sofort mit dem Versuch zu gefallen.

Gefallen bedeutet, ein *Gefühl von Glück und Zufriedenheit hervorzurufen*. Der Begriff "glücklich" hat sich so entwickelt, dass er mit Glück, Erfolg oder grosser Zufriedenheit assoziiert wird. Interessanterweise ist dies die gleiche Bedeutung wie das Wort Placebo.

Placebo ist lateinisch und bedeutet: "Ich soll gefallen." Das ist genau das, was wir als Kinder getan haben. Wir haben beschlossen, unseren Eltern zu gefallen, weil wir für unser Überleben von ihnen abhängig waren. Wir brauchten ihre Liebe und Akzeptanz, damit sie sich um uns kümmerten. Wir wollten, dass sie uns sehen und uns gutheissen. Das Problem ist, dass Mama und Papa nicht uns wollten; sie wollten einen *guten Jungen oder ein gutes Mädchen*. Also, um ihnen zu gefallen, schnitten wir Anteile von uns selbst weg. Als Folge davon verloren wir die Verbindung zu unserer Quelle des Glücks und des Wohlbefindens, zu unserem Kernzustand des Seins.

Der Täter hat Macht über den Klienten, weil er - bewusst oder unbewusst - als Bedrohung wahrgenommen wird. Wenn Hans getriggert wird, entwickelt er sich zurück und reagiert wie ein Kind, indem er gefällig ist. Dies erlaubt ihm zwar, seine Bedürfnisse zu befriedigen, aber es hat seinen Preis. Hans rutscht bald in eine Rolle, in der er unbewusst zulässt, dass ein äusserer Einfluss ihn seiner Ergebnisse beraubt.

Zusammenfassung

Die einzige Möglichkeit, sicher zu wissen, dass das Problem des Klienten vollständig gelöst worden ist, ist die Ergebnisse im täglichen Leben zu überprüfen. Situationen im alltäglichen Leben können als Erinnerungen an Erlebnisse aus der Vergangenheit wirken, was zu einem Wiederauftreten der Symptome führt. Menschen im Alltag können als Projektionen von ungelösten Beziehungen aus der Vergangenheit dienen.

Der Alltag des Klienten ist eine Petrischale für das präsentierende Thema - es ist das, was vertraut ist. Ist jemand immer noch anfällig für Trigger zeigt das an, dass es noch etwas Ungelöstes gibt. Wenn der Drücker ein Jemand ist, liegt der Schlüssel zur Freiheit in der Vergebung.

KAPITEL 19:
Vergebungsarbeit

Er ging seine Schritte zurück und kam direkt in die Hölle, wo er dem Teufel seine Leidensgeschichte erzählte und um Hilfe bat. Der Teufel sagte: "Setz dich hin. Ich werde dich waschen. Ich werde dich kämmen und dein Haar schneiden. Ich schneide dir die Nägel und wische dir die Augen." Als der Teufel fertig war, gab er Hans seinen Rucksack voller Kehrdreck zurück.

Symptome sind die Sprache des Unterbewusstseins. Wenn zwischen den Sitzungen etwas passiert, das ein Wiederauftreten der Symptome auslöst, kehrt der Klient zu den vier Universellen Heilungsschritten zurück.

#1. Suche es - Die Geschichte erzählen

Das Erzählen der Leidensgeschichte über ein kürzliches auslösendes Ereignis wird dazu führen, dass die Gefühle und Emotionen, die mit dieser Erfahrung verbunden sind, ins Bewusstsein hochsprudeln. Mit dem Gefühl kann eine Brücke zum ursächlichen Ereignis geschlagen werden.

Folgt dem Gefühl zurück, bis ihr den ISE findet. Setzt die emotionale Ladung, die als Energie an Ort und Stelle hockt, frei. Validiert diese Veränderung zum Besseren. Ändert dann die Entscheidungen, die während dieser Erfahrung getroffen wurden.

Es braucht Bewusstsein, um Bewusstsein zu heilen. Wenn etwas in der Vergangenheit passiert ist, können wir das nicht ändern. Wir sollten es auch nicht versuchen. Verleugnung hält den Schmerz der Vergangenheit nur unter einen Deckel und hält ihn am Leben. Sich der Wahrheit zu stellen und zu akzeptieren, wie es für das Kind war, erlaubt es der Vergangenheit, endlich Vergangenheit zu sein, was wiederum den Klienten frei macht, für sich eine bessere Zukunft zu schaffen.

#2. Fühle es – Reinwaschen

Der Klient kann seine wahren Gefühle nicht erkennen, bevor er nicht sein Inneres Kind vollständig akzeptiert hat. Das Kind muss von allen Schuldgefühlen reingewaschen werden. Die Vergebungsarbeit beginnt immer mit dem Kind, denn das Kind ist schuldlos. Es gibt nichts, was ein Kind jemals tun könnte, um eine Verurteilung zu verdienen. Also wäscht der Teufel den Russ der Selbstbeschuldigung und Verurteilung weg - zum Beispiel schlecht, hässlich, dumm, nicht liebenswert, faul, unverdient, nicht genügen usw. Das Kind wird durch direkte Suggestionen in seinen natürlichen Zustand der Unschuld zurückversetzt. Zum Beispiel: "Es ist alles in Ordnung mit dir. Du hast nichts falsch gemacht. Du bist gut. Du bist klug. Du darfst aus dieser Erfahrung lernen und wachsen. Der Täter hat das Problem; du bist nicht das Problem. Du bist hier das Kind. Du darfst Kind sein und kennst nichts ausser Güte und Liebe." Das gibt den Ton an, wie das Kind vom Klienten behandelt werden soll - sanft, liebevoll, zärtlich, wie eine fürsorgliche Mutter.

#3. Heile es - Kämmen, Schneiden, Trimmen & Wischen

Der Teufel durchkämmt dann die Gedanken des Kindes, um irrtümliche Wahrnehmungen und Gedanken ins Bewusstsein zu bringen. Das ist die zugrundeliegende Ursache. Die Gefühle mögen zwar auf falschen Wahrnehmungen beruhen, aber sie sind immer kongruent mit der Interpretation des Ereignisses durch das Kind.

Ein Gedanke ist eine Entscheidung des Verstandes. Es ist eine unbewusste Wahrheit. Nichts ist falsch mit den Gedanken des Kindes. Aber Gedanken werden zu Glaubenssätzen. Und Glaubenssätze entscheiden, was wir im Leben bekommen. Frage also das Kind: "Wie sieht das Leben von nun an aus, als Ergebnis dieser Erfahrung?" Daraus wird ersichtlich, was das Kind von der Zukunft erwartet. Das ist die Überzeugung.

Bringe das Erwachsenenbewusstsein ein, um zu evaluieren. Wie könnten diese Entscheidungen zu einer emotionalen Reaktivität geführt haben? Hyper-Sensibilität? Aggression? Unerwünschte Symptome? Das Wort entscheiden (englisch «to decide») kommt vom Lateinischen *decidere* und bedeutet "abschneiden von". Das Abschneiden von allem, ausser Liebe, stellt den Frieden und die Klarheit des Geistes wieder her (Haare).

Dies ist ein Prozess des sanften Korrigierens falscher Überzeugungen, die zu defensiven Bewältigungsstrategien (Nägel) und Anfälligkeit für Triggern geführt haben. Dadurch wird der Klient befähigt, für sich selbst neuere, bessere Entscheidungen zu treffen, unabhängig von äusseren Bedingungen und den Meinungen anderer. Der Klient kann entscheiden, was er behalten will. Der Rest kann losgelassen werden.

Vergebung ist ein Loslassen. Nachdem sich der Klient mit seinen Gefühlen und Bedürfnissen auseinandergesetzt hat, erkennt er, dass er keine andere Wahl hatte, als abzulenken oder zu vermeiden, wann immer er sich aufgebracht oder unglücklich fühlte. Das war für ihn als Kind eine Frage des Überlebens. Aber brav zu sein und nett zu spielen, um anderen zu gefallen, brachte ihn (ohne eigenes Verschulden) in Schwierigkeiten. Die Befriedigung der unbewussten Bedürfnisse unserer Eltern ging auf Kosten unserer eigenen Selbstverwirklichung. Für das Kind war es notwendig, den zähen kleinen Soldaten zu spielen, aber unsere wahren Gefühle zu verbergen, hatte einen hohen Preis.

Dies muss ins Bewusstsein gebracht, anerkannt und betrauert werden. Den Verlust der Kindheit zu betrauern, wird zu Selbst-Mitgefühl führen, so dass authentische Selbstvergebung stattfinden kann. Dem Kind zu vergeben, wird den Klienten von dem Muster befreien, den Schmerz zu maskieren, sich hinter Erfolgen zu verstecken, Trost in Substanzen zu suchen und vorzugeben, jemand zu sein, der man nicht ist. Indem das Kind in seinen natürlichen Zustand der Güte zurückversetzt wird, wird der Klient reingewaschen. Ermutige also den Klienten, seinem jüngeren Selbst gegenüber voll, tief und vollständig Vergebung zu empfinden. Sättige den Klienten mit positiven Gefühlen des Mitgefühls für sich selbst. Dann verstärke es mit Gefühlen der Erfüllung, des Friedens, der Dankbarkeit, der Liebe und der Wertschätzung und ermutige den Klienten, sich diese Veränderungen zu eigen zu machen. *Das hast du geschafft!*

#4. Versiegle es - Güte wiederherstellen

Ein Kind muss nichts tun, um der Liebe und Akzeptanz würdig zu sein. Jedes Kind ist von Natur aus liebenswert und verdient nichts ausser Liebe und Akzeptanz. Da das Kind ein Teil des Klienten ist, ist das

Annehmen und Verzeihen des Kindes ein Akt der Selbstvergebung. Der Ort, an dem die Vergebungsarbeit beginnt, ist also immer das Kind. Alle Vergebung ist Selbstvergebung. Wenn der erwachsene Anteil dem kindlichen Anteil Unterstützung, Liebe und Akzeptanz gibt, ist das ein Akt der Selbstliebe und Selbstakzeptanz. Diese Vergebung setzt das Kind frei, in dem Wissen aufzuwachsen, dass es der Liebe würdig ist. Dadurch gibt sich der Klient selbst die Erlaubnis, im Leben weiterzuschreiten und nicht mehr durch die Dinge der Vergangenheit definiert zu sein.

Vergangene Ereignisse definieren, wer wir denken, dass wir sind. Wenn Verletzungen unverziehen sind, fühlt sich der Klient wie ein Opfer der Umstände, machtlos aufgrund der Wunden der Vergangenheit. Die Identität eines Überlebenden ist keine Machtposition. Es liegt keine Weisheit darin, eine traumatische Erfahrung lediglich ertragen zu haben. Es muss etwas daraus gewonnen werden, die Erfahrung gemacht zu haben.

Wenn ein Kind verletzt wird, neigt es dazu, die Schuld auf sich zu nehmen, besonders wenn der Täter ein Elternteil ist. Dem Elternteil die Schuld zu geben, setzt das Kind dem Risiko aus, verlassen oder bestraft zu werden. Dies erzeugt Angst, Schuld und Scham. Das Loslassen der Angst wird Erleichterung bringen. Wenn der Druck weg ist, beginnt sich die körperliche Anspannung zu lösen. Der Klient wird endlich wieder atmen können. Infolgedessen wird er in der Lage sein, das Ereignis mit Ruhe und Vertrauen betrachten zu können.

Mit deiner Hilfe kann der Klient zur Erkenntnis kommen, dass seine Gefühle nicht irrational waren. Sie haben auf den Wahrnehmungen, dem Wissen und dem Verständnis eines Kindes basiert. Das Kind hatte nur nicht die nötige Reife, um mit der Situation fertig zu werden. Das ist verzeihlich. Wenn das Kind etwas falsch gemacht hat, einen Fehler begangen hat oder sich für das verantwortlich fühlt, was der Täter ihm angetan hat, wird das Kind die Schuld auf sich nehmen. Da die Gefühle nirgendwo hingehen können, werden der ganze Schmerz, die Angst und die Wut nach innen gekehrt und Schuldgefühle werden eingepflanzt.

Wird die Schuld nach innen gerichtet, erzeugen Gefühle von Wut, Verurteilung und Ablehnung Angst, die sich durch körperliche oder emotionale Symptome äussern kann. Wenn sie nach aussen projiziert wird (Verleugnung), kann dies zu zwischenmenschlichen Konflikten (Krieg) und zur Anfälligkeit für weiteres Triggern führen.

Wenn der Erwachsene dem Kind die Schuld für das Geschehene gibt, wird das Kind dies spüren, und es kommt zum ungelösten Schmerzpaket dazu. Was der Erwachsene akzeptieren muss ist, dass der Mensch durch Versuch und Irrtum lernt. Menschen machen Fehler. In Filmen erfordert ein Fehler eine Wiederholung der Aufnahme, keine Verurteilung. Ein Fehler ist eine Gelegenheit zu lernen, anders zu wählen, es besser zu machen und an Einfallsreichtum, Stärke und Weisheit zu wachsen, um ein erfüllteres Leben führen zu können.

Geben wir das Bedürfnis perfekt sein zu müssen auf, akzeptieren wir unsere angeborene Güte als eine sich entwickelnde menschliche Seele. Was der Klient also akzeptieren muss ist, dass das Kind schuldlos ist. Was auch immer passiert ist, es ist nicht seine Schuld. Es gibt nichts, was ein Kind jemals tun könnte, was eine schlechte Behandlung rechtfertigt. Ein Kind ist verletzlich und für sein Überleben auf andere angewiesen. Was das Kind in dieser Situation brauchte, war Liebe und Schutz. Das ist nicht geschehen. Um zu heilen, muss der Erwachsene dem Kind Liebe und Akzeptanz geben. Mit dem Verständnis kommt das Mitgefühl für das Kind. Das ist Vergebung. Je grösser das Verständnis ist, desto mehr Mitgefühl wird erlebt. Diese Erfahrung der Vergebung wird es dem Klienten leichter machen, anderen zu begegnen und ihnen zu vergeben. Es ist einfach leichter, dem Kind zu verzeihen als den Menschen, die es verletzt haben. Und dies wird dem Klienten die Erfahrung vermitteln, wie gut es sich anfühlt, zu vergeben.

Klienten beschreiben oft die Erfahrung, sich selbst gefunden zu haben, sowie Dankbarkeit, Mitgefühl, Akzeptanz und Liebe zu sich selbst und anderen. Körperlich kann sich der Klient ruhig und entspannt fühlen. Geistig kann der Klient grössere Klarheit, Einsicht, Vertrauen und Seelenfrieden erkennen. Emotional kann er ein neues Gefühl von Optimismus, Glück, Freiheit, Lebendigkeit und Dankbarkeit durch sich hindurchfliessen lassen. Dies sind die Geschenke, die man von der Vergebung kriegt.

Friedrich Nietzsche schrieb: "Das, was mich nicht umbringt, macht mich stärker." Wenn das Kind im ISE reingewaschen und mit Liebe und Vergebung durchtränkt wurde, sammle alle Vorteile der Veränderung ein und gib sie dem Klienten mit durch direkte Suggestionen: "Jetzt weisst du..."

Baue ein starkes Argument dafür auf, dass er sich durch diese Erfahrung verändert hat. Zum Beispiel: "Du hast dich verändert. Von nun an darfst du in Kraft und Weisheit wachsen, in dem Wissen, dass dir alle deine Fehler vergeben worden sind. Du hast dir selbst ein wunderbares Geschenk gemacht, hier und heute. Das ermächtigt dich, in dem Wissen weiterzugehen, dass nur das wahr ist, was liebevoll ist. Nimm wahr, wie gut sich das anfühlt."

#1. Suche es

Man sagt, Weisheit sei die von negativen Emotionen gereinigte Vergangenheit. In der Alchemie wird dies als die Transmutation von Blei in Gold bezeichnet. Die Erfahrung muss in eine Wachstums-Erfahrung umgewandelt werden. Wahre Stärke und Weisheit sind ein Nebenprodukt der Reinigung von negativen Emotionen in der Vergangenheit, um die Geschenke im Müll zu entdecken.

Bitte den Klienten, das Ereignis ein letztes Mal zu betrachten, nur dieses Mal mit den Augen der Liebe. Gib dann die Anregung, dass "in allem Schlechten etwas Gutes steckt" oder "mit jedem Fluch ein Segen kommt". Mit anderen Worten, es ist möglich, Gutes in unseren vergangenen Erfahrungen zu sehen, egal wie herausfordernd sie waren. Was konnte der Klient für sich dazugewinnen, indem er diese Erfahrung gemacht hat? Was hat er gelernt, das ihm helfen könnte, an Stärke, Weisheit und Freundlichkeit zu wachsen? Wie könnte das Wissen, das er jetzt hat, die Dinge von nun an verändern? Wie könnte dieses Wissen ihm in der Zukunft nützen?

#2. Fühle es

Jedes Lernen ist ein Gedanke, der eine neue Entscheidung über die Art und Weise trifft, wie der Klient von nun an in der Welt lebt. So etwas wie einen neutralen Gedanken gibt es nicht. Ein positiver Gedanke wird eine positive Emotion hervorrufen. Wie fühlt sich der Klient dann? Macht eine Liste! Das sind Goldnuggets. Sammelt sie alle ein, die ihr dem Klienten als direkte Suggestionen zurückgeben könnt.

#3. Heile es

Fordere vom Klienten die Verpflichtung, all diese Erkenntnisse und besseren Gefühle zu behalten. Dann lasse das Kind durch die SSEs zum Erwachsenen heranwachsen und bringt diese neue Ebene der Weisheit und des Verständnisses mit. Nur dieses Mal darf das Kind mit dem Wissen aufwachsen, wie es ist, geliebt und akzeptiert zu werden. Während dies geschieht, kann es sich an die Geschehnisse der Vergangenheit erinnern, aber nur die Liebe, Kraft und Weisheit, die es durch diese Erfahrungen gewonnen hat, geht mit ihm mit.

Wenn ihr das Kind erwachsen werden und alle Veränderungen auf der Ebene des Erwachsenenbewusstseins integriert habt, ist der Klient bereit, sich dem Täter zu stellen und seine Macht zurückzuerlangen. Die Klienten können klar erkennen, wie es für sie als Kind war. Als Kind sahen sie mit den Augen eines Kindes. Sie dachten wie ein Kind und fühlten wie ein Kind. Aber sie sind kein Kind mehr. Sie sind jetzt Erwachsene, die in der Lage sind, ihre eigenen Entscheidungen zu treffen und ihr Leben frei von der Vergangenheit zu leben.

#4. Versiegle es

Die Konfrontation mit dem Täter erfordert ein erwachsenes Bewusstsein. Es ist das Erwachsenenbewusstsein des Klienten, das vergeben muss, nicht das des Kindes. Während vergangene Erlebnisse dem Kind Schmerz bereitet haben, ist es der Erwachsene, der die Last der angesammelten, ungelösten Verletzungen, des Grolls, der Wut und der Rache trägt. Um wahrhaftig zu vergeben, bedarf es der Weisheit des Erwachsenen. Wenn also der Prozess der Integration und Generalisierung der Veränderung auf der Ebene des Erwachsenen abgeschlossen ist, besteht die letzte Aufgabe darin, den Erwachsenen darauf vorzubereiten, dem Täter gegenüberzutreten und ihm zu vergeben.

Das Erwachsenenbewusstsein ist ein Nebenprodukt langjähriger Erfahrungen. Jetzt, wo die Einflüsse der Vergangenheit gelöst sind, hat sich der Russ von Selbstvorwürfen, Schuld und Scham in Sand von Mut und Charakterstärke verwandelt. Das Erkennen des Guten in schmerzhaften Erfahrungen der Vergangenheit führt zu einer grundlegenden Veränderung des Selbstverständnisses des Klienten – zu seiner Identität. Wenn ein Klient zum Beispiel die Identität eines Nichtrauchers annimmt, ist das Rauchverhalten nicht mehr kongruent damit, wie er sich selbst sieht. Dies führt zu einer mühelosen Dauerhaftigkeit der Verhaltensänderung.

Das ist es, worum es bei der Vergebungsarbeit geht. Es geht darum, ein echtes und dauerhaftes Ergebnis zu erzielen. Durch das Trauern über die Verluste der Kindheit, das Entfernen der Selbstbeschuldigung und das Erkennen, wie vergangene Erfahrungen dem Klienten beigebracht haben, wie er zu sein hat, um zu überleben, ist der Klient nicht länger an die Vergangenheit gebunden. Er erkennt, dass die Menschen, die sich um ihn kümmern, beschützen und ganz halten sollten, nicht wussten, wie sie das tun sollten. Was auch immer passiert sein mag, es ändert nichts an der Tatsache, wer er in seinem Kern ist.

Dem Kind im Erwachsenen zu erlauben, aufzuwachsen bedeutet, dass es endlich einen Erwachsenen gibt, der für das Kind eintreten, für es sprechen, in seinem Namen handeln und sein Recht da zu sein, einfordern kann. Der Klient ist nun bereit, dem Täter gegenüberzutreten und seinen Wert als würdige menschliche Seele zu behaupten.

Erwachsenen Vergebung

Als der Teufel fertig war, gab er Hans seinen Rucksack voller Kehrdreck zurück und sagte: "Jetzt geh und sag dem Wirt, er soll dir dein Gold zurückgeben. Sag ihm, wenn er das nicht tut, muss er an deiner Stelle die Feuer hüten."

Der Gastwirt ist der Täter, die «eine Person, die den Klienten mehr als alle anderen verletzt hat.» Normalerweise ist dies ein Elternteil, aber nicht immer. Wer auch immer es sein mag, der Teufel weiss, dass jedes kleine bisschen Groll, das der Klient hegen mag, ihn nur gefangen hält und infolgedessen angreifbar und verletzlich macht für das Verhalten, die Einstellung, die Worte, die Kritik usw. des Täters.

Die Vergebung ist die Heilung. Wenn der Täter seine Kontrolle über den Selbstwert des Klienten nicht aufgibt, wird es keine Vergebung geben. In diesem Fall wird mehr Arbeit nötig sein, um an die zugrunde liegende Ursache heranzukommen. Der Klient wird also daran erinnert, wie viel Arbeit er investiert hat, um sich von der Vergangenheit zu befreien. Der Täter hat die Macht zu beeinflussen, wie sich der Klient fühlt, nicht aufgrund dessen, was er getan hat, sondern weil der Klient diese Person verinnerlicht hat. Psychologisch gesehen, schläft der Klient mit dem Feind! Aber egal, wie abscheulich er ist, er ist immer noch ein Teil des Klienten und als solcher verdient er es, dass man ihm vergibt.

Um sich wahrhaftig von der Vergangenheit zu befreien, muss der Klient seine authentische Kraft zurückgewinnen, indem er seine emotionale Bindung an den Täter löst. Dazu muss der Klient bereit sein, sich der Person, die ihn verletzt hat, zu stellen und seine Macht zurückzuerobern. Es braucht ein starkes Ego, um sich dem Täter zu stellen. Das Bewusstsein des Erwachsenen darf nicht von den Ängsten und Verletzlichkeiten des Kindes kontaminiert sein. Hier können Ego-Stärkungsvorschläge angeboten werden, um den Klienten mit Ressourcen zu füllen, die ihn befähigen, sich dem Gastwirt zu stellen.

Ich habe ein paar Gedichte, die ich gerne anpasse und verwende zur Stärkung des Egos. Eines heisst *Desiderata*, worin steht:, "Du bist ein Kind des Universums, nicht weniger als die Bäume und die Sterne. Du hast das Recht hier zu sein." Das andere ist Virginia Satirs *Declaration of Self-Esteem*. Wenn du ein Omni-Absolvent oder -in bist, wirst du das als die "Du-bist-du"-Sätze wiedererkennen. Von diesen abgeleitet habe ich ein Skript kreiert, das ich als Vorbereitung der Vergebungsarbeit benutze.

Du kannst eine Kopie davon hier herunterladen: *www.tribeofhealers.com/download-devils-therapy-forgiveness-script*

Wenn es dir wie mir geht, wurde dir das standardmässige Vergebungsprotokoll beigebracht, das den Schwerpunkt darauflegt, den Klienten davon zu überzeugen, dass Vergebung eine gute Idee ist. Aber was dem Klienten Schmerzen bereitet hatte, sind all die ungelösten emotionalen Energien, die in ihm gefangen sind. Wut fühlt sich nicht gut an. Und *unterdrückte* Wut ist ein Killer. Während das Verständnis von eher kognitiven Ansätzen zur Vergebung euch sicherlich helfen kann, einen Klienten darauf *vorzubereiten*, Vergebung zuzulassen, liegt die Heilung in der emotionalen Befreiungsarbeit. Vergebung ist nicht etwas, das wir *tun*. Es ist etwas das geschieht, wenn man negative Emotionen loslässt. Wird alles losgelassen, ausser der Liebe, und man wird den Klienten nicht überzeugen müssen, etwas zu tun. Die Vergebung wird automatisch geschehen. Um dies zu erreichen, muss der Klient bereit sein, die ganze Wut auf den Täter loszulassen.

In seinem Buch "*Forgive for Good*"[25] stellt Dr. Fred Luskin neun Schritte zur Vergebung vor. Der erste Schritt von Luskin entspricht den Schritten eins und zwei des Universellen Heilungsprozesses: (1) Sei dir genau im Klaren darüber, *wie* du dich wegen dem Geschehen *fühlst*, und (2) Drücke aus, was an der Situation nicht in Ordnung ist. Mit anderen Worten: Suche das Gefühl, dann fühle es, um es loszulassen. Luskins nächster Schritt besteht darin zu erkennen, dass Vergebung nur für *dich selbst* ist und für niemanden sonst. Das ist ein wichtiges Verständnis, denn Vergebung ist eine Entscheidung, die nur der Klient treffen kann.

In der Psyche des Klienten ist ein Kampf im Gange, der die Symptome erzeugt. Krieg ist das Ergebnis der Wahrnehmung, dass jemand etwas Unverzeihliches getan hat. Vergebung ist ein Loslassen. Das Loslassen der Wut stellt den Frieden wieder her - körperlich, geistig und emotional. Um dies zu erreichen, muss der Klient verstehen, was es bedeutet zu vergeben.

Buddha sagte, dass die Wurzel allen Leidens Verbundenheit ist. Was wir als gut beurteilen, wollen wir haben, und es versklavt uns. Was wir als schlecht beurteilen, ist durch Angst an uns gebunden und hat die Macht, uns zu kontrollieren. Vollständige Heilung erfordert vollständige Vergebung. Bloss teilweise oder halbherzige Vergebung wird die Arbeit nicht erledigen. Ihr dürft nicht die kleinste Infektion in der Wunde lassen. Sie wird nur eitern. Jeder Gedanke an Rache gegenüber dem Täter wird zu einem Akt der Selbstbestrafung. Wen auch immer der Klient für seinen Schmerz verantwortlich gemacht hat - den Leutnant, den Unteroffizier, den Vater, die Mutter, den Ehepartner, den Chef, die Geschwister usw. - ist ein Bild in seinem

---

[25] Luskin, F., *Forgive for Good* (2002).

Geist. Denen Menschen zu vergeben, die ihn verletzt haben, wird den Klienten von der Macht befreien, die sie über ihn ausgeübt haben.

Wenn der Klient den Täter als verzeihbar ansehen kann, *verändert sich sein eigenes Selbstkonzept*. Denke daran, dass der Täter eine innere Repräsentation dessen ist, wie das Kind den Täter im ISE wahrgenommen hat. Was den Klienten *jetzt* verletzt, ist das Festhalten an vergangenen Kränkungen in Form von Ärger, Groll, Schuldzuweisungen und Verurteilungen. Dies ist ein Selbstbestrafungsprogramm. Der Klient hat sich selbst bestraft, in der Privatsphäre seines eigenen Verstandes, indem er an dem Schmerz der Vergangenheit festgehalten hat. Schlimmer noch, all die ungelösten toxischen emotionalen Abfälle aus der Vergangenheit haben das gegenwärtige Leben des Klienten und alle seine Beziehungen kontaminiert! Und weil er die Menschen, die ihn verletzt haben, verinnerlicht hat, wird er weiterhin an den Symptomen leiden, *bis* er ihnen vergeben hat.

Der Teufel gibt dem Klienten sein Gold zurück, indem er ihn daran erinnert, wie er all seine guten Gefühle zurückbekommen hat. Er hat sich verändert. Das Loslassen unangenehmer Gefühle hat ihm erlaubt, sich wieder gut zu fühlen. Er ist nicht mehr ein Kind. Als Erwachsener ist es ihm erlaubt, all seine Gefühle zu haben und sie auf gesündere Weise auszudrücken. Diese Suggestionen sind kongruent mit der inneren Erfahrung des Klienten im Heilungsprozess. Das macht sie wahr.

Wenn der Täter immer noch im täglichen Leben des Klienten vorkommt (z.B. als Ehepartner, Elternteil, Chef usw.), wird der Klient daran erinnert, dass er sich zwar verändert hat, der Täter aber nicht. Der Klient ist nun frei, sich selbst gut zu fühlen, egal wie der Täter sein mag. Während Ereignisse in der Vergangenheit den Klienten dazu brachten, auf eine Art und Weise zu denken, zu fühlen und zu reagieren, die er nicht mochte, macht das Loslassen der Vergangenheit ihn frei, seine Reaktionen *von nun an* selbst zu wählen.

Vergebung ist ein Loslassen. Das Loslassen des emotionalen Gepäcks, das mit dem Täter verbunden ist, wird den Klienten dazu befähigen, von einem Ort der Ganzheit aus zu leben; wo er ein positives Gefühl für sich selbst und andere hat und wo er sich, egal was das Leben ihm bringt, sich wohl fühlen kann in Bezug auf sich selbst, dem Leben und der Welt um ihn herum.

Wenn die Vergebung vollständig ist, und es nichts mehr zu vergeben gibt, gibt es nichts mehr, was den Verstand wieder infizieren oder die Symptome unterstützen könnte. Einfach gesagt - Vergebung ist die Heilung. Alles was erforderlich ist, ist die Bereitschaft zu vergeben. Aber um für die Vergebung bereit zu sein, muss der Klient verstehen, was Vergebung NICHT ist.

Was Vergebung NICHT ist

Vergebung ist NICHT für die Person, die dich verletzt hat. Die einzige Person, die davon profitiert, bist du. Deine Vergebung ändert das Leben des Täters um kein Jota. Wenn der Täter noch am Leben ist, muss er mit sich selber leben. Du musst das nicht mehr. Du hast dich selbst lange genug für die Dinge bestraft, die er getan hat. Erlaube dir all die Energie zurückzufordern, die du an Gedanken und Gefühlen verschwendet hast, die dir nur Schmerz bereiten. Vergebung bedeutet, dass du deine Macht zurückeroberst und der Liebe erlaubst, wieder in dein Leben zu fliessen.

Wenn bereits verstorben, ist das Leben des Täters vorbei. Unabhängig davon ändert es nichts, wenn du dich mit Bedauern, Rachegefühlen, Wut und anderen destruktiven Emotionen bestrafst, die in der Vergangenheit wurzeln. Es hält dich nur im Schmerz der Vergangenheit fest. Vergebung ist nicht für den Täter. Sie ist für dich und für niemanden sonst.

Vergebung bedeutet NICHT, dass man das, was getan wurde, gutheisst. Es entschuldigt nicht schlechtes Benehmen oder verharmlost, wie du beeinträchtigt wurdest. Der Täter hat dich verletzt. Das war falsch. Aber die Entscheidung, an schmerzhaften Gefühlen festzuhalten, hält eine Person nur in ihrem eigenen persönlichen «Groundhog Day» (deutscher Filmtitel: Und täglich grüsst das Murmeltier) fest, wo die Dinge, die in der Vergangenheit passiert sind, sie weiterhin im täglichen Leben kontrollieren. Das ist keine Art zu leben!

Die Gedanken mancher Menschen sind so sehr auf die Vergangenheit fokussiert, dass sie sich der Gegenwart berauben. Sie verpassen all das Glück, das auf sie wartet, weil all die schmerzhaften Gefühle aus der Vergangenheit - Bedauern, Groll, Hass und Schuld - sie weiterhin als Geiseln halten. Infolgedessen fühlen sie sich machtlos, eine bessere, befriedigendere Zukunft zu schaffen. Du hast die Wahl. Vergebung bedeutet nicht, das Geschehene gutzuheissen. Es geht darum zu erkennen, dass es vorbei ist, so dass du dein Leben zurückerobern kannst.

Vergebung bedeutet NICHT zu leugnen, was geschehen ist. Vergebung ist keine Verleugnung. In der Verleugnung zu leben, hält eine Person nur in der *Hoffnung* auf eine bessere Zukunft fest, ohne jemals Schritte zu unternehmen, um sie zu ändern. Vergebung bedeutet, sich der Wahrheit der Vergangenheit zu stellen und zu erkennen, dass man lange genug gelitten hat. Die Vergangenheit ist die Vergangenheit. Und in der Vergangenheit gibt es keine Zukunft.

Vergebung bedeutet NICHT, dass man dem Täter sagen muss, dass man ihm verziehen hat. Vergebung ist nicht für ihn. Sie ist für dich. Du entscheidest. Das ist ein reifes Verständnis dafür, was es bedeutet, zu vergeben. Vergebung ist eine Entscheidung, dem Leiden ein Ende zu setzen, indem man sich selbst befreit. Du musst ihn nicht zurück in dein Leben einladen, wenn du das nicht willst. Du musst ihm gar nichts sagen. Die einzige Person, die wissen muss, dass du ihm verziehen hast, bist du selbst.

Vergebung bedeutet NICHT zu vergessen, was geschehen ist. Historiker sagen, dass, wenn wir nicht aus unserer Vergangenheit lernen, wir dazu verdammt sind, sie zu wiederholen. Das Ergebnis ist, dass wir leiden. Deine Vergangenheit hat einen Wert aufgrund dessen, was du aus ihr gelernt hast. Vergebung erlaubt es dir, die Vergangenheit als *Lernerfahrung* zu sehen, etwas Gutes darin zu entdecken, im Leben voranzuschreiten und dich dadurch stärker und weiser zu fühlen. Vergebung ist kein Vergessen. Es ist Erinnern auf eine Art und Weise, die dich ermächtigt.

Zusammenfassung

In *"The Prospering Power of Love"* schreibt Catherine Ponder, dass loslassen und verzeihen Aspekte der Liebe sind. Durch Loslassen und Vergebung trennen wir uns von den negativen Einstellungen und Erinnerungen, streichen sie, lösen sie auf und werden für immer von dem befreit, das uns eingeschränkt hat. Sie erklärt, dass emotionales Loslassen eine der höchsten Formen der Liebe ist.

Wahre Vergebung ist ein natürlicher *Ausdruck* von Liebe. Sie beginnt mit dem Kind, denn das ist es, was wir in unserem Kern sind - Liebe. Wenn wir wieder in Einklang mit unserer Urenergie kommen, geschieht Vergebung ganz natürlich. Wenn wir alte Kränkungen loslassen, können wir endlich andere *so* akzeptieren, *wie sie sind*, ohne dass sie sich ändern müssen, während wir unser Recht auf Frieden und Freiheit bewahren. Dies stellt unsere Fähigkeit wieder her, *uns selbst* zu lieben und uns zu akzeptieren, so wie wir sind.

Vergeben heisst, das Gute sehen. Das spiegelt sich in der biblischen Geschichte von Josef wider, der, egal welches Unglück ihm widerfuhr, immer sagte: "Gott hat es gut gemeint." Erst wenn man erkennt, dass kein Unrecht geschehen ist, dass man überlebt hat, kann man anfangen, nach dem Licht am Ende des Tunnels zu suchen. Dies ist eine Vergebung, die ein erwachsenes Bewusstsein erfordert. Es basiert auf dem Verständnis, dass Heilung nicht verhindern kann, dass Dinge im Leben schieflaufen. Es bedeutet nur, die Leidensgeschichte über wie das Leben uns behandelt hat, aufzugeben.

Solange der Klient das Bedürfnis hat, sein "Another Somebody Done Somebody Wrong» Song" zu singen, bleibt er an den Täter gebunden. Um wahrhaftig frei von der Vergangenheit zu sein, muss der Klient die alte Geschichte darüber, wie ihm Unrecht getan wurde, loslassen. Der Täter muss als blosser Mensch gesehen werden, nicht als eine Figur in einer Seifenoper oder noch schlimmer als ein Monster.

Wenn Sie Groll gegen jemanden hegen, sind Sie durch ein kosmisches Band an diese Person gebunden, eine reale, wenn auch mentale Kette. Sie sind durch ein kosmisches Band an die Sache gebunden, die Sie hassen. Die eine Person, die Sie vielleicht auf der ganzen Welt am meisten hassen, ist genau diejenige, an die Sie sich mit einem Haken hängen, der stärker ist als Stahl. - **Emmet Fox**

KAPITEL 20:
Loslassen & Zurückfordern

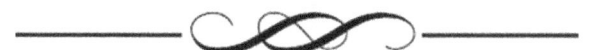

Hans tat, was ihm aufgetragen wurde. Er ging auf den Gastwirt zu und sagte: "Du hast mein Gold gestohlen. Wenn du es nicht zurückgibst, kommst du an meiner Stelle in die Hölle. Und du wirst genauso furchtbar aussehen, wie ich ausgesehen habe."

Bei der Konfrontation mit dem Missetäter geht es darum, die Kränkung loszulassen und Macht zurückzuerobern, indem man das zurückgewinnt, was als Folge dieser Erfahrungen verloren gegangen war. Dies beginnt damit, eine Umgebung zu schaffen, in der der Klient sich sicher fühlt, um sich selbst zu sein. Handelt es sich zum Beispiel beim Täter um einen nahestehenden Menschen, könnte eine sichere Umgebung die Küche sein.

Wenn der Kunde ein Gärtner ist, oder wenn der Täter verstorben ist, funktioniert eine Gartenszene gut. Eine Lagerfeuer- oder Strandszene ist eine schöne Option für Outdoor-Typen. Der Graue Raum ist ein allgemeines, einheitliches Szenario, das an die Vergebungsarbeit angepasst werden kann. Der Graue Raum ist ein kreisförmiger, hellgrauer Raum mit einer gewölbten Decke, wie in einem Iglu. In der Mitte des Raumes stehen sich zwei Stühle gegenüber. Der Klient sitzt bequem auf dem einen Stuhl. Der Täter sitzt auf dem anderen Stuhl. Dadurch wird ein Dialogprozess in Gang gesetzt.

Zu Beginn hat der Täter kein Rederecht. Nur der Klient darf sprechen. Falls der Täter ein besonders *fieser* Charakter ist, kann man Fesseln vorschlagen. (Ich binde sie gerne mit Klebeband an den Stuhl.) Der wichtige Punkt ist, dass der Klient die ganze Macht hat. Der Täter kann nicht sprechen, sich nicht bewegen, nichts tun. Alles, was der Täter tun kann, ist zuhören. Was dann folgt, ist ein Prozess der therapeutischen Schuldzuweisung. Aus diesem Grund verwende ich gerne einen roten Raum, weil rot zu sehen, Wut suggeriert.

Der Klient wird ermutigt, sein Anliegen geltend zu machen, indem er dem Täter erzählt, wie das, was er getan hat, den Klienten verletzt hat und wie sich das auf ihn ausgewirkt hat. Der Klient erzählt dann dem Täter, wie sich diese Erfahrung auf sein Aufwachsen und sein gegenwärtiges Leben ausgewirkt hat (d.h. die Symptome). Der Klient lässt die *Verbrechen* des Täters wie ein Staatsanwalt in einem Prozess Revue passieren, während es dem Klienten ermöglicht, sie verbal auszusprechen.

Das Beschuldigen des Täters ermöglicht, verbotenen Wahrheiten endlich eine Stimme zu geben. Dies bringt authentische Gefühle von Verletzung, Wut, Traurigkeit und Angst an die Oberfläche, wo sie bereinigt werden können. Dieser Prozess des Herauslassems beinhaltet sowohl das Sprechen oder Schreien als auch das Loslassen der emotionalen Ladung, die mit dem Täter verbunden ist. Das Aussprechen der Wahrheit darüber, wie es für den Klienten bei jedem dieser Ereignisse war, wird die Gefühle bestätigen und mehr

Emotionen dazu ermutigen, an die Oberfläche zu kommen, um losgelassen zu werden. Das Klopfen oder Pumpen der Gefühle in ein Kissen entlädt die im Nervensystem des Körpers gefangene Energie.

Loslassen ist eine Form der Vergebung. --
Catherine Ponder

Den Groll rauslassen

Während des Mittelalters machte sich die Kirche daran, das Land von Gnostikern zu säubern (diejenigen, die Gotteserkenntnis suchen). In Frankreich wurden lokale Adlige dafür bezahlt, die Waffen gegen die Katharer zu ergreifen, die als Bedrohung der Autorität der katholischen Kirche als Vermittler zwischen Gott und den Menschen angesehen wurden. Das Problem war, dass die Katharer ziemlich genau so aussahen wie alle anderen. Es gab keine Möglichkeit, Ketzer von guten Katholiken zu trennen! Man einigte sich auf eine Lösung. *Tötet sie alle; lasst Gott sie aussortieren.*

Das ist genau das, was wir tun müssen - uns darauf konzentrieren, alle Gefühle, die sich im Inneren festgesetzt haben, zu beseitigen. Das macht die Vergebungsarbeit erst recht einfach. Die einzige Entscheidung, die wir treffen müssen - holt sie raus! Holt *alles* raus! Wut braucht einen Weg nach draussen. Groll braucht einen Ausweg. Enttäuschung braucht einen Weg nach draussen, ebenso wie Traurigkeit, Angst und Schmerz. Jedes unangenehme Gefühl, das im Inneren gefangen ist, muss vollständig gefühlt und losgelassen werden. Das Kissen ist der perfekte Ort dafür. Jedes unangenehme Gefühl kann in das Kissen gepumpt werden, aber grosse Gefühle wie Wut lassen sich leichter loslassen, wenn man grössere Bewegungen macht.

Der Befreiungsprozess beginnt mit der Aussage: "Du hast mich verletzt." Dies ist eine allgemeine Aussage der Wahrheit. Es ist die Aufwärmphase. Aber das Ziel ist es, spezifische Kränkungen ans Licht zu bringen. Denk daran: Der Teufel steckt im Detail. Je spezifischer ihr sein könnt, desto besser werden die Ergebnisse sein. Hier können deine Sitzungsnotizen dir dabei unterstützen, das Problem des Klienten vollständig zu lösen.

Wenn es mehrere Ereignisse gab, an denen derselbe Täter[26] beteiligt war, geben euch die SSEs eine Liste von Missständen, die ihr abarbeiten könnt. Beginnt mit dem ISE und arbeitet euch durch die SSEs bis zum jetzigen Zeitpunkt. Lasst den Klienten an den ISE zurückdenken und sagen: "Du hast mich verletzt, als ich [Alter einfügen] war." Dann soll der Klient dem Täter sagen, was er getan hat, um den Schmerz zu verursachen.

Lass alles los, was noch im Zeitstrahl gefangen ist. Wut in ein Kissen zu pumpen, wird schnelle Erleichterung bringen. Suche einfach das Gefühl. Das Gefühl muss gefühlt werden. Und *pumpe das Gefühl in das Kissen* - alles davon.

Was ist passiert? Wie hat sich der Klient dabei gefühlt? Was hat es ihn über sich selbst, andere, das Leben, denken lassen? Je mehr der Klient in der Lage ist, seine wahrsten Gefühle zuzulassen und zu erleben, desto stärker und kohärenter wird er sich fühlen. Dies ermöglicht es dem Klienten, sich den Emotionen aus seiner frühesten Kindheit auszusetzen und die Hilflosigkeit und Ungewissheit jener Zeit seines Lebens zu erleben. Welche Entscheidungen wurden aufgrund dieser

---

[26] Gibt es mehrere Ereignisse nach dem gleichen Muster (z.B. wiederholender Missbrauch durch den gleichen Täter), ist es möglich, *alle* Vorkommnisse zusammenzunehmen und sie zusammen als ein einziges Ereignis zu aufzuarbeiten.

Erfahrungen getroffen? Wie haben die damals getroffenen Entscheidungen zu Problemen beim Erwachsenwerden geführt? Inwiefern ist dies immer noch ein Problem für den Klienten?

Das Loslassen von Ärger geschieht in der Regel in verschiedenen Durchgängen. Der Klient lässt eine Schicht los und ruht sich dann kurz aus, bevor er der nächsten Welle erlaubt, sich zu präsentieren. Pumpt das Gefühl einfach weiter in das Kissen. Das ist eine unangenehme Arbeit, also erinnere den Klienten daran, dass nur so viel davon da drin ist, indem du ermutigend sagst: "Lass es raus! Du wirst dich so gut fühlen!"

Wenn ein Gefühl erschöpft ist, wird sich etwas verändert haben. Gib dem Klienten also einen Moment Zeit, sich auszuruhen und sich neu zu kalibrieren. Dann lasse ihn sich nach innen richten und bemerken, was sich verändert hat. Was auch immer sich verändert hat, mache es bewusst und validiere es. Jede Bestätigung des Loslassens ist ein *Wegkehren*. Es ist eine Anerkennung der Veränderung, die sich auszahlen wird. Legt es einfach beiseite, hinter die Tür, als eine Rate in Richtung Vergebung, dann geht wieder hinein und seht nach, ob noch etwas übrig ist. Waschen, spülen, wiederholen.

Ist die Energie vollständig erschöpft, gibt es keinen Groll mehr gegenüber dem Täter. Prüfe sorgfältig. Ist es *ganz* verschwunden? Wenn ja, weise den Klienten an, sich auf den Täter zu konzentrieren und zu bemerken, wie er, der Klient, sich fühlt. Wenn der Groll neutralisiert wurde, wird der Klient berichten, dass er eine der folgenden Empfindungen hat:

- Neutral
- Friedlich

- Liebe
- Dankbarkeit
- Mitgefühl
- Glücklich
- Lebendig

Wenn der Klient sagt, dass er sich *leer oder nichts* fühlt, verifiziere ich, dass die emotionale Ladung tatsächlich neutralisiert wurde. Frag: "Ist das ein *gutes* leeres Gefühl ... oder ein *schlechtes* leeres Gefühl?" Schlechte Gefühle müssen losgelassen werden.

Wenn es so scheint, als ob die gesamte negative Energie freigesetzt worden ist, weise den Klienten an, sich darauf zu konzentrieren, wie sich der Körper jetzt anfühlt. Ist der Groll weg? Ist er *ganz* weg? Wenn ja, weise den Klienten an, darauf zu achten, wie es sich anfühlt, diese Worte zu sagen: "Ich vergebe dir [dem Täter]. Ich lasse dich frei." Dies ist der Vergebungstest.

Der Vergebungstest

Während das Loslassen tiefer emotionaler Wunden Zeit, Absicht und Anstrengung erfordern kann, kann Vergebung sehr rasch geschehen. Wenn das geschieht, tritt eine Veränderung des Herzens ein, die dem Klienten tiefe und dauerhafte Erleichterung bringt. Der Test für Vergebung sind jedoch nicht die Worte. Der Test ist, wie es sich anfühlt, zu vergeben. Jede verbleibende Blockade oder ungelöste Kränkung wird das Problem nur neu einpflanzen. Das Loslassen muss vollständig sein. Wenn sich die Vergebungsaussage nicht gut oder echt anfühlt, ist noch etwas ungelöst. Der Körper lügt nicht. Wenn Wut bleibt, fährt mit dem Loslassen fort: "Ich fühle immer noch [Emotion einfügen, z.B. wütend], weil [Grund]." Ermutige den Klienten alle

Blockaden loszulassen, um Vergebung *zuzulassen*, indem ihr dem Klienten Gründe gebt zu vergeben. Zum Beispiel:

- Vergeben bedeutet einfach freizusetzen, zu befreien, indem man das aufgibt, was man nicht will (das Negative), damit man das haben kann, was man will (das Positive).

- Das Loslassen des *schlechten* Gefühls bringt Erleichterung und erlaubt es dem *Guten*, wieder ins Leben zu fliessen - körperlich, geistig und emotional.

- Vergebung nützt nur dir. Sie ist nicht für den Täter. Es ist für dich und *deine* Heilung.

- Unversöhnlichkeit - Schuldzuweisungen, Wut, Verurteilung und Verletzungen - machen den Geist zur Hölle. Das Festhalten an diesen Gefühlen hält dich nur im Schmerz der Vergangenheit fest. Lass es raus. Dann wirst du erfahren, wie es ist, frei zu sein. Du wirst es fühlen!

- Vergeben bedeutet nicht, dass man die Taten des Täters gutheisst. Es ist auch keine Entschuldigung für sein Verhalten. Was immer er getan und gesagt hat, war *falsch*. Aber du musst dich wegen dieser Dinge nicht weiter bestrafen. Lass es raus, und es ist vorbei.

- Vergeben bedeutet nicht, dass du diese Person mögen musst. Es ist eine Anerkennung, dass der Schmerz, der in dich hineingesteckt wurde, auf die gleiche Weise in den Täter hineingesteckt wurde. Er gehört nicht zu dir. Wenn du ihn herausholst, bist du frei zu vergeben und dich selbst zu befreien.

- Wir suchen keine Entschuldigungen für den Täter. Hast du dich nicht lange genug selbst bestraft? Vergebung ist deine Entscheidung, dich zu befreien, indem du dich nicht mehr für die Dinge der Vergangenheit bestrafst. Lass es raus und befreie dich.

- Hol es raus, hier und jetzt, und lass den Täter aus deinem Leben gehen. Du wirst es fühlen! Er hat schon genug Platz in deinem Kopf besetzt. Er (muss/musste) mit sich selber leben. Du musst es nicht mehr. Hol ihn raus und nimm dir deine Macht zurück, damit du mit deinem Leben weitermachen kannst.

- Vergeben macht *dich* stärker. Es *ist* das Aufgeben des Gefühls, ein Opfer zu sein, indem es dich von der Kontrolle befreit, die diese Dinge all die Jahre über dich gehabt haben. Wenn du das herausbekommst, ändert das alles!

- Vergebung ist dein *"Du kommst aus dem Gefängnis frei"*-Karte. Es ändert nichts an der Vergangenheit. Es ändert, wie du dich *innerlich* fühlst. Die Vergangenheit muss für niemanden eine Gefängnisstrafe sein. Lass es raus, und befreie dich.

- Das Vergeben des Täters macht *dich* frei, um ein neues Kapitel in deinem Leben beginnen zu können, frei von Gewicht/Belastung/Gepäck/Schmerz, das du in deinem Geist und Körper getragen hast. Lass es raus! Du wirst dich so gut fühlen!

In seinem Buch "Die Sonnenblume" erzählt Simon Weisenthal die Geschichte eines Juden während des Zweiten Weltkriegs, der aus dem Arbeitslager an das Krankenbett eines sterbenden Nazis gebracht wird.

Der Nazi möchte seine Sünden beichten und Vergebung von einem Vertreter des jüdischen Volkes erhalten. Es folgt eine grosse Debatte über die Autorität, im Namen eines anderen zu vergeben. Aber die Frage ist nebensächlich. Die eigentliche Frage ist, ob man einem anderen für *sich selbst* vergeben kann! Die Notwendigkeit zu verstehen, und daher Vergebung zu rechtfertigen, ist lediglich ein Hilfsmittel. Es ist keine Vorbedingung. Entweder willst du Frieden erlangen oder du hältst am Groll fest.

Authentische Vergebung fühlt sich gut an! Es ist ein Loslassen des Schmerzes aus der Vergangenheit. Leider wissen zu wenige Menschen, was wahre Vergebung ist. Sie versuchen mit dem denkenden Verstand zu vergeben. Vergebung mit dem Kopf funktioniert nie. Echte Vergebung kommt aus dem Herzen. Es ist ein Gefühl. Das ist es, worauf wir testen.

Manchmal wird der Klient verzeihen, aber nur teilweise.

Manchmal hält ein Klient an seiner Wut fest, weil er glaubt, sie loszulassen würde ihn für zukünftige Verletzungen anfällig machen.

Manchmal hält der Klient an Traurigkeit fest, weil er Angst hat, die Verbindung zu einem geliebten Menschen zu verlieren. Aber partielle Vergebung wird die Arbeit nicht erledigen. Nur vollständige und bedingungslose *Vergebung ist die Heilung*.

Wenn der Klient sagt: "Ich vergebe dir / ich lasse dich frei", und es sich für dich nicht authentisch anhört oder du bemerkst, dass noch Anspannung vorhanden ist, verwende Autosuggestionen, um die Bereitschaft des Klienten zu vergeben zu bestätigen. Zum Beispiel: "Ich fühle mich besser / ich darf vergeben und fühle mich besser / ich lerne / wie ich vergebe / damit ich mich befreien / und heilen kann / usw."

Grabe dann tiefer, um die Blockade zur vollständigen Vergebung aufzudecken. Zum Beispiel: "Auch wenn ich dir vergebe / gibt es immer noch etwas, das ich vergeben muss / damit ich völlig frei sein kann / ich kann dir immer noch nicht vollständig vergeben, weil [Grund einfügen]." oder "Etwas, das ich immer noch nicht vergeben kann, ist [Ende einfügen]"

Weitere Satzstämme zum Aufdecken von Groll gegenüber anderen sind:

Etwas, das ich dir sagen möchte, ist. . .

Etwas, worüber ich wütend bin, ist...

Etwas, das ich dir übelnehme, ist...

Das Beste, woran ich mich in unserem gemeinsamen Leben erinnern kann, ist....

Das Schlimmste, woran ich mich erinnere, ist...

Etwas, das ich bereit bin, dir zu verzeihen, ist...

Etwas, das ich *nicht* bereit bin, dir zu verzeihen, ist . . .

Etwas, das ich im Moment von dir brauche, ist...

Wenn die Befreiung abgeschlossen ist, wird sich der Klient sehr friedlich fühlen. Manchmal wird der Klient berichten, dass er sich müde fühlt. Das ist in Ordnung. Schliesslich kostet es Energie, Energie loszulassen! Du kannst diese Wahrnehmung sehr leicht umformen, indem du fragst: "Wahr oder falsch – du fühlst dich friedlich?" Wenn wahr, kannst du die harte Arbeit des Klienten mit "Gut gemacht! Du hast das geschafft! Merke, wie gut es sich anfühlt!" bestätigen.

Das Loslassen von allem, im Gegensatz zur Liebe, schafft natürlich eine Leere, die darauf wartet, gefüllt zu werden. Wenn der Klient sagt, dass er sich leer fühlt, stelle sicher, dass es ein gutes Gefühl ist. Bitte den Klienten, ein anderes Wort zu wählen, um die *Leere* zu beschreiben. Manchmal wird dies ein tieferes Gefühl von Verlust offenbaren. Wenn der Klient sagt, dass er sich klar, vollständig oder erleichtert fühlt, ist es an der Zeit, die Leere zu füllen, indem du direkte Suggestionen einfliessen lässt.

Ganzheit zurückerlangen

Der Wirt gab Hans sein Gold zurück und etwas mehr dazu und bat Hans, es geheim zu halten und es niemandem zu erzählen. Nun war Hans ein reicher Mann.

Was auch immer der Klient meint, durch die Handlungen des Täters verloren zu haben, wird nun anerkannt und zurückgefordert. Notiere während des Loslassens was die Handlungen (oder die Untätigkeit) des Täters den Klienten gekostet haben. Dadurch erhältst du eine Liste von Qualitäten, die der Klient zurückfordern muss, um endlich frei von der Vergangenheit zu sein. Du kannst den Klienten dann auffordern, sich dem Täter zu stellen und zu sagen: "Ich gebe dir deinen Schmerz zurück. Ich nehme meinen [fülle das Feld aus] zurück."

Das Zurückgeben des Schmerzes legt nahe, dass auch der Täter Schmerz kennt. Das hilft, Vergebung einleuchtender zu machen, weil dieser Schmerz im Täter sein musste, bevor er ihn dem Klienten zufügen konnte. Die Rücknahme aller positiven Eigenschaften anerkennt den Verlust an Ganzheit, den der Klient erlitten hat, und den er nun zurückgewinnen kann. Zu den positiven Qualitäten, die zurückgewonnen werden, gehören gute Gefühle über sich selbst: Kraft, Mut, Zuversicht, Unschuld, Vertrauen, Freude, Selbstwert, Selbstakzeptanz, Liebe, Freiheit (zu sein, seine Gefühle zu haben, zu lieben und geliebt zu werden) usw.

Jetzt ist es an der Zeit kreativ zu werden, indem du andere Techniken in deinen Prozess einbeziehst. Zum Beispiel kannst du die positiven Aspekte hineinklopfen, jede neue Qualität einatmen, ihr eine Farbe geben und sie ins Herz bringen. Nutze alle Sinne, um das zurückzugewinnen, was verloren war, und gib dem Klienten seinen Selbstwert und seine Selbstautorität zurück.

Sobald der Prozess der Rückforderung abgeschlossen ist, können die Handlungen des Täters als Fehler umgedeutet werden. Menschen machen Fehler. Aus Fehlern lernen wir. Menschen können unfreundlich sein, sei es wissentlich oder unwissentlich. Zufällige Ereignisse passieren, ob sie uns passen oder nicht. Und wenn die Person, die den Klienten verletzt hat, noch in seinem Leben ist, wird sich ihr Verhalten nicht plötzlich ändern, nur damit der Klient glücklich sein kann.

Heilung findet nicht *da draussen* statt. Der Klient muss sich bewusst dafür entscheiden, jede *unrealistische Erwartung* aufzugeben, dass der Täter anders ist als er ist. Glücklicherweise erfordert Vergebung nicht, dass der Täter sich ändern muss. Vergebung ist die Veränderung. Die

Veränderung ist wie sich der Klient im *Innern* fühlt und geht einher mit der Erkenntnis, dass das Leben nicht perfekt ist, dass Menschen Fehler machen und dass Scheisse passiert.

Vergebung ist ein Loslassen. Wenn der Klient das Bedürfnis loslässt, dass die Dinge anders sein sollten als sie waren, und die Dinge so akzeptiert wie sie sind, wird er frei sein. Das ist wichtig, weil der Klient aufhören muss, sich selbst zu quälen wegen den Fehlern des Täters. Sobald der Klient die falsche Hoffnung aufgibt, dass der Täter sich eines Tages ändern, sich anders verhalten oder ihn besser behandeln könnte, kann er dem Täter die Erlaubnis geben, sein Leben zu leben; allerdings muss der Klient nicht auf diesen Tag warten, an dem der Täter seinen eigenen Frieden erlangt.

Der Klient kann den Täter (und sich selbst) daran erinnern, was es gebraucht hat, um seinen Frieden zu erlangen. Aber wenn der Täter in Form von Ehepartner, Elternteil oder Chef sich noch nicht mit seiner eigenen Vergangenheit auseinandergesetzt hat, ist es unwahrscheinlich, dass diese Person sich ändern wird, bis er seinen eigenen Beitrag zur Selbstheilung geleistet hat. Dieses Verständnis befreit den Klienten von allen anderen unrealistischen Erwartungen.

Wenn es dem Täter nicht leidtut, was er getan hat, besteht immer noch ein Machtproblem. Der Klient hat sich gegenüber der Person, die ihn verletzt hat, so verwundbar gefühlt, dass er sich nicht sicher fühlt, den Missstand loszulassen. Lasst die Angst los. Denkt daran, dass der Täter, auch wenn er im äusseren Leben des Klienten existiert, als innere Repräsentation im Geist des Klienten existiert. Unbewusst gibt der Klient die Macht ab, zu kontrollieren, wie er sich fühlt. Das muss ein Ende haben. Alles, was der Klient braucht, um sich von dem Einfluss zu befreien, den der Täter auf ihn gehabt hat, ist die Erkenntnis, dass das, was auch immer passiert ist, was auch immer zu ihm gesagt oder ihm angetan wurde, nicht persönlich gemeint war.

Eltern haben Probleme; sie waren nicht die Probleme des Klienten. Ehepartner haben Probleme, die schon lange da waren, bevor sie sich überhaupt kennenlernten. Chefs haben Probleme, die nichts mit dem Klienten zu tun haben und nie hatten. Das einzige Problem ist, dass der Klient zufällig da war, als sie das Problem hatten. Dieses Verständnis ermöglicht es dem Klienten, alle negativen emotionalen Bindungen abzuschneiden und in diesem Prozess aus den Fehlern des *Täters* zu lernen, ebenso wie aus seinen eigenen.

Wenn die Befreiung abgeschlossen ist, wird der Klient sie spüren. Er wird den Frieden und die Freiheit spüren, die damit einhergehen, dass er verziehen hat. Du kannst dann den Vergebungstest anwenden, um zu überprüfen, ob die Vergebung vollständig ist. "Ich vergebe dir. Ich gebe dich frei. So wie ich dich befreie, befreie ich mich selbst." Füge dann hinzu: "Ich vergebe dir, weil [füge eine Endung ein]." Dies ist eine Suggestion, die du kraftvoll implementieren sollst. Dies sind die eigenen Gründe des Klienten, das Problem loszulassen! Fordere den Klienten also auf, dies mehrmals zu wiederholen, wobei jedes Mal eine andere Endung angehängt wird. "Ich vergebe dir, weil ...", ergänzt mit einer bedeutenden Endung. Dies ist die Anwendung der «Direct Drive Technique», um die Akzeptanz des Klienten, sich befreit zu haben, zu verstärken.

Manchen Menschen ist es schwer zu vergeben. Manchmal wird der Täter keine Reue zeigen. Wenn das passiert, habt ihr eine Menge Arbeit vor euch. Mir wurde beigebracht, den Täter einfach in die Hölle zu schicken, wenn er keine Reue zeigt. In manchen Fällen kann das eine Strategie sein, die es dem Klienten erlaubt, Rache zu üben. Aber wenn man den Täter in der Hölle zurücklässt, vergräbt man das Problem nur noch tiefer. Manche Menschen haben ein perverses Vergnügen daran, an Wut, Hass und Verurteilung festzuhalten. Es gibt ihnen ein falsches Gefühl von Macht. Sie erkennen nicht, was das Festhalten an negativen Gedanken und emotionalen Energien mit dem Verstand macht. Es macht den Verstand zur lebenden Hölle! Den Täter zur Hölle zu schicken, mag zwar das Bedürfnis des Klienten nach Rache befriedigen, aber er schickt sich selbst ebenfalls in die Hölle, nur damit er den Täter weiterhin am Spiess über dem offenen Feuer braten kann.

Vergebung ist ein Nebenprodukt des Loslassens. Wenn der Täter das Gold nicht zurückgibt, indem er Reue zeigt, wenn es ihm nicht Leid tut, was er getan hat, sucht einen Weg, ihn verletzlich und schwach zu machen. Der schwächste und verletzlichste Zustand ist der eines Säuglings. Jeder, der schon einmal einen Säugling gehalten hat, weiss das. Wenn du jemals einen Säugling gestillt oder mit der Flasche gefüttert hast, weisst du auch, wie die Augen eines Babys direkt in deine Augen starren. Augenkontakt ist ein primäres Mittel, durch das Menschen Bedürfnisse und Wünsche kommunizieren. Diese Bilder bilden die Grundlage für Gerald Keins *Fenster zur Seele Technik*, die euch einen Weg gibt, den Täter klein und wehrlos zu machen. Sie gibt euch auch die Möglichkeit, etwas Gutes in dem Täter zu sehen.

Die Augen werden mit den Fenstern des Herzens verglichen. - **Markus 7,20-23 (KJV)**

Fenster zur Seele Technik

Beginne mit der Suggestion, dass die Augen die Fenster zur Seele sind. Indem man tief in die Augen einer Person schaut, kann man die Vergangenheit einer Person sehen. Je tiefer man in ihre Augen schaut, desto weiter zurück in ihre Vergangenheit sieht man. Fordere die Klientin als Nächstes auf, dem Täter so *tief* in die Augen zu schauen, dass sie bis in die Zeit zurückblicken kann, als er noch ein Baby in den Armen von jemandem war. Vergewissere dich, dass die Klientin dieses Bild hat. Mach dich dann daran, eine Reihe von Binsenweisheiten aufzustellen, die bereits durch die Regressionsarbeit etabliert worden sind. Zum Beispiel: Jedes neugeborene Baby verdient Liebe.

Wenn die Klientin zustimmen kann, dass *jenes* Baby liebenswert ist, und dass alles, was ein Baby will oder braucht, zu lieben und geliebt zu werden ist, kannst du ein Argument für fortgesetzte Vergebung gegenüber dieser Person aufbauen. Gefühle kommen nicht aus dem Nichts. Dies ist ein Grundprinzip, das die Klientin bereits akzeptiert hat. Es muss also etwas passiert sein, was dazu geführt hat, dass dieses Kind seine guten Gefühle für sich selbst verloren hat. Damit wird anerkannt, dass der Täter einen Verlust erlitten hat, was ihn verzeihbarer und damit gut macht.

Die Dinge, die dem Täter gesagt oder angetan wurden als er aufwuchs, führten dazu, dass er sich innerlich schlecht fühlte. (Die Klientin kennt das aus ihrer eigenen Vergangenheit). Es war *dieser Schmerz*, der den Täter dazu veranlasste, sich der Klientin gegenüber verletzend zu verhalten. (Den Täter zu einem *Opfer* seiner Vergangenheit zu machen, verletzbar für die Menschen, die ihn verletzt haben, macht den Täter verzeihbarer).

Als er erwachsen wurde, musste der Täter *das ganze emotionale Gepäck aus der Kindheit* mit sich herumtragen. (Erzeugt ein wenig Sympathie für den Täter). Auch wenn er sich vielleicht liebevoll verhalten wollte, war er einfach nicht *in der Lage,* all die Wut, den Schmerz und die Schmerzen in seinem Inneren zu überwinden. (Dadurch erscheint der

Täter schwach und unter Schmerzen leidend). Es war der ganze Schmerz, der im Täter gefangen war, der ihn dazu veranlasste, sich der Klientin gegenüber lieblos zu verhalten. (Was Vergebung akzeptabel macht). Das macht nicht das, was er getan hat, richtig. Es bedeutet nur zu verstehen, dass es *nicht die Schuld des Täters* war. Irgendetwas ist passiert, das ihn dazu gebracht hat, so zu handeln. Hinter jeder Handlung steht eine positive Absicht. Der Täter wollte sich gut fühlen, egal wie verkehrt, aber er hatte keine andere Wahl, als seiner inneren Programmierung entsprechend zu handeln. (Das macht den Täter zum Opfer).

Wenn die Klientin in die Augen des Täters schauen kann und ein Bedürfnis sieht, das der Täter durch die Klientin zu erfüllen hoffte, wird die Klientin in der Lage sein, den Täter als schwach und bedürftig zu sehen. Dadurch kann die Klientin beginnen, das Verhalten des Täters als einen Hilfeschrei zu sehen. Wenn die Klientin den Hilfeschrei sehen kann, kann sie diejenige werden, die darauf reagiert. Dies öffnet die Tür zur Vergebung.

Wenn die Klientin feststellen kann, dass sie kein Bedürfnis mehr hat, den Täter zu bestrafen, ist sie frei von der Vergangenheit und damit auch frei, sich in ihrem eigenen Geist nicht mehr bestrafen zu müssen. Das macht sie frei, so zu leben, wie sie es jetzt möchte - mit oder ohne diese Person. Während die Klientin auf den Tag hoffen darf, an dem der Täter seinen Frieden erlangt, wartet sie nicht mehr auf diesen Tag, damit sie glücklich sein kann. Das ist wahre Freiheit. Wenn der Täter seine Reue ausdrückt, tritt authentisches Vergeben ein. Das stellt Sicherheit und Wohlverdientes wieder her, was das wahre Gold des Herzens ist.

Und etwas mehr dazu....

Es gibt im Grimm'schen Märchen eine Parallele zu Matthäus, der sagte: "Wenn dich ein Mensch um etwas bittet, gib ihm mehr als er verlangt." Der Grund dafür ist, dass, wenn du gibst, du davon profitierst. Je mehr du vergibst, desto mehr wird dir vergeben. Alle Vergebung ist Selbstvergebung.

Wenn es sich beim Täter um einen geliebten Menschen handelt, fragt ihn, ob es etwas gibt, was er der Klientin vergeben müsste. Selbst wenn es nichts zu vergeben gibt, leite den Täter an, die Worte zu sagen: "Ich vergebe dir. Ich lasse dich frei. Ich vergebe dir, weil [Ende einfügen]." Das ermöglicht es dem Täter, mehr dazu zu geben, indem er das Selbstwertgefühl der Klientin stärkt und ihr das Gefühl vermittelt, dass sie es sich wert ist.

Die Gesamterfahrung kann dann weiter bereichert werden, indem man der Klientin ein paar Minuten Zeit gibt, die guten Gefühle, die aus der Vergebung resultieren, aufzusaugen. Um die Transformation zu vertiefen, frage die Klientin, was sie gelernt hat, denn oft ist das, was auf eine vollständige Vergebung folgt, eine Kaskade von Einsichten oder Erkenntnissen, die die Klienten auf eine Weise bereichern, wie sie es sich nie hätten vorstellen können! Zum Beispiel könnte die Klientin erkennen, dass:

- Ein missbrauchender Elternteil liebevoll sein wollte, aber nicht wusste wie.
- Die Klientin tatsächlich erwünscht und geliebt war.
- Was passierte, nicht persönlich gemeint war; es war nur die Tatsache, dass sie zufällig dort war.

Diese Art von Einsichten können das Leben eines Menschen für immer verändern!

Selbstvergebung

Ich erinnere mich an eine Szene aus einem Film, in dem Tom Selleck die Rolle des Stadtsheriffs Jesse Stone, spielt. In dieser speziellen Szene hat der Stadtrat eine Sitzung einberufen, um Stone zu rügen, weil sie seine Methoden missbilligen. Stones Antwort? "Ihr könnt mich feuern, aber ihr könnt mir nicht sagen, was ich zu tun habe." Das ist echte Macht.

Es geht darum, die Tatsachen der Situation anzuerkennen, ohne die eigene Macht aufzugeben. Es geht nicht darum, besser oder schlechter als jemand zu sein. Es geht darum, einen Standpunkt einzunehmen und seinen Platz zu behaupten. Vergebung stellt diese Macht wieder her und erlaubt einem, die Vergangenheit zu akzeptieren, indem du erkennst, dass alles in der Vergangenheit dich zu dem gemacht hat, was du heute bist.

Vergebung bedeutet, damit einverstanden zu sein - mit allem. Letztlich geht es darum, sich selbst zu respektieren. Wenn du dich selbst tief und vollständig liebst und akzeptierst, lässt du dich nicht von anderen Menschen treten oder wie Dreck behandeln. Du darfst Respekt einfordern. Wenn sie sich weigern, können sie zur Hölle fahren, ohne dass du dich ihnen anzuschliessen brauchst.

Indem der Täter Busse tut, holt sich die Klientin zurück, was sie durch schmerzhafte Begegnungen in der Vergangenheit verloren hat. Was sie verloren hatte, war ihr Gefühl der Selbstachtung und des Selbstwerts. Dies ist die Grundlage von Scham. Scham ist der Glaube, dass man gebrochen und fehlerhaft ist, dass etwas in einem drin fehlt. Scham ist eine grosse Lüge, die vom Kind akzeptiert wurde. Vergebung ist die Berichtigung.

Schuldgefühle sagen, dass ich einen Fehler *gemacht* habe. Scham personalisiert ihn. *Ich BIN ein Fehler.* Dies ist ein Identitätsproblem, das nach Korrektur verlangt. Vergebung korrigiert dieses Loslassen der falschen Identifikation mit der inneren Repräsentation. Der Klient ist nun frei, sich selbst dafür zu verzeihen, dass er sich immer in Gefahr gebracht hatte, dass er immer verletzlich oder sich unbewusst war, dass er Fehler gemacht hatte. Mit anderen Worten, dafür ein Kind zu sein. Dies gibt dem Klienten seine Unschuld zurück. Infolgedessen kann er nun die Wahrheit erkennen.

Der Klient hätte nicht vorhersehen können, was passiert. Nichts im Leben hätte ihn auf irgendetwas davon vorbereiten können. Und auch wenn etwas passiert ist, es ist vorbei. Der Klient ist dadurch stärker und weiser geworden. Trotz allem konnte nichts die Wahrheit über den Klienten ändern; dass er so ist und bleibt, wie er erschaffen wurde - eine würdige Seele auf einer wichtigen Reise. Das ist es, was es bedeutet, ein reicher Mann zu sein.

Zusammenfassung

Vergebung ist ein natürliches Nebenprodukt des Loslassens von gefangenen Emotionen, insbesondere von Wut. Wut ist gut. Wut gibt einem Kraft, wenn man sich und andere verteidigen muss. Was nicht gut ist, ist das Festhalten an Wut. Wenn Wut im Inneren gefangen ist, erzeugt sie Unwohlsein.

Wut ist dazu da, einen zu motivieren, sich selbst und die Menschen oder Dinge, die einem wichtig sind, zu schützen, indem man gesunde Grenzen setzt. Schutz ist die oberste Direktive des Unterbewusstseins.

Wenn der Klient bewusst die Verantwortung für seine eigene Sicherheit übernehmen kann, muss das Unterbewusstsein das nicht tun. Infolgedessen wird es sich entspannen und dem Bewusstsein erlauben, das zu bekommen, was er will - Kontrolle.

Zuzulassen, dass Wut gefühlt und ausgedrückt wird, gibt dem Klienten die nötige Energie, um für seine Rechte einzustehen. Der Person, die einen verletzt hat, die Stirn zu bieten und zu sagen: "Du darfst mich nicht kontrollieren! Du hast keine Macht mehr über mich!", lässt die Wut heraus. Es ist ein Ausdruck von Selbstbehauptung, der der Opferidentität ein Ende setzt. Das ist es, was benötigt wird.

Wie jede Phase im Heilungsprozess beinhaltet auch die Konfrontation mit dem Täter die vier Heilungsschritte:

1. **Suche es.** Finde die Wut.
2. **Fühle es.** Drücke die Schuldzuweisung und die Wut authentisch aus, ohne etwas zurückzuhalten.
3. **Heile es.** Nimm zurück was genommen wurde (Macht, Selbstwert, Selbstachtung, Unschuld usw.).
4. **Versiegle es.** Mache es dauerhaft. Wie verändert es die Dinge, wenn du es dir endlich von der Seele redest?

*Ich denke, es geht um Vergebung, Verzeihen.
Auch wenn, selbst wenn, du mich nicht mehr liebst.*
- **Heart of the Matter von Don Henley**

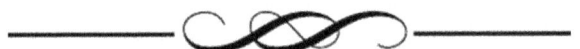

KAPITEL 21:
Ein Echtes & Nachhaltiges Ergebnis

Er machte sich auf den Heimweg zu seinem Vater und kaufte sich einen groben weissen Mantel.

Loslassen schafft Raum für etwas Gutes, das eintreten kann. Das Zurückfordern dessen, was durch schmerzhafte Begegnungen in der Vergangenheit verloren gegangen ist, gibt dem Klienten das zurück, was in ihm gefehlt hat - die Macht der Wahl. Wenn der Täter sich entscheidet, dem Klienten zu vergeben, gibt der Klient sich selbst *etwas mehr dazu*.

Das Loslassen der Schmerzgeschichte verändert die Art und Weise, wie der Klient sich selbst sieht. Weil er nicht mehr an Erfahrungen und Menschen aus der Vergangenheit gebunden ist, ist er auch nicht mehr an die Opferidentität gebunden, die in der Ohnmacht des Kindes wurzeln. War er einst ein verlorener, mittelloser *Soldat*, ist er nun erwachsen und frei, sich bewusst für eine neue Identität und eine neue Art, in der Welt zu sein, zu entscheiden.

Ein neues Du

Wenn du das Ergebnis eines vergangenen, verletzenden Ereignisses änderst, verändert das die Erwartungen des Klienten an die Zukunft. Wenn also die Vergebungsarbeit abgeschlossen ist, ist das «Future Pacing» (auch bekannt als Altersprogression) die letzte Prüfung der Ergebnisse. Was auch immer in der Zukunftsszene geschieht, es ist ein Versprechen des Klienten an sich selbst für sein zukünftiges Leben.

Wenn der Klient eine glückliche Reise in die Zukunft sieht, gibt ihm das ein Geschmack davon, wie es sein wird, das Leben frei von der Vergangenheit zu leben. Die Fähigkeit sich vorzustellen, anders auf Situationen zu reagieren, die in der Vergangenheit unmöglich zu bewältigen waren, kann eine ermächtigende Erfahrung sein, die das Selbstbild des Klienten verändert.

Ist das Problem vollständig gelöst, ermöglicht Future Pacing dem Klienten, davon zu profitieren, indem er die Vorteile der Veränderung in die Zukunft projiziert. Dies etabliert eine kraftvolle Erwartung wie das Leben von nun an aussehen wird. Die Erfahrung, sich mühelos durch Situationen zu bewegen, die in der Vergangenheit überwältigend waren, liefert den Beweis, dass sich etwas verändert hat. Man kann diese Erkenntnis nutzen, um Einsichten zu generieren. Die Welt hat sich nicht verändert. Die Menschen im Umfeld des Klienten haben sich nicht verändert. Die Situationen im täglichen Leben haben sich nicht verändert. Was sich geändert hat, ist *der Klient*. Das ist die Erkenntnis, die ihr anstrebt!

Die Farbe Weiss wird traditionell mit Spiritualität und Reinigung assoziiert, und deutet an, dass das neue Selbstbild des Klienten realistisch ist. Der Klient nimmt eine gewöhnliche Rolle an. Er erwartet nicht, dass er besser oder schlechter als jemand anderes ist. Er ist einfach sich selbst. Damit kann er leben. Dies ist ein realistisches Selbstbild, und damit auch eine realistische Erwartung an das Leben. Jetzt, da der Klient weiss, wie er hierhergekommen ist, ist er frei, einen neuen Kurs für sich selbst einzuschlagen und eine bessere Zukunft zu schaffen, basierend auf dem, was er durch den Heilungsprozess gelernt hat. Er hat keinen Grund mehr, danach zu streben, perfekt zu sein. Er ist genug. Und weil sein Wert nicht mehr durch Äusserlichkeiten definiert wird, ist er jetzt befähigt, im Leben erfolgreicher zu sein.

Du hast die Macht über deinen Geist - nicht über äussere Ereignisse. Erkenne dies und du wirst Stärke finden - **Marcus Aurelius**

Das Glücksprinzip

Auf dem Heimweg machte er Musik, denn das hatte er vom Teufel in der Hölle gelernt.

Der Teufel nimmt viele Formen an. Eine davon ist Pan, der grosse Naturgott der alten Griechen. Das Wort Pan bedeutet "alles, jedes, ganz". Pan wurde mit Hufen und Hörnern geboren, aber er war nie böse, nur geil. Er war ein verspielter Geist, der in den Wäldern lebte. Aber wenn man es wagte, seine Ruhe während des Mittagsschlafs zu stören, lösten seine wütenden Schreie *Panik* aus.

Das Wort Pandemie geht auch auf den Gott Pan zurück. Als Gott des Klangs wird Pan häufig dargestellt, wie er ein Instrument spielt, das er aus Schilfrohr geformt hat und das heute Panflöte genannt wird.

In der antiken Philosophie sind Klänge die Grundlage für alles im Universum. Musik sind Klänge, die sowohl Emotionen hervorrufen als auch sie ausdrücken können. Emotionen sind die Sprache des Unterbewusstseins. Das ist es, was der Klient in der Hölle gelernt hat - wie er seine wahrhaftigsten Gefühle zulassen kann. Es braucht keine Unterdrückung, Verdrängung oder Depression, um zu überleben. Das ist keine Art zu leben!

Als befähigter Erwachsene muss der Klient die Verantwortung für die Erfüllung seiner eigenen emotionalen Bedürfnisse übernehmen. Indem er sich selbst erlaubt, unangenehme Emotionen wie Angst, Wut und Traurigkeit zu fühlen, ist der Klient nun in der Lage, wahres Glück zu erleben und auszudrücken. Glück ist die emotionale Befriedigung, wenn unsere Bedürfnisse erfüllt werden. Aber Glück, das von anderen Menschen und Dingen abhängig ist, unterliegt immer der Enttäuschung. Das bringt uns dazu, stets das Vergnügen zu suchen und den Schmerz zu vermeiden.

Freude hingegen ist Glück, das unabhängig von Äusserlichkeiten ist. Freude ist nicht wirklich eine Emotion. Sie ist eine Energie, die wir als eine Art des Seins erfahren. Daher kann sie immer da sein - auch wenn wir mit Widrigkeiten konfrontiert sind. Hypnose-Mentor Michael Ellner beschreibt diese Art des Seins als "Ein friedlicher Verstand, ein glückliches Herz und ein spielerischer Geist." Es ist ein Fluss des Wohlbefindens, der zu mehr Liebe, Weisheit oder Stärke führt.

Werden diese Qualifikationen im Klienten heller und stärker, füllen sie sein Herz wie ein Lied. Und wenn sich das Herz voll anfühlt, strahlt es ganz natürlich positive Energie in jede Zelle des Körpers aus. Wenn der Klient die Liebe zu niemandem im Besonderen gegenüber ausdrückt, geht sie hinaus ins ganze Universum und hallt zu ihm selbst zurück. Das Ausdrücken positiver Gefühle kommt allen zugute.

Der Klient ist nun frei, glücklich oder traurig zu sein, wann immer ihn etwas traurig oder glücklich macht. Er muss nicht mehr fröhlich aussehen, um jemand anderem zu gefallen. Er muss seine Gefühle nicht mehr unterdrücken, um den Bedürfnissen anderer Menschen zu entsprechen. Er darf Wut empfinden, weil er weiss, dass niemand deswegen sterben wird. Der Klient ist frei, ganz er selbst zu sein.

> *Um glücklich zu sein, halte dein Herz frei von Hass, deinen Verstand frei von Sorgen. Lebe einfach, erwarte wenig, gib viel, streue Sonnenschein, vergiss dich selbst, denke an andere. Versuche das eine Woche lang, und du wirst überrascht sein. –*
> **Norman Vincent Peale**

Altersprogression

Es war ein alter König im Land, vor dem er spielen musste. Der König war von seinem Spiel so begeistert, dass er Hans seine älteste Tochter zur Frau versprach.

Erst wenn der Klient sich vom Schmerz der Vergangenheit befreit hat, kann sein wahres Selbst beginnen, sich auszudrücken und zu wachsen. Und sich kreativ zu entwickeln. Damit einher geht eine neue Vitalität. Dies ist jedoch keine Heimkehr, denn dieses Zuhause hat es für den Klienten nie gegeben. Das neue Land, das er jetzt entdeckt, ist die Heimkehr zu sich selbst - zu seinem zukünftigen Selbst.

Die Altersprogression ermöglicht es dem Klienten, seinem zukünftigen Selbst zu begegnen. So wie das Innere Kind eine innere Repräsentation des jüngeren Selbst des Klienten in einem bestimmten Alter ist, repräsentiert das Zukünftige Selbst sein älteres Selbst irgendwann in der Zukunft. Du kannst den Klienten ein paar Wochen, Monate oder sogar Jahre vorwärtsschreiten lassen, um seine Erwartungen an die Zukunft zu testen. Was auch immer in der Zukunftsszene geschieht, ist das Versprechen des Klienten an sich selbst, wer er sein wird! Lade diese beiden Teile des Klienten zu einem Dialog ein.

Denk daran, dass das Zukünftige Selbst alles über das Leben des Klienten von diesem Moment an weiss. Zu was für eine Person ist er geworden? Welche Gaben oder Talente hat er entwickelt? Was weiss er in der Zukunft, was er jetzt noch nicht weiss? Welchen Rat kann das Zukunftsselbst geben? Welches Versprechen gibt Zukunftsselbst dem Klienten? Jedes Versprechen, das das Zukünftige Selbst dem Klienten gibt, stellt eine sich selbst erfüllende Prophezeiung dar. Schliesslich ist er ja ein und dieselbe Person!

Aber als die Tochter hörte, dass sie mit einem niedriggeborenen Burschen in einem groben weissen Kittel verheiratet werden sollte, erklärte sie: "Bevor ich das tue, springe ich in den tiefsten Fluss."

Merkst du, dass dies eine Wiederholung der Begegnung mit dem Gastwirt ist? Der Klient wird als "nicht gut genug" beurteilt. Nur weil der Klient sich verändert hat, heisst das nicht, dass sich das Verhalten dieser Person ändert! Wenn es also jemanden im gegenwärtigen Leben des Klienten gibt - ein Chef, ein Ehepartner, ein Elternteil -, dessen Meinung Gewicht hat, stelle sicher, dass du die Reaktionen des Klienten in einer imaginären zukünftigen Begegnung mit dieser Person testest. Darlenes Ehemann, zum Beispiel, wird wahrscheinlich nicht mit dem Trinken aufhören.

Der Klient ändert sich. Andere Menschen tun das nicht. Aber Ehepartner werden oft gewählt, weil sie zu dem passen, was in der Kindheit vertraut war. Eine ungelöste Beziehung zu einem Elternteil kann sich in der aktuellen Beziehung des Klienten zu seinem Ehepartner widerspiegeln.

Wenn der Ehepartner in die Rolle des Ersatzelternteils gedrängt wurde, wird der Klient in der Rolle des Kindes stecken bleiben, das darum kämpft, seine Bedürfnisse erfüllt zu bekommen. Wenn das alte Muster aus Ablehnung, Kritik oder Missbrauch besteht, ist es das, was vertraut ist. Du musst also die Reaktionen des Klienten auf das Verhalten seines Ehepartners testen. Was passiert zum Beispiel, wenn Darlenes Mann auf Sauftour geht? Was passiert, wenn er einen Wutanfall kriegt, Kritik übt und sie herabwürdigend behandelt? Wird sie emotional getriggert? Versucht sie, ihm zu gefallen? Hält sie an der falschen Erwartung fest, dass ihr Mann sich ändern muss, damit sie glücklich sein kann?

Von anderen kann nicht erwartet werden, dass sie sich ändern; der Klient muss sich ändern. Denk daran, dass die Person, die in einer zukünftigen Szene auftaucht, nicht *da draussen* ist. Sie ist eine innere Repräsentation. Wenn der Klient getriggert wird, ist er immer noch abhängig von der Meinung anderer. Wenn das passiert, geht zurück zur Vergebungsarbeit. Setze den Inneren Kritiker auf den heissen Stuhl und ermutige den Klienten, dem Inneren Kritiker eine ordentliche Standpauke zu halten. Das Loslassen dieses Musters von Selbstablehnung, Selbstkritik und Selbstbeschimpfung wird es deinem Klienten ermöglichen, die Macht, die dieser Person gegeben wurde, zurückzugewinnen.

Authentische Macht

Da gab der König Hans seine jüngste Tochter, die bereit war, es zu tun, um ihrem Vater zu gefallen.

Der Klient hat den Prozess des Erwachsenwerdens abgeschlossen. Er hat sich seiner Vergangenheit gestellt, den emotionalen Russ entfernt und sein Recht auf Selbstbestimmung zurückerobert. Indem er der Vergangenheit verziehen hat, ist er sein *eigener König*, seine eigene Autorität geworden, und hat seine authentische Macht zurückgewonnen - die Macht der Wahlmöglichkeit.

Durch das Ändern seiner Reaktionen hat der Klient wieder die Kontrolle über sein Leben erlangt. Der Klient glaubt nun, dass er Liebe und Respekt verdient hat. Weil er bereit ist, sich selbst zu lieben und zu akzeptieren, samt Warzen und allem, ist er nicht mehr abhängig von der Meinung anderer. Wenn er mit Kritik und Ablehnung konfrontiert wird, gibt es keine emotionale Reaktion. Infolgedessen bietet ihm sein Zukünftiges Selbst eine bessere Auswahl an befriedigenderen Beziehungen. Er ist nun befähigt, sich in eine befriedigendere und erfüllende Zukunft zu bewegen. Dies ist ein Versprechen, das der Klient sich selbst gibt. Von nun an wird das Leben den Klienten mit dem belohnen, was er verdient hat - Akzeptanz und Respekt.

In *Power vs. Force* sagt David Hawkins, dass Bereitschaft das Tor zu höheren Ebenen des Bewusstseins ist. Aber spirituelle Erfahrung erfordert ein geeignetes Gefäss. Die alten Heilpraktiker erkannten, dass man sich selbst reinigen muss, um Zutritt zu einer höheren Bewusstseinsebene zu erlangen. Ungelöste negative Wahrnehmungen werden den Prozess nur verunreinigen. Zu den hypnotischen Methoden zur Erforschung höherer Bewusstseinszustände gehören:

- Ultra-Height
- Ultra-Depth
- Tiefer Somnambulismus
- Simpson-Protokoll
- Frühere-Leben-Regression

Versuche, in höhere Zustände einzutreten, *bevor* die inneren Blockaden gelöst sind, bringen selten mehr als einen Erholungs-Trip. Solange der Klient nicht in der Lage ist, spirituelle Ressourcen in sein tägliches Leben zu integrieren, neigen höhere Zustände dazu, *speziell* und eigennützig zu sein. Das ist es, was die ältere Tochter repräsentiert.

Die jüngere Tochter hingegen steht für einen aufgeklärteren Zustand. Ihre Bereitschaft zu gefallen, basiert nicht auf der Verletzlichkeit oder den Überlebensbedürfnissen eines Kindes. Es ist die bewusste Entscheidung, sich der Zukunft zu verpflichten und gleichzeitig die Vergangenheit zu ehren - sowohl den alten als auch den zukünftigen König. Gefallen bedeutet, glücklich zu machen. Die ursprüngliche Bedeutung des Wortes glücklich war gleich. Authentische Macht ist nicht besser oder schlechter. Sie ist gleich. Glücklich. Ganz und vollständig.

Heilen heisst glücklich machen. - **Ein Kurs in Wundern**

Integration

Es folgte eine grosse Hochzeit. Und so bekam des Teufels russiger Bruder die Tochter des Königs. Und als der alte König starb, wurde Hans König über das ganze Land.

In Mythen und Märchen bedeutet Ehe Integration. Geist und Körper sind nun vereint. Kopf und Herz sind nun im Einklang. Denken und Fühlen sind nun kongruent. Bewusstes und Unbewusstes stimmen nun überein. Der Klient ist nun dazu bestimmt, das Versprechen seiner Vision für sich selbst zu leben - sein Zukünftiges Selbst.

In der alten Mythologie war der König mit dem Land verheiratet, was eine Position der Verantwortung bedeutete, im Dienst einer Macht stehend, die grösser ist als man selbst. König zu sein bedeutet nicht, das *da draussen* zu kontrollieren. Ein *Draussen* gibt es nicht. Es existiert nur unsere Wahrnehmung der Welt. Selbstherrschaft bedeutet, Verantwortung für alles zu übernehmen, was man sieht.

Der Klient hat gesehen, wie es für ihn war als Kind. Er hat seine Lebensgeschichte gesehen, wie die Erfahrungen seine Identität geprägt haben, und er hat daraus gelernt. Er ist durch die Hilflosigkeit und Abhängigkeit der Kindheit hindurchgegangen und hat sich erwachsen werden lassen. Infolgedessen hat er sich befreit, um sich selbst zu sein. Weil der Klient nun erkennt, dass er weder seine Mutter noch sein Vater ist, ist sein Schicksal sein eigenes. Diese Selbsterkenntnis wird bestimmen, wie er von nun an sein Leben führen wird.

Die Angst vor Ablehnung, die Angst vor Kritik, die Angst, nicht das zu bekommen, was er will, setzt den Klienten zurück in den Kinderhochstuhl, angewiesen auf die Gnade von Mama und Papa. Aber Könige gefallen nicht, um ihre Bedürfnisse erfüllt zu bekommen. Gute Könige regieren mit Stärke und Weisheit. Könige dienen einer höheren Berufung im Leben. Eine Person, die einen Sinn für ihre Lebensaufgabe hat, lebt in einem Zustand der Integrität, in dem das Selbst im Einklang mit dem Selbst ist, und der Eigenwille im Dienst einer höheren Macht steht. Dies ist wahres Königtum.

Nicht länger an die Vergangenheit gebunden, ist der Klient nun frei, einem Zweck zu dienen, der grösser ist als er selbst. Nachdem die Wunden der Vergangenheit geheilt sind, ist er nun psychologisch darauf vorbereitet, höhere Bewusstseinsebenen zu erforschen. Wenn er es wünscht, ist er jetzt frei, innere Quellen der Führung, des Zwecks, der Talente und Fähigkeiten zu entdecken, die ihm noch offenbart werden müssen.

Du hältst eine Karte zu einem vergrabenen Schatz in deinen Händen! Jetzt musst du nur noch an deiner Fähigkeit feilen zu erkennen, wann X die Stelle markiert. Was dann geschieht, liegt an dir. Aber wisse Folgendes ... die ganze Schwerarbeit des Navigierens durch das Gebiet des Unterbewusstseins wird deine Klienten auf unerwartete Weise belohnen. Vielleicht überrascht es dich sogar selbst, wenn Du entdeckst, wie diese einfachen Strategien zu bemerkenswerten Ergebnissen führen! Du hast alle Informationen, die du brauchst. Halt es einfach, folge dem logischen Weg und du wirst erfolgreich sein.

~ **Wendie Webber**

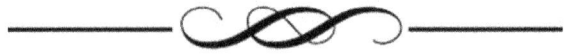

KAPITEL 22:
Alles ist eine Geschichte

Ich habe irgendwo gelesen, dass das Universum aus Geschichten besteht. Seit Anbeginn der Zeit wurden Geschichten sowohl zur Unterhaltung als auch zur Bewahrung der Kulturgeschichte und Traditionen verwendet. Die mündliche Tradition ging den schriftlichen Aufzeichnungen voraus, und viele Gesellschaften entwickelten symbolische Gedächtnissysteme, um ihre Geschichten für zukünftige Generationen zu bewahren. Zwei Beispiele sind der Kabbalistische Baum des Lebens und das Medizinrad der amerikanischen Ureinwohner.

In den alten Zeiten fungierten die wandernden Barden und Minnesänger als reisende Nachrichtenreporter. Die Lieder und Volksmärchen, die sie vortrugen, waren Geschichten über ferne Orte und historische Ereignisse. Sagen und Märchen haben sich über die Jahrhunderte hinweg gehalten und werden mit den Gutenachtgeschichten der Kinder assoziiert. Im Gegensatz zu unseren heutigen Disney-Variationen waren Märchen jedoch nicht nur leichte Kost und gut. Einige waren regelrecht grausam! Das liegt daran, dass der Zweck der Volksmärchen darin bestand, die menschliche Seele auf die düsteren Realitäten des Lebens auf der Erde vorzubereiten.

Viele Märchen enden nicht gut, denn im wirklichen Leben ist das Glücklich bis ans Lebensende" nur einer von vielen möglichen Szenarien. Das echte Leben kann schwierig sein. Es ist oft ungerecht. Lektionen können auf die harte Tour erteilt werden. Und nicht jeder kann mit 55 Jahren in Ruhestand gehen und auf seiner Yacht ein mussevolles Rentnerleben geniessen.

Jedes Problem, mit dem ein Klient zu dir kommt, ist in eine Geschichte verpackt. Das Problem des Klienten kann physisch, mental oder emotional sein, aber die Symptome sind nie die ganze Geschichte. Der Rest der Geschichte ist unter der Oberfläche des Bewusstseins in dem Teil des Verstandes verborgen, der für alle unsere Erinnerungen und Emotionen verantwortlich ist. Jeder unerwünschte Gedanke, jedes Gefühl oder Verhalten kommt aus der persönlichen Geschichte des Klienten. Dorthin müssen wir also gehen, um die Lösung für das Problem zu finden.

Negative Erlebnisse während dem Aufwachsen können sich nachhaltig auswirken, indem sie unerwünschte Symptome hervorrufen - körperliche, geistige oder seelische. Aber das Problem liegt nicht darin, was bei einem vergangenen Ereignis passiert ist. Es ist die *Interpretation* des Klienten der Geschehnisse von damals, die die Wurzel des Problems ist. Dies ist die Schmerzgeschichte des Klienten.

Die Schmerzgeschichte

Was den Verstand zur Hölle auf Erden macht, ist die Schmerzgeschichte des Klienten. Es ist die *Leidensgeschichte*, die sich der Klient immer und immer wieder in der Privatsphäre seines eigenen Verstandes erzählt. Diese Geschichte mag ihre Wurzeln in einer tatsächlichen Lebenserfahrung haben, aber wenn du deinen Klienten zum ISE zurückführst, zeigt dir sein Unterbewusstsein kein tatsächliches Ereignis. Es zeigt dir die Wahrnehmungen, Gedanken, Gefühle und Reaktionen, die aufgrund dieses Erlebnisses in dem Alter, in dem die Erinnerung gebildet wurde, gemacht und erfahren wurden.

Das Gedächtnis ist keine Aufzeichnung von Wahrheit oder Fakten. Es ist die Aufzeichnung von Wahrnehmungen, Gedanken, Gefühlen und Reaktionen, die einen Eindruck auf den Klienten gemacht haben, oft schon in jungen Jahren. Das Unterbewusstsein ist der emotionale Verstand. Was also ein Ereignis - real oder imaginär - erinnerungswürdig macht, hat mit den damit verbundenen Emotionen zu tun. Wenn ein vergangenes Ereignis immer noch mit einer emotionalen Ladung verknüpft ist, ist das für das Unterbewusstsein ein sehr reales und gegenwärtiges Problem. Folglich wird ein negativer Gedanke, wenn er nicht widersprochen wird, weiterhin negative Emotionen auf der unterbewussten Ebene des Verstandes erzeugen.

Emotionen sollen uns dazu bringen, Massnahmen zu ergreifen, um wichtige Bedürfnisse zu erfüllen. Für jedes unerwünschte Verhalten oder jede Reaktion gibt es eine unangenehme Emotion, die sie auslöst. Was diese Emotion auslöst, ist ein Gedanke. Ein Gedanke ist eine Entscheidung des Verstandes, die, wenn sie ausreichend verstärkt wird, zu einer Überzeugung wird. Ein Glaubenssatz ist eine unterbewusste Wahrheit, die bestimmt, wie wir uns selbst, und die Menschen und Dinge um uns herum, sehen. Es basiert alles auf einer Geschichte.

Das ist alles, was du durch den Prozess der Regression zurück zum Ursprung veränderst - die Geschichte des Klienten. In seiner Story geht es darum, wie der Klient ein Erlebnis interpretiert hat. Dies basiert auf der emotionalen Reife des Klienten zu diesem Zeitpunkt. Wenn also etwas im Alter von zwei Jahren passiert ist, was dem Klienten

Kummer bereitet hatte, ist die Wahrscheinlichkeit gross, dass ein Zweijähriger noch heute über einen Bereich seines Lebens das Sagen hat.

Erinnerungen an Erlebnisse beim Aufwachsen sind eigentlich nur Eindrücke, die im Gedächtnis gespeichert wurden, als *ob* sie wahr wären. Sie basieren auf dem Bewusstsein, das in dem Alter vorhanden war, in dem das Ereignis stattfand. Wenn etwas *tatsächlich* passiert ist, kann man das nicht ändern. Das sollte man auch nicht versuchen. Was du tun kannst, ist dem Klienten helfen, mit seiner Vergangenheit ins Reine zu kommen. Das tust du, indem du die Art und Weise änderst, wie er die Erlebnisse interpretiert. Das tust du, indem ihr etwas Gutes in der Erfahrung findet.

Jede Erfahrung in der Vergangenheit hat einen Wert, wenn sie durch die Augen des Erwachsenenbewusstseins betrachtet wird. Mit Weisheit kann jedes schmerzhafte Kapitel der Geschichte in eine Lernerfahrung umgewandelt werden, die dann genutzt werden kann, den Klienten zu stärken und die Entwicklung der Seele zu unterstützen.

Alchemie

Dieser Prozess der Umwandlung des Bewusstseins zum Besseren, real oder eingebildet, wird Alchemie genannt. Alchemie ist der Prozess, durch den die alten Philosophen versuchten, das Elixier der Unsterblichkeit zu finden, indem sie probierten, unedles Metall (Blei) in Gold zu verwandeln. Der Name Alchemie spiegelt dieses Thema der Transmutation wider, z.B. *Alkamye* aus dem Altfranzösischen, aus dem Mittellateinischen, aus dem Arabischen *Al kimiya* (bedeutet Transmutation) und aus dem Spätgriechischen *khemeia* (bedeutet Kunst der Transmutation).

Alchemie ist eine Form der antiken Chemie, die, so glauben einige, ihre Wurzeln im alten Ägypten hat. Ursprünglich hiess Ägypten *Khem*, das ägyptische Wort für schwarz, was sich auf die schwarze, fruchtbare Erde am Nil bezog, von dem das Leben im alten Ägypten abhängig war. Aber wo sich die moderne Chemie mit dem empirischen Bereich befasst, ist die Alchemie ein spiritueller Prozess, dessen Ziel es ist, die zugrundeliegende Essenz aller Dinge zu enthüllen.

Diese zugrundeliegende Essenz wird oft als "die Schönheit aller Schönheit", "die Liebe aller Liebe" und "das Allerhöchste" bezeichnet. Diese Höchste oder die Göttliche Ordnung ist das Ziel der Alchemie. Die alten alchemistischen Schriften machen jedoch deutlich, dass die Substanz der Transmutation nicht in Wahrheit Blei war, sondern die menschliche Seele.

Alchemie könnte man die Transmutation der Wahrnehmung nennen. Es ist ein Prozess der Veränderung der eigenen Wahrnehmung durch die Umwandlung der gewöhnlichen, bleiartigen, materiellen Wahrnehmungsebene in die Ebene der Wahrnehmung der gold-artigen Vollkommenheit der höchsten Ordnung in allem, mit anderen Worten, das Göttliche in Allem zu sehen. Dies ist das Gold des Herzens.

Die Alchemie gehört zur verborgenen Realität der höchsten Ordnung, die die zugrunde liegende Essenz aller Wahrheiten und aller Religionen darstellt. -- **Stanislas Klossowski de Rola**

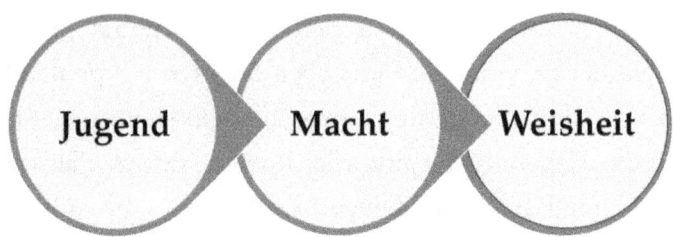

Die Reise der Seele

Aus einer spirituellen Perspektive ist die Entwicklung des Menschen ein Vehikel für die Reise der Seele durch Zeit und Raum. So wie eine Raupe durch das Kokonstadium transformiert wird, um als Schmetterling hervorzukommen, durchläuft die menschliche Seele drei verschiedene Entwicklungsstadien - den Jugend-, Macht- und Weisheitszyklus.

Friedrich Nietzsche beschrieb diese aufeinanderfolgenden Entwicklungsstufen in seiner Geschichte mit dem Kamel, dem Löwen und dem Kind. Das Kamel sagt: "Ladet mich auf". Einmal beladen, wird es in die Wüste geschickt, um sich dem Drachen zu stellen. Auf jeder Schuppe des Drachens stehen die Worte "Du sollst". Die Aufgabe des Kamels ist es, den Drachen zu konfrontieren und zu besiegen. Um dies zu erreichen, muss das Kamel in einen Löwen verwandelt werden. Sobald der Löwe aus dieser Herausforderung siegreich hervorgeht, wird er in ein Kind verwandelt.

Werdet wie die Kinder. -**Matthäus 18:3** (KJV)

Der Zyklus der Jugend

Auf der Reise der Seele durch das Leben repräsentiert das Kamel den Jugendzyklus. Der Zweck des Zyklus der Jugend ist es, ein Gefühl für Identität zu formen, und eine Art des Seins in der Welt zu entwickeln, die das physische Überleben unterstützt. Dies ist die Phase in der menschlichen Entwicklung, in der wir lernen, wie wir unseren Weg in der Welt als physisches Wesen beschreiten.

Kamele sind Lasttiere. Wie ein Kamel nimmt ein Kind die Last der weitergegebenen Glaubenssätze auf sich, indem es die familiären und gesellschaftlichen Werte akzeptiert. Das Kind sagt: "Bring mir etwas bei", und akzeptiert frei von Kritik die Überzeugungen und Meinungen der Autoritätspersonen.

Ein Kamel kann in der Wüste weite Strecken zurücklegen, weil es das Wasser, das es braucht, in sich trägt. So ist es auch mit der menschlichen Seele. Was jeden von uns in der Wüste des rationalen, domestizierten Denkens aufrechterhält, ist unsere emotionale Natur.

Der Zyklus der Macht

Der Löwe, ein altes Sonnensymbol, das für Göttlichkeit und Adel steht, repräsentiert den Machtzyklus. Beim Prozess der Verwandlung in einen Löwen geht es darum, seine innere Stärke zu entdecken und gegen äussere Werte zu rebellieren. Wir müssen uns unseren Ängsten vor Ablehnung, Verlassenheit, der Meinung anderer und manchmal sogar vor dem Tod stellen, um in unsere authentische Kraft zu kommen.

Der Machtzyklus dient dazu, uns auf unsere Lebensaufgabe vorzubereiten. Dieser Zyklus wird häufig durch eine Art von Krise eingeleitet, die dazu dient, uns von den sozial konstruierten

Glaubenssätzen zu entfernen. Diese Krise kann in Form einer Scheidung, einer schweren Krankheit, eines Unfalls, des Verlusts eines geliebten Menschen, dem Beruf usw. auftreten, aber ein solches Ereignis soll uns daran erinnern, dass wir aus härterem Stoff als Fleisch und Knochen gemacht sind. Indem wir unsere Überzeugungen in Frage stellen, erlangen wir unsere Kernintegrität zurück. Das ist es, was einem Menschen erlaubt, aus einem Ort authentischer Kraft zu leben und das Leben zu seinen eigenen Bedingungen zu akzeptieren.

Der Zyklus der Weisheit

Nietzsches Kind repräsentiert den Weisheitszyklus, denn nur wenn wir in Übereinstimmung mit unserer authentischen Natur leben, können wir wahres Glück erfahren. Da keine Seele besser oder schlechter als eine andere Seele ist, erlaubt es die Weisheit, andere so zu akzeptieren, wie sie sind. Auf diese Weise wirst du dein *eigener König*.

Weisheit ist der Ausdruck unserer Kernintegrität, indem wir authentisch und kreativ leben, und dem dienen, was uns am Herzen liegt und Bedeutung für uns hat. Nach dem Kraftzyklus wenden wir uns wieder der Welt zu, um mit ihr unsere Gaben, unser Wissen und unsere Erfahrungen zu teilen, zum Wohle der Menschheit.

Dieses Konzept spiegelt sich in der mündlichen Tradition des Medizinrads der amerikanischen Ureinwohner wider, die anerkennt, dass alte Menschen wichtig sind, wenn eine Gesellschaft über keine schriftlichen Aufzeichnungen verfügt. Ein Ältester wird als lebender Aufbewahrungsort der Stammesgeschichte betrachtet. Als solcher trägt er die Verantwortung, das was er weiss, zum Wohle des Stammes und zukünftiger Generationen, weiterzugeben.

Die vom Weisheitszyklus gewährte Verantwortung besteht darin, auf eine Weise zu geben, die so authentisch ist, dass sie das Herz zum Singen bringt. Authentisches Lehren sind keine Worte, sondern eine Demonstration. Es ist das Leben deiner Wahrheit. Sai Baba sagte es so: "Mein Leben ist meine Lehre."

Die Reise der Seele ist eine Weisheitsgeschichte. Sie dient dazu, zu lehren. Die Geschichten im Alten Testament über Moses und Josef durchlaufen die drei Zyklen der Seelenreise. Weisheitsgeschichten gibt es in jeder Kultur in Form von Sagen, Gleichnissen und Mythen. Ein Mythos ist keine historische Darstellung eines Ereignisses. Es ist eine Geschichte, die im Kern wahr ist, nicht im Äusseren, genauso wie eine Erinnerung.

Erkenne dich selbst und du wirst das Universum erkennen. - **Sokrates**

Des Teufels Therapie

Des Teufels russiger Bruder ist eine Weisheitsgeschichte. In ihr findet man verborgen die Geheimnisse, die offenbaren, wie man das menschliche Bewusstsein zum Besseren verändern kann. Die Geschichte beginnt im Jugendzyklus, der jeden von uns mit emotionalem Gepäck auflädt. Niemand entkommt dem. Wir sind alle darauf konditioniert worden, eine falsche Identität anzunehmen - Opfer äusserer Bedingungen.

Um zu überleben, mussten wir zähe kleine Soldaten sein. Wir lernten, auf die Zähne zu beissen und weiterzukämpfen, indem wir unsere Gefühle unterdrückten und uns hauptsächlich auf das Denken verliessen. Das Problem ist, dass unser bestes Denken machtlos gegen die Wahrheit unserer Gefühle ist. Dieser innere Konflikt ist die Wurzel von jedem Problem, das wir im Leben erleben.

Die Konflikte des Jugendzyklus bereiten uns auf eine Reise vor, die uns herausfordert, unsere authentische Kraft zurückzugewinnen, indem wir die Wunden der Vergangenheit heilen. Der Kraftzyklus ist der Heilungszyklus, der uns in den emotionalen Bereich des Seelenbewusstseins bringt. Dies ist die Domäne des Teufels, das Territorium des Unterbewusstseins, wo wir aufgefordert werden, die Arbeit der Selbstveränderung zu leisten.

Um zu heilen, müssen wir bereit sein, uns den unverarbeiteten Erinnerungen und Emotionen der Vergangenheit zu stellen. Das Problem ist, dass das Halten des Deckels auf dem Topf der Vergangenheit das Unterbewusstsein zu einer lebenden Hölle gemacht hat. Um *dorthin zu gehen,* muss man einen Pakt mit dem Teufel abschliessen. Bleiben diese schmerzhaften Gedanken und emotionalen Energien aus der Vergangenheit ungelöst, werden sie weiterhin brodeln und blubbern und Symptome erzeugen. Also, wenn es keinen anderen Weg gibt...

Der Fischerkönig ist ein Mensch, der den Pakt mit dem Teufel nicht eingeht. Er wird nie sein *eigener König,* weil er nicht bereit ist, die Arbeit der Selbstheilung zu tun. Er ist der Inbegriff des passiven Patienten. Anstatt sich den Wunden seiner Vergangenheit zu stellen, sucht er nach äusseren Lösungen und fischt im Wassergraben, der das Schloss umgibt. Jeden Tag kommt eine neue Pille auf den Markt, eine neue Diät, ein neues Pflaster, eine neue Therapie, die alle magische Kräfte versprechen. Derweil wird die Lösung täglich, analog, in der Krankheit selbst angeboten.

Leider hat sich durch die gesellschaftliche Konditionierung ein mechanistisches Weltbild etabliert, in dem gebrochene Menschen repariert werden müssen. Das Problem ist, dass das Modell, das uns die medizinische Wissenschaft gegeben hat, eine Trennung von Geist und Körper widerspiegelt, die gar nicht existiert. Verhaltensmodifikation, medikamentöse Therapie und chirurgische Eingriffe können eine Krankheit der Seele nicht heilen. Bestenfalls bieten sie nur eine vorübergehende Linderung.

Alte Kulturen hatten keine separatistische Sicht auf das Universum. Wissenschaft und Religion waren eins. Der Heiler war sowohl ein Priester als auch ein Arzt. Bei der Formulierung einer Behandlungsstrategie wurden Geist, Körper und Seele gleichermassen berücksichtigt. Während neue Wissenschaften auftauchten, um die alte mechanistische, materialistische Weltansicht herauszufordern, wurde das Universum immer noch in erster Linie als eine grosse Maschine betrachtet, die aus einzelnen Teilen besteht, die alle unabhängig voneinander arbeiten.

Wenn Maschinen kaputt gehen, müssen sie repariert werden. Dieser Ansatz funktioniert tatsächlich, wenn es um die Reparatur von Platzwunden, Bänderrissen oder Knochenbrüchen geht. Aber wenn es um die Behandlung chronischer körperlicher oder emotionaler Beschwerden geht, versagt der Körper-als-Maschine-Ansatz kläglich. Der Typ im Wald weiss es besser. Er erkennt, dass Geist und Körper nicht unabhängig voneinander funktionieren und der Körper keine Entscheidungen treffen kann. Die Entscheidungsfindung ist eine Funktion des Verstandes! Der Teufel weiss, dass das Unterbewusstsein der Körper-Verstand ist und dass der Körper nicht lügt. Er weiss das, weil er Pan ist, der Gott der Natur. Die Therapie des Teufels arbeitet mit der Natur, weil die Natur heilt.

Man kann einen Menschen nicht *zwingen* zu heilen. Niemand kann das. Die Kraft zur Heilung liegt im Geist des Klienten. Um zu heilen, muss der Klient bereit sein, die Heilung zuzulassen. Das kann Zeit brauchen. Heilung *kann* zwar in einem Augenblick geschehen, aber meistens ist es ein Prozess, in dem zuerst genügend *Kehrdreck* angehäuft werden muss, um das Gleichgewicht zu verschieben. Aus diesem Grund ist die Therapie des Teufels keine Schnelllösung; sie ist eine klientenzentrierte Lösung.

Des Teufels Therapie ist kein passiver Prozess; sie erfordert Anstrengung seitens des Klienten. Das liegt daran, dass es Bewusstsein braucht, um Bewusstsein zu heilen. Das ist es, was wir heilen. Bei wahrer Heilung geht es nicht darum, die Symptome loszuwerden. Es geht darum, die Blockaden zu lösen, um eine Heilung zu ermöglichen, denn wenn die Ursache aller Krankheit im Inneren liegt, dann liegt auch der Schlüssel zur Heilung im Inneren.

Emotionale Heilung ist nicht nur Erste Hilfe. Scheinbar kleine Schrammen in der Kindheit sind traumatisch für das Kind, das es auf sich gestellt ertragen musste. In der Vorstellung des Kindes wurde es von einer Kugel getroffen. Wenn niemand da ist, um das Kind zu beruhigen und die Wunde zu verbinden, bleibt die Kugel schmerzhaft im Inneren stecken. Mit der Zeit kann die Wunde zu eitern beginnen und im späteren Leben zu zwanghaftem Verhalten, Süchten und körperlichen Beschwerden führen.

Bei der emotionalen Heilung geht es darum, die Kugel zu suchen und zu entfernen. Während dies eine heikle Arbeit sein kann, besonders wenn die Kugel schmerzhaft nahe am Herzen sitzt, bietet die Teufelstherapie eine Lösung, indem sie den Schlüssel überreicht zu einer effektiven Regressionshypnosetherapie.

Ein Komplettes System[27]

Des Teufels Therapie besteht aus einem dreiphasigen, siebenstufigen Protokoll, das deine Hypnosesitzungen in Heilungsprogramme verwandelt, die echte und dauerhafte Ergebnisse liefern - und zwar durchwegs. Die drei Phasen des Systems dienen als Gerüst für das siebenstufige Protokoll. Zusammen geben sie euch eine Schritt-für-Schritt-Anleitung zur Förderung des Heilungsprozesses in der Regressionshypnosetherapie.

Wenn dir gefällt, was du bisher gelernt hast, nimm dir bitte einen Moment Zeit und schreibe mir eine Rezension. Dein Feedback hilft anderen bei der Entscheidung, ob dieses Buch das Richtige für sie ist.

Wenn du ein Instruktor für Regressionshypnose bist, kann dieses Buch dazu beitragen, deinen Schülern und Schülerinnen in ihren Sitzungen mit Klienten mehr Macht zu geben. Während sie Erfahrungen sammeln, wird es helfen, ihr Verständnis des Heilungsprozesses zu vertiefen. Wenn sie in ihrer Arbeit mit Klienten glänzen, wird dieses Licht auf Sie zurückstrahlen.

Phase 1: Vorbereitung

Die erste Phase des Systems konzentriert sich auf die Vorbereitung für eine erfolgreiche Regressionshypnosetherapie. Diese besteht aus den ersten drei Schritten des therapeutischen Prozesses:

1. Der Aufnahme-Prozess
2. Das aufklärende Vorgespräch

---

[27] *Lade eine kostenlose Infografik des gesamten Systems unter www.devilstherapy.com herunter.*

3. Die Regressions-Vorbereitungs-Sitzung

Der Vorbereitungsprozess unterstützt dich dabei, eine therapeutische Beziehung sowohl mit dem Bewusstsein als auch mit dem Unterbewusstsein des Klienten aufzubauen. Er liefert dir alle Informationen, die du brauchst, um den Heilungsprozess zu begleiten, indem er dir hilft, Symptommuster zu identifizieren.

Das aufklärende Vorgespräch bereitet den Klienten darauf vor, ein aktiver Teilnehmer an seiner eigenen Heilung zu sein, indem es ihn zu einem Partner im therapeutischen Prozess der Regression zur Hypnose macht.

Die erste Hypnosesitzung dient dann als Test, um sicherzustellen, dass ihr einen verbindlichen Vertrag habt, während du dem Klienten beibringst, wie er die Arbeit der Selbstheilung tun kann. Damit ist der Grundstein für eine effektive Regressionshypnosetherapie gelegt.

Hole dir das komplette *First Session System* hier:
www.tribeofhealers.com/ready-for-regression-first-session-system-course

Phase 2: Transformation

Es wird sich nichts ändern, solange der Klient nicht bereit ist, sich der unbequemen Geschichte zu stellen, die er sich in der Privatsphäre seines eigenen Geistes über sich selbst erzählt hat. In Phase 2 wird die kausale Erfahrung lokalisiert und durch die nächsten beiden Schritte transformiert:

4. Regress to Cause (R2C)
5. Innere Kind Arbeit

Die beiden Rs in R2C stehen für «Regress» und «Release». Bei der Regression werden Überbrückungsmethoden und Tests verwendet, um das initiale sensibilisierende Ereignis (ISE) zu lokalisieren und die emotionale Geschichte aufzudecken, die durch diese Erfahrung geschrieben wurde.

«Releasing» (Freisetzen) offenbart die Teile, die in dem Ereignis gefangen sind. Die Innere-Kind-Arbeit beinhaltet Dialogarbeit, «Re-Parenting» und «Re-Storying», um die mit dem ursächlichen Ereignis verbundenen Wahrnehmungen, Gedanken und Gefühle zu transformieren und Heilung zu ermöglichen.

Lerne hier die *Root Cause Remedy for Results*: *www.tribeofhealers.com/root-cause-remedy-for-results-course*

Phase 3: Verifikation

Das Ziel der Regressionshypnosetherapie ist nicht nur eine Besserung. Es ist eine mühelose Dauerhaftigkeit, eine emotionale Nicht-Reaktivität und ein Beenden der Symptome für immer. Phase 3 konzentriert sich auf die Verstärkung aller Veränderungen und das Testen, um sicherzustellen, dass die Arbeit der Heilung abgeschlossen ist. Dies beinhaltet die beiden letzten Schritte des siebenstufigen therapeutischen Prozesses:

6. Testen & Integrieren
7. Vergebungsarbeit

Testen ist in jeder Phase des Heilungsprozesses wichtig, aber in Phase 3 ist es eine Erweiterung des Geschichte-Umschreiben-Aspekts der Innere-Kind-Arbeit. Dazu gehört das Testen am ISE, um zu überprüfen, ob das Ereignis geklärt ist, bevor das Kind heranwächst.

Das Testen aller SSEs, während du das Kind heranwachsen lässt, ermöglicht es dir, ungelöste Aspekte zu identifizieren und alle Veränderungen zu verallgemeinern.

Regressionshypnosetherapie ist keine Einzelsitzungsmethode, denn die einzige Art zu wissen, ob die Ergebnisse von Dauer sind, ist, sie im alltäglichen Leben des Klienten zu testen. Dort wirken die posthypnotischen Suggestionen. Der wichtigste Test der Ergebnisse ist die Zeit zwischen den Sitzungen.

Der Prozess des Heranwachsens des Kindes bereitet den Klienten auf die Vergebungsarbeit vor, indem er ihm seine angeborene Güte und seinen Wert zurückgibt. Vergebung ist der letzte Schritt im Heilungsprozess, denn den Menschen, die uns verletzt haben, gegenüberzutreten und ihnen zu vergeben, erfordert Erwachsenenbewusstsein. Das Loslassen jeglichen Grolls gegenüber diesen Menschen wird den Klienten von ihrem Einfluss befreien.

Ist die Vergebung abgeschlossen, kann der Klient sein Recht zurückfordern, von jetzt an seinen eigenen Weg zu wählen. Altersprogression gibt dir dann eine Möglichkeit, die Erwartungen des Klienten an die Zukunft zu testen und gleichzeitig eine realistische Identität zu stärken, die mit den Zielen und Wünschen des Klienten übereinstimmt.

So, das war's.

Jetzt liegt es an dir. Deine Aufgabe ist es nun, das Gelernte umzusetzen. Trainer Hilton Johnson sagte einmal, dass du in allem, was du tun willst, nur so gut sein wirst, wie die Zeit und den Aufwand, die du fürs Lernen, Üben und Anwenden hineinsteckst.

Wenn du dir die Zeit nimmst, das Gelernte zu üben und zu wiederholen, wirst du beständiger in deiner Herangehensweise an die Heilung werden. Bist du beständig, wirst du auch konstante Ergebnisse erzielen. Folge einfach den Schritten, und du wirst mühelos das Ziel erreichen. In dem Masse, wie du deine Fähigkeiten und dein Selbstvertrauen ausbaust, wird auch dein Ruf wachsen, dauerhafte Ergebnisse zu liefern.

So wirst du eine Heilpraxis von gutem Ruf aufbauen!

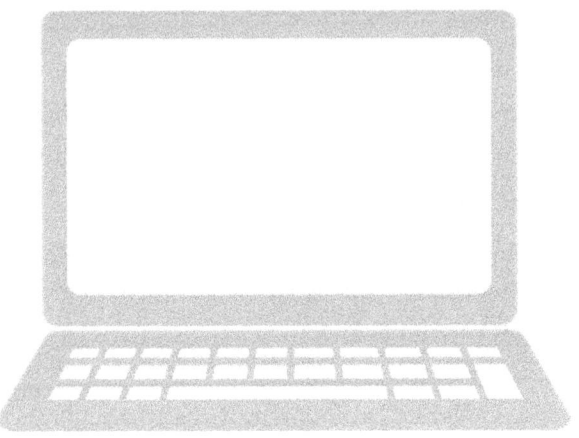

Willst du mehr erfahren?

Schliess dich dem Tribe (Stamm) an, um wöchentliche Updates auf www.tribeofhealers.com zu erhalten und Zugang zu diesem grossartigen kostenlosen Kurs zu bekommen! **The Hypnosis Practice Business System Course** gibt dir einen Überblick darüber, wie du in fünf einfachen Schritten eine Regressionshypnosetherapie-Praxis mit gutem Ruf aufbauen kannst.

Eine Liste mit **empfohlenen Büchern und Ressourcen** findest du hier: *www.tribeofhealers.com/wendie-recommends*

Auf Facebook? Schliess dich der **Regressionshypnosetherapie-Gruppe** an. Dort treibe ich mich herum! www.facebook.com/groups/32039528511828

Hast du Fragen? Poste sie in der Gruppe oder schicke mir eine E-Mail! Ich werde antworten. wendie@tribeofhealers.com

Empfohlene Lektüre

Ashleigh Brilliant schrieb: "Mein Leben wurde durch viele Bücher, die ich nie gelesen habe, stark beeinflusst." Wie wahr! Die folgende Liste ist keineswegs vollständig. Aber ich habe sie gelesen!

Beratungsfähigkeiten

Dass, Ram & Gorman, Paul. *Wie kann ich helfen?* Sadhana Verlag.

Kaufman, Barry Neil. *To Love is to be Happy With*. Fawcett Books.

McKay, Matthew. Davis, Martha. Fanning, Patrick. *Messages; The Communication Skills Book*. New Harbinger Publications.

Klein, Jacquelyn. *Becoming Naturally Therapeutic; A Return to the True Essence of Helping*. Bantam Books.

Traumarbeit & Bildsprache

Arrien, Angeles. *Signs of Life; Five Universal Shapes and How to Use Them*. Arcus Publishing Co.

Barth, Diane. *Daydreaming*. Viking Press.

Born, Margot. *Seven Ways to Look at A Dream*. Starhill Press.

Churchill, Randal. *Become the Dream; The Transforming Power of Hypnotic Dreamwork*. Transforming Press.

Day, Laura. *Practical Intuition*. Villard Publishing.

Delaney, Gayle. *Sensual Dreaming*. Fawcett Publications.

Delaney, Gayle. *Living Your Dreams*. Harper Collins.

Delaney, Gayle. *Breakthrough Dreaming*. Bantam Books.

Ellis, Leslie. *A Clinician's Guide to Dream Therapy: Implementing Simple and Effective Dreamwork*. Routledge.

Faraday, Ann. *The Dream Game*. Harper Collins.

Fezler, William. *Creative Imagery; How to Visualize in All Five Senses*. Fireside Books.

Gendlin, Eugene. *Dein Körper – dein Traumdeuter*. Klett Cotta.

Hoss, Robert J. *Dream Language; Self Understanding through Imagery and Color*.

Johnson, Robert A. *Inner Work*. Harper & Row.

Johnson, Robert. *He*. Harper & Row.

Johnson, Robert. *She*. Harper & Row.

Johnson, Robert. *We*. Harper & Row.

Jung, C.G. *Der Mensch und seine Symbole*. Patmos Verlag.

King, Serge Kahili. *Der Stadt-Schamane*. Lüchow Verlag in Kamphausen Media GmbH.

Kaplan-Williams, Stephon. *Dreamworking*. Journey Press.

Lusk, Julie T. *30 Scripts for Relaxation Imagery & Inner Healing*. Whole Person Associates.

Mindell, Arnold. *Dreambody; The Body's Role in Revealing the Self*. Sigo Press.

Pearson, Carol S. *The Hero Within: Six Archetypes We Live By*. Harper & Row.

Pike, Diane Kennedy. *Life As A Waking Dream*. Riverbend Books.

Schwartz, Andrew E. *Guided Imagery for Groups*. Whole Person Associates.

Vaughan-Lee, Llewellyn. *The Lover & The Serpent; Dreamwork Within a Sufi Tradition*. Element Books.

Von Franz, Marie-Louse. *The Way of the Dream*. Windrose Films Ltd.

Walker, Matthew. *Why We Sleep; Unlocking the Power of Sleep and* Dreams. Scribner.

Energetische Psychologie

Carrington, Patricia. *Try It On Everything; Entdecken Sie die Kraft von EFT.* Try It Productions.

Craig, Gary. *EFT for PTSD.* Energy Psychology Press.

Craig, Gary. *EFT for Weight Loss.* Energy Psychology Press.

Feinstein, David. *Energy Psychology Interactive; Self-Help Guide.* Innersource.

Feinstein, David/Eden, Donna/Craig, Gary. *The Promise of Energy Psychology; Revolutionary Tools for Dramatic Personal Change.* Jeremy P. Tarcher/Penguin

Gallo, Fred P./Vincenzi, Harry. *Gelöst – entlastet – befreit; Klopfakupressur bei emotionalem Stress.* VAK

Gallo, Fred P. *Energy Tapping for Trauma.* New Harbinger Publications.

Gordon, Marilyn. Aussergewöhnliche Heilung. WiseWord Publishing.

Hawkins, David R. *Power vs. Force; The Hidden Determinants of Human Behavior.* Hay House.

Hartman, Silvia. *Oceans of Energy; Patterns & Techniques of EmoTrance™.* DragonRising.

Sparks, Loretta. Emotional Freedom Techniques Personal Peace Procedure. Emotions

Abramson, Edward. *Emotional Eating; A Practical Guide to Taking Control.* Lexington Books.

Banyan, Calvin D. *The Secret Language of Feelings.* Abbot Publishing.

Bradshaw, John. *Healing the Shame That Binds You.* Health Communications.

Bradshaw, John. *Homecoming.* Bantam Books.

Borysenko, Joan. *Guilt is the Teacher Love is the Lesson.* Warner Books.

Childre, Doc/ Rozman, Deborah. *Transforming Anger; The HeartMath Solution for Letting Go of Rage, Frustration and Irritation.* New Harbinger Publications.

Ecker, Bruce /Ticic, Robin /Hulley, Laurel. *Unlocking the Emotional Brain: Eliminating Symptoms at Their Roots Using Memory Reconsolidation.* Routledge.

Hicks, Esther und Jerry. *The Astonishing Power of Emotions.* Hay House.

Gray, John. *What You Feel You Ca Heal.* Heart Publishing.

Jampolsky, Gerald G. *Lieben Heisst die Angst Verlieren.* Goldmann Verlag.

Jenson, Jean. *Die Lust a Leben wieder entdecken.* Beltz Verlag.

Lowen, Alexander. *Depression; Ursache und Wege der Heilung.* Goldmann Verlag.

Luskin, Fred. *Forgive for Good.* HarperCollins.

Miller, Alice. *Das Drama des begabten Kindes und die Suche nach dem wahren Selbst.* Suhrkamp Verlag

Grandin, Temple. *Animals In Translation.* Harcourt.

Tipping, Colin C. *Ich vergebe; Der radikale Abschied vom Opferdasein.* Kamphausen Verlag.

Truman, Karol K. *Feelings Buried Alive Never Die ...*

Vanderpol, Johanna. *Honoring Your Emotions; Why it Matters.* Nine Lives Publishing.

Whitfield, Charles L. *A Gift to Myself.* Health Communications.

Wiesenthal, Simon. *Die Sonnenblume; Über die Möglichkeiten und Grenzen von Vergebung.* Europa Verlag Berlin

Young, Jeffrey/ Klosko, Janet. *Reinventing Your Life.* Plume

Hypnose & Klinische Hypnosetherapie

Banyan, Calvin & Kein, Gerald. *Hypnosis & Hypnotherapy.* Abbot Publishing House, Inc.

Barnett, E.A. *Analytical Hypnotherapy; Principles & Practice.* Westwood Publishing Co.

Battinos, Rubin, *Expectation; The Very Brief Therapy Book*. Crown Publishing.

Boyne, Gil, *Transforming Therapy; A New Approach to Hypnotherapy*. Westwood Publishing Co.

Bristol, Claude M. *The Magic of Believing; The Science of Reaching Your Goal*. Prentice Hall Press.

Churchill, Randal. *Regression Hypnotherapy: Transcripts of Transformation, Vol. 1*. Transforming Press.

Churchill, Randal, *Katharsis in Regression Hypnotherapy: The Regression Therapy Training Guide, Vol 2*. Transforming Press.

Elias, Jack. *Finding True Magic: Transpersonal Hypnotherapy*. Five Wisdoms Publications

Elman, Dave. *Hypnotherapy*. Westwood Publishing Co.

Hammond, D. Corydon. *Handbook of Hypnotic Suggestions & Metaphors*. Norton Publishing.

Hickman, Irene. *Mind Probe-Hypnosis*.

Hilgard, Ernest und Josephine. *Hypnosis in the Relief of Pain*. Routledge

Hogan, Kevin. *The New Hypnotherapy Handbook*. Network 3000 Publishing.

Hogan, Kevin. *Covert Hypnosis.* Network 3000 Publishing.

Hunter, C. Roy. *Art of Hypnosis.* Kendall/Hunt Publishing Co.

Hunter, C. Roy. *Art of Hypnotherapy.* Kendall/Hunt Publishing Co.

Kappas, John G. *Professional Hypnotism Manual.* Panorama Publishing Co.

Kappas, John G., *Relationship Strategies; The E & P Attraction.* Panorama Publishing Co.

King, Mark E. /Citrenbaum, Charles M. *Existential Hypnotherapy.* Guilford Press

Lecron, Leslie & Bordeaux, Jean. *Hypnotism Today.* Wilshire Book Co.

Murphy, Joseph. *Die Macht Ihres Unterbewusstseins.* Ariston Verlag.

McGill, Ormond. *Professional Stage Hypnotism.* Westwood Publishing Co.

Quigley, David. *Alchemistische Hypnotherapie.* Herausgeber Mario Schwenninger

Rosen, Sidney. *Die Lehrgeschichten von Milton H. Erickson,* Iskopress.

Williams, John K. *Wisdom of Your Subconscious Mind.* Prentice Hall, Inc.

Winkler, E. Arthur Winkler, *Hypnotherapy*

Rosenthal, Allen M. *Your Mind The Magician.* DeVorss & Co.

Lebenszweck/Mission & Selbstbeherrschung

Bogart, Greg. *Finding Your Life's Calling.* Dawn Mountain Press.

Cameron, Julia. *Der Weg des Künstlers; Ein spiritueller Pfad zur Aktivierung unserer Kreativität.* Knaur-Taschenbuch.

Covey, Stephen R. *Die 7 Wege zur Effektivität; Prinzipien für persönlichen und beruflichen Erfolg.* Gabal Verlag.

Csikszentmihalyi, Mihaly. *Flow; Das Geheimnis des Glücks.* Klett-Cotta.

Jarow, Rick. *Creating the Work You Love.* Destiny Books.

Leonard, George. *Mastery: The Keys to Success & Long-Term Fulfillment.* Dutton Books.

Millman, Dan. *Die Lebenszahl als Lebensweg; Wie wir unsere Lebensbestimmung erkennen und erfüllen können.* Ansata Verlag.

Moore, Thomas. *Care of the Soul.* Harper Books.

Needleman, Jacob. *Geld und der Sinn des Lebens.* Insel Verlag.

Nemeth, Maria. *The Energy of Money.* Ballantine Wellspring.

Sher, Barbara und Gudrun Schwarzer. *Ich könnte alles tun, wenn ich nur wüsste was ich will.* dtv Verlagsgesellschaft mbH & Co.

Spangler, David. *The Call.* Riverhead Books.

Stephan, Naomi. *Finding Your Life Mission.* Stillpoint Publishing.

Geist-Körper-Heilung

Achterberg, Jeanne. Dossey, Barbara. Kokmeier, Leslie. *Rituale der Heilung; Die Kraft von Phantasiebildern im Gesundungsprozess*. Goldmann Verlag.

Bays, Brandon. *The Journey; Der Highway zur Seele*. WunderbarMedia. Publishing.

Chopra, Deepak. *Die heilende Kraft in mir*. Driediger Verlag.

Coddington, Mary. *In Search of The Healing Energy*. Destiny Books.

Davidsson, Marcy Foley/Shaffer, William L./Davidsson, Kent. *Illuminating Physical Experience*. Holistic Wellness Foundation

Dethlefsen, Thorwald. *Krankheit als Weg; Deutung und Be-Deutung der Krakheitsbilder*. Goldmann Verlag.

Dossey, Larry. *Reinventing Medicine*. Harper Books.

Duff, Kat. *The Alchemy of Illness*. Harmony Books.

Epstein, Gerald. *Healing Visualizations; Creating Health Through Imagery*. Bantam Books.

Goldberg, Bruce. *Soul Healing*. Llewellyn Books.

Goldberg, Bruce. *Secrets of Self-Hypnosis*. Sterling Publishing Co., Inc.

Greenwood, Michael & Nunn, Peter. *Paradox & Healing*. Meridian House.

Hamer, Ryke Geerd. *Scientific Chart of Germanic New Medicine.*

Hay, Louise L. *Gesundheit für Körper & Seele.* Allegria Taschenbuch.

Hay, Louise L. *Heile Deinen Körper.* Lüchow Verlag.

Helmstetter, Shad. *Anleitung zum Positiven Denken.* pal Verlag.

LeShan, Lawrence. *Cancer As A Turning Point.* Penguin Books.

Liebmann-Smih, Joan & Egan, Jacqueline Nardi. *Body Signs.* Bantam Books.

Lipton, Bruce H. *Intelligente Zellen; Wie Erfahrungen unsere Gene steuern.* KOHA-Verlag.

Locke, Steven & Colligan, Douglas. *The Healer Within.* Dutton Books.

McTaggart, Lynne. *Das Nullpunk-Feld.* Goldmann Verlag.

McTaggart, Lynne. *Intention; Mit Gedankenkraft die Welt verändern.* VAK Verlag.

Moss, Richard. *Der schwarze Schmetterling; Zu den Wurzeln wahrer Lebendigkeit.* Ansata Verlag.

Myss, Caroline. *Geistkörper-Anatomie; Die sieben Zentren von Kraft und Heilung.* Droemer Knaur.

Myss, Caroline. *Why People Don't Heal & How They Can.* Harmony Books.

Parkhill, Stephen. *Answer Cancer.* Omni Hypnosis Publishing.

Rubin, Theodore Isaac. *The Angry Book.* Collier Books.

Rocha, Cairo P. *Anger goes up, Fear goes down – Emotions and the Hidden Link.* Authorhouse.

Rossi, Ernest L. /Cheek, David B. *Mind-Body Therapy; Methods of Ideodynamic Healing in Hypnosis.* Norton & Co.

Sarno, John E. *The Mindbody Prescription.* Warner Books.

Sarno, John E. *The Divided Mind; The Epidemic of Mindbody Disorders.* Harper Collins

Siegel, Bernie. *Love, Medicine & Miracles.* Harper & Row.

Silva, Jose. *Der Silva-Mind Schlüssel zum Inneren Helfer.* Ullstein.
Sopher, Marc. *To Be or Not To Be ... Pain Free; Das Mindbody-Syndrom.*

Taylor, Jill Bolte. *My Stoke of Insight; A Brain Scientist's Personal Journey.* Viking.

Tebbetts, Charles. *Self Hypnosis & Other Mind-Expanding Techniques.* Westwood Publishing Co. Inc.

Walker, Morton. *The Power of Color.* Avery Publishing.

Weissman, Darren R. *The Power of Infinite Love & Gratitude; An Evolutionary Journey to Awakening Your Spirit.* Hay House.

Neurolinguistisches Programmieren (NLP)

Andreas, Tamara & Andreas, Connirae. *Der Weg zur Inneren Quelle.* Junfermann Verlag.

Andreas, Steve & Connirae. *Change Your Mind.* Real People Press.

Bandler, Richard & Grinder, John. *Neue Wege der Kurzzeit-Therapie.* Junfermann Verlag.

Bandler, Richard & Grinder, John. *Reframing.* Junfernmann Verlag.

Grinder, John & Bandler, Richard. *Trance-Formations.* Real People Press.

Linden, Anne. *Mindworks.* Berkley Books.

Robbins, Anthony. *Grenzenlose Energie.* Ullstein Verlag.

Parts-Therapie

Emmerson, Gordon. *Ego-State-Therapie.* Ernst Reinhardt Verlag

Harris, Thomas A. *Ich bin o.k – Du bist o.k; Eine Einführung in die Transaktionsanalyse.* Rowohlt Taschenbuch Verlag

Hunter, C. Roy. *Hypnosis for Inner Conflict Resolution; Introducing Parts Therapy.* Crown House Publishing Ltd.

Napier, Nancy J. *Recreating Your Self; Building Self-Esteem through Imaging and Self-Hypnosis.* W.W. Norton

Parks, Penny. *The Counselors Guide to Parks Inner Child Therapy.* Human Horizons Series.

Pierrakos, Eva. *Der Pfad der Wandlung.* Synthesis Verlag.

Pierrakos, Eva. *Surrender to God Within; Pathwork at the Soul Level.* Pathwork Press

Satir, Virginia. *Das Satir-Modell; Familientherapie und ihre Erweiterung.* Junfernmann Verlag.

Schmidt, Shirley Jean. *The Developmental Needs Meeting Strategy: An Ego State Therapy for Healing Adults with Childhood Trauma and Attachment Wounds.* DNMS Institute.

Stone, Hal und Sidra. *Embracing Our Selves; The Voice Dialogue Manual.* Nataraj Verlag

Unterman, Debbie. *Talking to My Selves; Learning to Love the Voices in Your Head.*

Watkins, John und Helen. *Ego States; Theorie and Therapie.* Carl Auer

Whitfield, Charles L. *Healing the Child Within*. Health Communications.

Zimberoff, Diane. *Breaking Free from the Victim Trap*. Wellness Press.

Zinker, Joseph. *Gestalttherapie als kreativer Prozess*. Junfermann Verlag

Regressionstherapie

Chadwick, Gloria. *Discovering Your Past Lives*. Contemporary Books.

Dethlefsen, Thorwald. *Schicksal als Chance*. Goldmann Verlag

Dethlefsen, Thorwald. *Das Erlebnis der Wiedergeburt*. Arkana Verlag.

Grof, Stanislav. *Holotropic Mind*. Harper Collins.

Haich, Elisabeth. *Einweihung*. Aquamarin

Lee, John. *Growing Yourself Back Up; Understanding Emotional Regression*. Harmony

Lucas, Winafred Blake. *Regression Therapy; A Handbook for Professionals*. Deep Forest Press.

Moody, Raymond A. *Leben nach dem Tod*. Rowohlt Taschenbuch.

Newton, Michael. *Die Reise der Seele*. Astrodata Verlag.

Snow, Chet. *Mass Dreams of the Future*. Deep Forest Press.

Stephens, Elaine. *Whispers of the Mind*. Harper & Row.

Weiss, Brian. *Die zahlreichen Leben der seele*. Goldmann Verlag.

Weiss, Brian. *Through Time Into Healing*. Fireside Books.

Spirituell

Amen, Daniel G. *Healing the Hardware of the Soul*. The Free Press.

Atwater, P.M.H. *Beyond the Light; The Mysteries and Revelations of Near Death Experiences*. Avon Books.

Baldwin, William. *Spirit Releasement Therapy; A Technique Manual*. Headline Books.

Fiore, Edith. *The Unquiet Dead; A Psychologist Treats Spirit Possession*. Ballantine Books.

Geissmann, Gregor. *Ein Kurs in Wundern*. Greuthof Verlag

Goldberg, Bruce. *Peaceful Transition; The Art of Conscious Dying & the Liberation of the Soul*. Llewellyn Publications.

Goldberg, Bruce. *Soul Healing*. Llewellyn Publications.

Harner, Michael. *Der Weg des Schamanen*. Heyne Taschenbuch

Ingerman, Sandra. *Auf der Suche nach der verlorenen Seele: Der schamanische Weg zu innerer Ganzheit*. Heyne Verlag

Lazaris. *The Sacred Journey: You and Your Higher Self.* Concept Synergy Publishing.

Kason, Yvonne. A *Farther Shore.* Harper Collins.

Matthews, Caitlin. *Das Lied der Seele; Schamanistische Rituale für Vision und Heilung.* Arun Verlag.

Modi, Shakuntala. *Remarkable Healings.* Hampton Roads.

Moody, Raymond. *Das Leben nach dem Tod.* Rowohlt Taschenbuch.

Myss, Caroline. *Sacred Contracts.* Harmony Books.

Newton, Michael. *Life Between Lives; Hypnotherapy for Spiritual Regression.* Llewellyn Books.

Newton, Michael. *Journey of Souls; Case Studies of Life Between Lives.* Llewellyn Books.

Nuland, Sherwin B. *Wie wir sterben; Ein Ende in Würde?* Knaur Verlag.

Ruiz, Don Miguel. *Die Vier Versprechen; Ein Weg zur Freiheit und Würde.* Ullstein Taschenbuch Verlag.

Stephens, Elaine. *Whispers of the Mind; A Complete Program for Unlocking the Secrets of Your Past Lives.* Harper & Row

Storm, Howard. *My Descent into Death.* Doubleday.

Van Bommel, Harry. *Family Hospice Care*. Saint Elizabeth Health Care Foundation.

Villodo, Alberto. *Seelenrückholung: Die Vergangenheit schamanistisch erkunden – Die Zukunft heilen!*. Goldmann Verlag.

Vitale, Joe / Len, Ihaleakala Hew. *Zero Limits*. Wiley und Kindle

Wapnick, Kenneth. *Betrachtungen über Ein Kurs in Wundern*. Foundation for a Course in Miracles.

Weiss, Brian L. *Die zahlreichen Leben der Seele*. Goldmann Verlag.

Woolger, Roger. *Other Lives, Other Selves; A Jungian Psychotherapist Discovers Past Lives*. Bantam New Age.

Woolger, Roger. *Healing Your Past Lives*. Sounds True.

Zukav, Gary. *The Seat of the Soul*. Fireside Books

Stress & Trauma

Baum, Brent. *The Healing Dimensions; Resolving Trauma in Body, Mind and Spirit*. Healing Dimensions

Levine, Peter A. *Trauma-Heilung: Das Erwachen des Tigers. Unsere Fähigkeit, traumatische Erfahrungen zu transformieren*. Synthesis Verlag.

Scaer, Robert C. *The Body Bears the Burden; Trauma, Dissoziation, and Disease*. Haworth Medical Press

Scaer, Robert. *Das Trauma-Spektrum; Verborgene Wunden und die Kraft der Resilienz*. Probst, G.P. Verlag.

Talbott, Shawn. *The Cortisol Connection; Why Stress Makes You Fat and Ruins Your Health – And What You Can Do About It*. Hunter House.

Andere

Bach, Richard. *Heimkehr; Ein Abenteuer des Geistes*. Ullstein Verlag.

Bach, Richard. *Der Pilot; Die Weisheit über den Wolken*. Allegra Verlag.

Baum, Brent. *Living As Light; The Awakening of Mystical Consciousness*. Healing Dimensions.

Barksdale, L.S. *Building Self-Esteem*. Barksdale Foundation.

Bly, Robert. *Eisenhans; Ein Buch über Männer*. Rowohlt Taschenbuch.

Bryan, Mark & Cameron, Julia. *The Money Drunk; 90 Days to Financial Freedom*. Balentine Books.

Csikszentmihalyi, Mihaly. *Flow und Kreativität; Wie Sie Ihre Grenzen überwinden und das Unmögliche schaffen*. Klett Cotta Verlag.

Csikszentmihalyi, Mihaly. *Flow – Das Geheimnis des Glücks*. Klett Cotta Verlag.

Csikszentmihalyi, Mihaly. *The Evolving Self: A Psychology for the Third Millennium*. Harper Collins.

Duerk, Judith. *Circle of Stones: Woman's Journey to Herself*. Lura Medic.

Goleman, Daniel. *EQ; Emotionale Intelligenz*. DTV Verlag.

Hicks, Jerry und Esther. *Ein Neuer Anfang; Das Handbuch zum Erschaffen deiner Wirklichkeit*. Heyne Verlag

Hill, Napoleon. *Denke nach und werde reich*. FBV Verlag

Hill, Napoleon. *Master Key to Riches*.

Hopkins, Tom. *How to Master the Art of Selling*. Warner Books.

Leidecker, Arthur. *From Scratch and on a Shoestring*. Trafford Publishing.

Maurer, Robert. *Wie ein kleiner Schritt Ihr Leben verändert; Der Weg des Kaizen*. FinanzBuch Verlag.

Satir, Virginia. *Peoplemaking*. Science & Behavior Books.

Shanor, Karen Nesbitt. *The Emerging Mind*. Renaissance Books.

Slade, Neil. *The Frontal Lobes Supercharge*. Neil Slade Music and Books.

Walker, Matthew. *Das grosse Buch vom Schlaf; Die enorme Bedeutung des Schlafs*. Goldmann Verlag.

Glossar der Begriffe

Abreaktion: Eine körperliche Bewegung oder ein emotionaler Ausbruch als Reaktion auf eine Suggestion, während man sich im Zustand der Hypnose befindet. Einige hypnotische Abreaktionen sind spontan, andere werden vom Hypnotiseur erzeugt. Eine hypnotische Abreaktion kann verwendet werden, um eine grössere Tiefe zu erreichen, ein Wiedererleben zu bewirken oder verdrängte Emotionen zu entfernen.

Affektbrücke (AB): Die von John G. Watkins entwickelte Technik, bei der der Klient einem Gefühl von der Gegenwart bis zu einem vergangenen Ereignis folgt.

Altersprogression (AP): Auch als Zukunftsprogression bekannt, wobei der Klient sich in die Zukunft projiziert. AP kann verwendet werden, um (a) die erwarteten Ergebnisse des Klienten nach der Hypnosetherapie zu testen, (b) zukünftige Situationen oder Ereignisse mental zu proben, um die erfolgreiche Bewältigung einer Aufgabe zu erleben, (c) zukünftige Szenarien zum Zweck der Ressourcenentwicklung zu erstellen, z.B., Selbstbehauptungstraining, (d) ein gewünschtes Ergebnis oder die Konsequenzen ihres aktuellen destruktiven Verhaltens zu sehen, z. B. High Road, Low Road, (e) den Erfolg zu verstärken, indem man den Erfolg in der Zukunft feiert, (f) strategische Planung, indem man aus der Zukunft zurückblickt um zu sehen, welche konkreten Schritte unternommen wurden, um den Erfolg zu erreichen.

Altersregression (AR): Der Prozess, bei dem der Klient in der Zeit von der Gegenwart zu einem vergangenen Ereignis zurückversetzt wird, um sich mit dem Beginn der Ursache des vorliegenden Problems zu konfrontieren.

Aufklärendes Vorgespräch: Der Prozess der Aufklärung eines Klienten in Vorbereitung auf die therapeutische Hypnose.

Bewusstsein (BS): In Sigmund Freuds psychoanalytischer Theorie der Persönlichkeit umfasst das Bewusstsein alles, was unserem Verstand bewusst ist. Dies ist der Teil unserer mentalen Verarbeitung, wo wir rational denken und sprechen. Hierhin gehören Dinge wie Empfindungen, Wahrnehmungen, Erinnerungen, Gefühle und Phantasien unseres aktuellen Bewusstseins. Eng verbunden mit dem bewussten Verstand ist das Vorbewusste, das die Dinge umfasst, an die wir im Moment nicht denken, die wir aber leicht ins Bewusstsein holen können.

Deep Memory Process (DMP): Eine von Roger Woolger, Ph.D., entwickelte Technik, wobei die Jungsche Analyse, Psychodrama und schamanische Heiltechniken kombiniert werden, um angestammte oder karmische Themen zu lösen und körperliche und emotionale Probleme zu heilen, die im Körper festgehalten werden.

Direct Drive Technique (DDT): Eine Compounding-Technik. Das Gesetz der verstärkenden Suggestionen besagt, dass, sobald eine Suggestion vom Unterbewusstsein des Klienten akzeptiert wurde, es für weitere Suggestionen leichter wird, akzeptiert zu werden. Bei diesem Verfahren wiederholt der Klient eine einzelne Suggestion laut mit Absicht und Begeisterung (15 Mal oder öfter).

Dark Force Entity (DFE): Diese spirituellen Parasiten, die auch als gefallene Engel bezeichnet werden, heften sich für ihre bösartigen Zwecke an die Menschen. Sie sind hierarchisch, klug und auf einer Mission, Macht zu erlangen, indem sie das Licht zerstören. Sie haben oft Angst vor dem Licht. DFEs haben einen Funken Licht in sich, sind aber so getäuscht worden, dass sie das Bewusstsein für ihre wahre Natur verloren haben. Das Ziel der Spirit Releasement Therapy (SRT) ist es, ihnen zu helfen zu erkennen, dass sie selbst gefangen sind, damit sie zurück ins Licht befreit werden können.

Direkte Suggestion (DS): Diese auch als autoritär oder väterlich bekannte Methode wurde von Dave Elman favorisiert. Suggestionen werden in Form von Anweisungen oder Befehlen gegeben, wie z. B. "Entspanne deine Augenlider, bis zu dem Punkt, an dem sie einfach nicht mehr funktionieren." Im Gegensatz dazu war die indirekte oder permissiv/mütterliche Suggestion, die von Milton Erickson bevorzugte Methode. Indirekte Suggestionen geben dem Klienten die Illusion einer Wahlmöglichkeit, indem er selbst entscheidet, ob er die vom Hypnotiseur verlangte Handlung ausführt, z.B.: "Und du wirst feststellen, dass deine Augenlider schwerer werden." Eine weitere Methode, die die Illusion einer Wahlmöglichkeit vermittelt, ist die Double-Bind-Technik, die direkt oder indirekt sein kann. Ein Beispiel: "Du kannst dich jetzt entspannen, oder du kannst dich später entspannen ... was auch immer das Beste für dich ist." Das gibt dem Klienten die Illusion einer Wahl, setzt aber voraus, dass er *sich entspannen* wird, egal für welche Option er sich entscheidet. Diese Methode ist nützlich für analytische Typen, die die Kontrolle behalten wollen.

Ego States: Verschiedene Aspekte der Persönlichkeit, die sich als Reaktion auf die Lebenserfahrungen des Klienten gebildet haben. Gesunde Anteile bilden sich als Reaktion auf positive, liebevolle, bestätigende Beziehungen mit Vorbildern. Verwundete Anteile bilden sich als Reaktion auf Traumata, Missbrauch, Vernachlässigung, Ablehnung und verstrickte Rollenmodelle. Diese Teile stecken in der Vergangenheit fest, wo sie weiterhin an negativen Gefühlen und irrationalen Überzeugungen festhalten, die den Klienten in der Gegenwart beeinträchtigen. Siehe auch Transaktionsanalyse.

Einstellungserklärung: Eine präzise Aussage, die verwendet wird, um den Geist auf die mit einem Thema verbundenen Gedanken, Gefühle und Erinnerungen zu fokussieren, bevor eine Runde des Loslassens beginnt.

Emotional Freedom Technique (EFT): Auch als *Klopfen* bekannt, beruht auf dem Prinzip, dass negative Emotionen Störungen im Energiefeld des Körpers verursachen können. Die EFT-Theorie geht auf ähnliche Prinzipien wie die der Akupunktur zurück. EFT wurde von Gary Craig entwickelt, der TFT bei Roger Callahan studierte.

Energie-Psychologie: Eine Gruppe von meridianbasierten therapeutischen Methoden, die das Klopfen, Reiben oder Berühren von Akupressurpunkten oder Chakren mit oder ohne Verwendung von Suggestionen beinhalten. Zu den Modalitäten gehören TFT, EFT, TAT, Seemorg Matrix Work, WHEE und andere. Siehe auch MTT.

Erwachsener (E): Erwachsenes Bewusstsein des Klienten, das den jüngeren Selbst Liebe, Informationen und Begleitung geben kann.

Finger Pinch Technique (FPT): Das Verfahren, bei dem das Reiben oder Kneifen zweier Finger aneinander mit einer bestimmten Reaktion verankert wird (z. B. sich ruhig und entspannt zu fühlen).

Future Pacing (FP): Auch bekannt als Altersprogression wird beim Prozess der Klient angeleitet, sich vorzustellen, eine zukünftige Situation oder ein zukünftiges Ereignis zu erleben, um die Ergebnisse zu testen und die Veränderungen zu verstärken.

Glaubenssätze: Überzeugungen, die vor der Etablierung des Kritischen Faktors installiert werden (normalerweise vor dem 5. Lebensjahr). Beispiel: "Ich bin nicht liebenswert." "Ich bin dumm/hässlich/unfähig/etc."

Hohe Strasse, tiefe Strasse (HSTS): Eine 5-PATH-Adaption des Kreuzweg-Skripts. Der Klient wird angeleitet sich vorzustellen, dass er an einer Kreuzung steht. Die Vergangenheit erstreckt sich hinter ihm, und die Zukunft liegt vor ihm auf zwei verschiedenen Wegen, einem nach links und einem nach rechts. Der "rechte" Weg wird als "Hohe Strasse" bezeichnet, während der Weg auf der linken Seite die "Tiefe Strasse" ist. Der Klient wird dann eingeladen, die "Tiefe Strasse" hinunterzufahren, um eine Abneigung gegen die Fortsetzung seines "schlechten" Verhaltens zu erzeugen, indem er sich alle zukünftigen negativen Konsequenzen ansieht, wenn er diesen Weg weitergeht. Der Klient wird dann zum Scheideweg zurückgebracht, um zu erkennen, dass er sich immer noch für eine Veränderung entscheiden kann. Er wird dann auf der Hohen Strasse geführt, um all die positiven Belohnungen zu sehen, die sich aus dieser Entscheidung ergeben. Der Kreuzweg-Skript kann auch nach einem erfolgreichen Loslassen verwendet werden, um dem Klienten die Möglichkeit zu geben, den

Weg zu erleben, auf dem er sich jetzt befindet, nachdem er diese positiven Veränderungen vorgenommen hat (z.B. Future Pacing).

Initiales Sensibilisierendes Ereignis (ISE): Auch bekannt als *das säende Ereignis oder das ursächliche Ereignis*. Das erste Ereignis, das die Wahrnehmungen erzeugt hat, die dem aktuellen Problem des Klienten zugrunde liegen und das normalerweise in der Kindheit stattfand. Das Ereignis ist dem Bewusstsein selten bekannt. Dieses Ereignis hatte zwar eine emotionale Auswirkung zu der Zeit, kann aber auch traumatisch gewesen sein. Jedes nachfolgende Ereignis, das in irgendeiner Weise dem ersten ähnelt, dient dann dazu, das im ISE etablierte Muster erneut zu stimulieren und es zu verstärken. Eine Neuausrichtung des ISE verändert die dem Problem zugrunde liegenden Wahrnehmungen und ermöglicht eine Linderung der Symptome.

Inneres Kind (IK): Der Klient in einem jüngeren Alter. Wird auch als das Kleine oder Kind bezeichnet.

Körper-Syndrom: Eine körperliche Manifestation eines emotionalen Traumas. Wenn eine Emotion festgehalten oder verdrängt wird, anstatt verarbeitet und losgelassen zu werden, drückt sich die Emotion als körperliches Unbehagen aus.

Klassische Konditionierung: Eine Form des assoziativen Lernens, die erstmals von Iwan Pawlow (1927) demonstriert wurde, der Hunde darauf trainierte, beim Klang einer Glocke Speichel zu produzieren. Der Konditionierungsprozess beinhaltet die Verknüpfung eines Reizes mit einer Reaktion. Durch Wiederholung werden die beiden miteinander assoziiert und die Reaktion wird automatisch (konditioniert) (z. B. Angstkonditionierung). Siehe auch Verankerung.

Kognitive Brücke (KB): Anstatt einem Gefühl folgt der Klient einem Gedanken aus der Gegenwart zurück zu einem vergangenen Ereignis.

Kritischer Faktor (KF): AKA Critical Faculty. Die halbdurchlässige Barriere, die zwischen dem bewussten und dem unterbewussten Verstand sitzt, fungiert als *Wächter am Tor*, um unsere unterbewusst gehaltenen Überzeugungen zu schützen. Er hat die Macht, Suggestionen zu akzeptieren oder abzulehnen. Suggestionen, die nicht mit der bestehenden Programmierung übereinstimmen, werden automatisch abgelehnt.

Mentale Probe: Der Prozess des Vorstellens oder mentalen Übens der Ausführung einer Aufgabe im Gegensatz zum tatsächlichen Üben.

Meridiane: Biologische Energielinien im Körper, die von der chinesischen Medizin vor Tausenden von Jahren identifiziert wurden. Entlang dieser Linien befinden sich sensible Punkte (Akupunkturpunkte), die stimuliert werden können, um Blockaden zu lösen und den Fluss der Bioenergien im Körper zum Zwecke der Heilung anzuregen.

Meridian Tapping Technique (MTT): MTT ist der Oberbegriff für alle Techniken, die Akupressurpunkte nutzen, um negative Emotionen und die damit verbundenen körperlichen Probleme zu reduzieren oder aufzulösen. Klopfende Therapeuten verwenden MTT, um Blockaden im natürlichen Energiefluss des Körpers zu lösen. Durch das Lösen der Blockaden kann das Energiesystem im Körper-Geist-System wieder ins Gleichgewicht kommen. Akupressurpunkte befinden sich dort, wo die Meridianbahnen näher an der Hautoberfläche liegen. Meridian-Klopftechniken adressieren das Energiesystem im Körper durch Klopfen oder Berühren einer Anzahl dieser Meridianpunkte. Zu den MTT-Methoden gehören Thought Field Therapy (TFT), Emotional Freedom Technique (EFT), Touch and Breath (TAB), Be Set Free Fast (BSFF), Thought Energy Synchronization Therapy (TEST), Negative Affect Erasing Method (NAEM), Individualized Energy Psychotherapy (IEP), Matrix Re-Imprinting und andere.

Muscle Response Test (MRT): Auch bekannt als Muskeltest oder Kinesiologie. Eine Gruppe von Methoden, die verwendet werden, um unbewusste (ideomotorische) Reaktionen im Körper hervorzurufen. Entwickelt von Dr. George Goodheart als eine Möglichkeit, strukturelle Ungleichgewichte zu korrigieren, wird MRT verwendet, um Informationen aus dem Unterbewusstsein durch Ja/Nein- oder Richtig/Falsch-Aussagen abzurufen. Es gibt verschiedene Methoden, darunter den Sway-Test, den Basic-Arm-Test, die Hand-Solo-Methode, die Falling-Log-Methode, die Hole-In-One-Methode und die Linked-Rings-Methode. MRT wird im klassischen Ansatz von EFT verwendet. Dr. David Hawkins setzte MRT ein, um emotionale Energien zu kalibrieren. Er schreibt darüber in seinem Buch "Power vs. Force".

Parts: Siehe Ich-Zustände. Die primären Parts, mit denen in Regressionshypnosetherapiesitzungen gearbeitet wird, sind das Innere Kind, der Erwachsenenanteil, die Elternanteile und der Täter.

Parts-Therapie (PT): Auch bekannt als Ego State Therapy, Subpersonality Work, Parts Mediation Therapy. Diese Methode hat ihre Wurzeln in der Gestalttherapie. Konflikthafte Anteile werden identifiziert, dann wird mit ihnen kommuniziert, um eine Lösung herbeizuführen. Die Parts-Therapie wurde von Charles Tebbetts begründet. Seine Arbeit wird heute von C. Roy Hunter weitergeführt.

Progressive Relaxation (PR): Die Progressive Relaxation bezieht sich im Allgemeinen auf eine Entspannungsinduktion. Der Klient wird angewiesen, sich auf das Innere des Körpers zu konzentrieren und sich, beginnend entweder am Scheitel oder an den Füssen vorzustellen, verschiedene Muskeln nacheinander zu entspannen. Ursprünglich als Progressive Muskelentspannung (PME) bekannt, wurde diese Technik von Edmund Jacobson in den frühen 1920er Jahren als Mittel zur Linderung von Ängsten entwickelt. Jacobson glaubte, dass man die Angst reduzieren kann, indem man die Muskelanspannung entspannt, da Muskelanspannung mit Angst einhergeht. Durch das aufeinanderfolgende Anspannen und Entspannen der Muskeln in den Beinen, im Bauch, in der Brust, in den Armen und im Gesicht wird die Angst also systematisch abgebaut. Jacobson entdeckte, dass diese Technik auch bei Geschwüren, Schlaflosigkeit und Bluthochdruck wirksam ist.

Regression-to-Cause (R2C): Ein von Dave Elman entwickelter Ansatz der Altersregression, der sich darauf konzentriert, das kausale Ereignis oder das anfängliche Sensibilisierungsereignis zu identifizieren und aufzulösen. Dieser Ansatz erfordert einen Zustand des Somnambulismus, um die Wiederbelebung von verdrängten Erinnerungen zu ermöglichen.

Rückführungstherapie (RT): Regression zu einem Ereignis in einer früheren Inkarnation. Der Glaube an frühere Leben ist vielen spirituellen Systemen gemeinsam, einschliesslich des frühen Christentums, das an die ewige Natur der Seele glaubt, die reinkarniert. In den Yoga Sutras von Patanjali wird das Konzept des Karmas diskutiert. Karma ist im Wesentlichen das Konzept des freien Willens; der Mensch hat den freien Willen, sich für Gut oder Böse zu entscheiden und erfährt dann die Konsequenzen seiner Entscheidung.

Es wird angenommen, dass die Seele mit einer Ansammlung von Eindrücken belastet ist, die aus früheren Leben mitgenommen werden.

Selbstvergebung (FOS): Der Prozess des Loslassens von Hass, Schuld und Verurteilung gegenüber einer Person und das Finden von etwas Positivem in gemachten Verfehlungen. Dies ermächtigt dem Vergeber aus der Rolle des Opfers zu treten und Verantwortung zu übernehmen für sein Leben und seine Gefühle.

Somatische Brücke: Anstatt einem Gefühl oder einem Gedanken zu folgen, konzentriert sich der Klient auf eine körperliche Empfindung und folgt ihr von der Gegenwart zurück zu einem vergangenen Ereignis.

Somnambulismus: Gilt als eine *Arbeitstiefe* der Hypnose für die Regressionsarbeit. Diese Stufe ist leicht zu testen und liefert ein sehr klares und messbares Ergebnis. Zu den Tests gehören Zahlenamnesie (Verlieren der Zahlen), Augenfraktions-Test, Kneif-Test für Analgesie, Halluzination durch Suggestion.

Spirit Releasement Therapy (SRT): Die SRT, die manchmal auch als "klinischer Ansatz zur Befreiung von Besessenheit" bezeichnet wird, wurde von dem verstorbenen Dr. William Baldwin entwickelt und wird in seinem Buch Spirit Releasement Therapy ausführlich behandelt.

Stuhltherapie (ST): Diese Technik leitet sich von der *Technik des leeren Stuhls* der Gestalttherapie ab, die von Fritz Perls entwickelt wurde. Bei dieser Technik wird der Klient angewiesen, eine andere Person oder einen Teil von sich selbst (z. B. einen Gedanken, ein Gefühl, ein Symptom, einen Aspekt eines Traums usw.) auf einen Stuhl zu setzen, der ihm gegenüber und einige Meter von ihm entfernt steht. Der Klient führt ein Gespräch, indem er zwischen dem "Anderen" und sich selbst hin und her wechselt. Dieser Prozess ermöglicht es dem Klienten, seine Gefühle und Reaktionen auf die andere Person zu klären und das Verständnis zu erhöhen. Das Verständnis kann dann genutzt werden, um Vergebung und Verhaltensänderungen zu erleichtern.

Subjective Unit of Distress Scale (SUDS): Auch bekannt als Subjective Units of Disturbance Scale (Subjektive Einheiten der Störung). Der Klient schätzt den Grad seines Unbehagens anhand einer Intensitätsskala ein; normalerweise von 0 bis 10, wobei 10 "das Schlimmste, was es jemals war" bedeutet und 0 null Unbehagen oder "friedlich und angenehm". Dieses Selbsteinschätzungsinstrument leitet den Hypnosetherapeuten, während es dem Klienten überzeugende Beweise für eine Verbesserung liefert. Der SUDS kann sowohl vor der Entlassung als auch rückwirkend eingesetzt werden.

Subsequentes Sensibilisierendes Ereignis (SSE): Auf das ISE folgende Ereignisse, die das ursächliche Ereignis verstärken und ein Verhaltens- und/oder Überlebensmuster erzeugen. Wenn die Lebensereignisse mit dem ISE übereinstimmen, wird das Verhaltens-/Überlebensmuster verstärkt, und der innere Stress nimmt zu.

Symptomproduzierendes Ereignis (SPE): Die zuletzt aufgetretene SSE, bei der das zugrunde liegende Problem begann, sich in Form von Symptomen zu äussern (z. B. der Klient hat mit dem Rauchen oder übermässigem Essen begonnen, der Ausschlag trat auf usw.).

Transaktionsanalyse (TA): Eric Berne's Ego States; Elternanteil, Erwachsener und Kind sind die drei grundlegenden Anteile, mit denen während der Regression gearbeitet wird. TA erklärt, warum Menschen auf verschiedene Situationen so reagieren, wie sie es tun (d.h. Verhaltensmuster).

Überzeuger: Jede Methode, die dem Klienten Beweise liefert und ihn dadurch in seiner Überzeugung oder seiner Handlungsweise bestärkt. Z.B. Eye-Lock-Test, Zeitverzerrungstest, SUDS.

Ultra-Depth (UD): Auch bekannt als der Sichort-Zustand. Um diese Tiefe des Bewusstseins und der Wahrnehmung zu erreichen, muss das Individuum konditioniert werden, um zuerst tiefen Somnambulismus zu erreichen. Die Person muss dann in den Esdaile-Zustand (Koma-Zustand) konditioniert und durch katatonische Reaktionen getestet werden. Schliesslich muss das Individuum den Sichort-Zustand erreichen, in dem es möglich ist, entweder eine Analgesie, eine lokale oder eine allgemeine Anästhesie zu induzieren, die für eine Operation geeignet ist. Regressionen im Sichort-Zustand bringen die aktuelle vergangene Persönlichkeit zum Vorschein. In den meisten Fällen kann sich die Person nicht bewusst daran erinnern. Dies ist derselbe Zustand, der von Edgar Cayce zum Zweck des Trance-Channelings erreicht wurde. Die einzige Tiefenstufe unterhalb des Sichort-Zustands ist der natürliche Tiefschlaf. James Ramey setzt die Arbeit von Walter Sichort fort.

Ultra-Height (UH): Eine von Gerald F. Kein entwickelte Methode, die es dem Klienten ermöglicht, erweiterte Bewusstseinsebenen zu erreichen, in denen er leicht Wissen und Einsicht in seine körperlichen, geistigen und/oder emotionalen Probleme erlangen kann. Um diesen Zustand zu erreichen, wird der Klient zunächst in den Zustand des Somnambulismus geführt. Er wird dann tiefer in den Esdaile-Zustand (Koma-Zustand) geführt. Sobald der Esdaile-Zustand erreicht ist, wird der Klient angeleitet, den Geist frei vom Körper schweben zu lassen und auf immer höhere Bewusstseinsebenen zu driften. Dieser erhöhte Bewusstseinszustand und die geistige Klarheit können genutzt werden, um die Ursache eines Problems sowie die Lösung zu erkennen, Führung zu suchen, auf Wissen zuzugreifen und Heilung zu erreichen.

Unbewusstes (U): Auch bekannt als Body Mind. Die tiefste Schicht des Unterbewusstseins, die für automatische Körperfunktionen wie Herzfrequenz, Atmung, Verdauung, Ausscheidung, Schwitzen usw. verantwortlich ist.

Unterbewusstsein (UB): Auch bekannt als der fühlende Verstand. Der Teil des Verstandes, der sich unterhalb der Schwelle des Bewusstseins befindet. Das UB ist verantwortlich für Gefühle, Intuition, Vorstellungskraft und hält alle Erinnerungen. Es ist der Sitz unserer Emotionen und ist die treibende Kraft unseres Seins.

Unwissender Geist (UG): Auch bekannt als Erdgeist, *hungriger Geist oder Anhalter*. Nach der Theorie der Geistanhaftung wird eine Person, die stirbt und nicht ins Licht hinübergeht, erdgebunden und haftet an einer lebenden Person. Wenn der Tod plötzlich kommt, kann der UG verwirrt sein und nicht erkennen, dass er tot ist. Wenn er nicht bereit ist, seine physische Existenz loszulassen, kann er es vermeiden zum Zeitpunkt des Todes ins Licht zu gehen. Er fürchtet vielleicht, in die Hölle zu kommen, weil er während seines Lebens Untaten begangen hat. Oder er glaubt, dass auf den Tod nichts folgt und versucht, unter den Lebenden zu bleiben. Wenn sich ein UG an jemanden bindet, geschieht dies im Allgemeinen eher aus Unwissenheit als aus Bosheit. Er kann sich an jemanden binden, mit dem er eine unerledigte Angelegenheit hat. Eine trauernde geliebte Person kann den UG dazu bringen, sich an sie zu binden, um sie zu trösten. Drogensüchtige können sich an lebende Konsumenten binden, um ihre Sucht zu stillen (hungrige Geister). Ein Kind kann die Gesellschaft eines anderen Kindes suchen, um nicht allein zu sein.

Verankerung: Ein Begriff aus der neurolinguistischen Programmierung für einen natürlichen Prozess, durch den eine konditionierte Reaktion gebildet wird. Eine Erinnerung, ein Zustand oder ein Verhalten wird mit einem bestimmten Stimulus assoziiert (verankert). Wiederholte Stimuli verstärken dann die Assoziation. Der Anker (d.h. Auslöser oder Stimulus) kann physisch (z.B. Berührung oder Empfindung), visuell (z.B. die Farbe Rot), auditiv (z.B. Stimmklang), verbal (z.B. ein Wort oder Satz, den man zu sich selbst sagt) sowie Erinnerungen oder emotionale Zustände (z.B. eine Schlange sehen, Angst fühlen) sein. Siehe auch Klassische Konditionierung.

Vergebung gegenüber anderen (FGA): Der Prozess, sich von der Vergangenheit zu befreien, indem man Wut, Schuldzuweisungen und Verurteilungen gegenüber einem Täter loslässt und etwas Gutes in vergangenen Übertretungen findet. Dies dient dazu, den Vergebenden zu befähigen, den Opferstatus aufzugeben und sich dafür zu entscheiden, die Verantwortung für sein Leben und seine Gefühle zu übernehmen.

Vorgespräch: Der Aufnahme-Prozess, in dem die Vorgeschichte des Klienten zu seinem Problem erfragt wird.

VERZEICHNIS

A

Abreaktion, 104, 178, 393
Affektbrücke, 161-63, 165, 167, 171, 177, 180, 209, 222, 240, 263, 393
Akzeptanz, 78, 126, 238, 252, 254, 301, 306-07, 309, 334, 350,
Alchemie, 310, 358-59
Altersprogression (siehe auch Future Pacing), 265, 286, 344, 347, 370, 393
Altersregression, 3, 151, 394
Amnesie, 88
Amygdala, 112, 113
Angst, 6, 34, 36, 39, 58, 62, 71, 73, 76, 83, 101, 104, 107-09, 113, 125, 129, 131, 140, 141, 145, 147, 157, 161, 163, 165-67, 170-72, 176, 180, 187, 192-93, 196-97, 205, 210, 213-17, 221, 229, 234-37, 246-47, 250, 268, 292, 300, 307-08, 315, 322-23, 329, 333, 346, 352, 395, 401, 406
Animalischer Magnetismus, 11, 14
Anteile -> siehe Parts
Aufdecken, 29, 49, 149, 183, 185, 187, 222, 238, 240, 263, 271, 330
Aufklärendes Vorgespräch, 57-58, 79, 83-84, 367, 368, 394
Aurelius Marcus, 345

-> siehe auch Trigger
Auslöser, 101, 102, 113,188, 211, 406
Autosuggestionen, 99, 115, 125, 184, 252, 329

B

Bedingungen für Veränderung, 52-53
Befreien (siehe auch Loslassen, Freisetzen & Release), 4, 111, 128, 199, 306, 313, 316, 327-28, 330, 333, 370
Befreiungstechniken, 111-20
Beobachten, 163, 177
Besiegeln -> siehe Siegel
Bestätigen/-ung, 89, 95-99, 104-06, 117-19, 131, 132, 157, 166, 175, 185, 285, 322, 325, 329, 331
-> siehe auch Validieren
Bewusstsein, 13, 19, 20, 38, 41-44, 47-48, 59-63, 65-66, 69, 72-73, 76, 78, 82-84, 86, 87, 90, 95, 98 - 100, 104, 106, 115, 125, 128, 129, 131, 136, 137, 141, 144, 151, 152, 154, 155, 160, 177 - 81, 184, 186, 193, 197, 198, 200, 206, 208- 10, 215, 220, 229, 231-32, 243, 245, 250, 252, 254, 261, 280, 285-86, 293, 303-06, 311, 313, 320, 341, 350, 356, 358. 363, 366, 368, 394, 395. 396, 398, 404, 405,
Böse/-s/Boshaft/-es, 234 241-43

Braid James, 11
Brücke/Brückentechnik 91, 106, 106, 147, 149, 152, 158, 159-63, 165-72, 176-7, 180-1, 185, 187, 189, 191-2, 201, 210, 218-20, 240, 245, 280, 293, 393, 399, 402

C

Callahan Roger, 113-14, 396
Charcot Jean-Martin, 13
Compounding/Verstärk/en/-ung, 90, 95-7, 103, 106, 112, 119-20, 132, 138, 156, 167-8, 170, 185, 195, 197, 199, 206, 211, 214, 216-17, 251, 273, 306. 334, 393-4, 397, 398, 403, 406
Craig Gary, 114, 174, 396

D

Dämon, 235, 237
Dark Force Entity, 395
Dethlefsen Thorwald, 93
Dialog/-arbeit/-prozess, 149, 225, 241
Direct Drive Technique, 334, 394
Direkte Suggestion, 36, 99, 118, 119, 304, 309-10, 331, 395

E

Ego States, 228, 396. 403
Eisberg-Modell, 5
Ellner Michael, 346
Elman Dave, 86-8, 395, 401

Eltern, 18, 31, 33, 64, , 227-29, 233-34, 242-43, 246, 256, 298, 301, 334
Emotion/-al, 4, 13, 17, 19-20, 34, 36, 37-38, 41, 46-47, 49, 51, 54, 59, 62, 69, 71-73, 75-78, 80, 82, 87, 89-90, 92-95, 100, 102-06, 108, 110-17, 120, 123-25, 128-29, 131, 133, 136-41, 144, 147, 152-55, 160-63, 165-66, 170-72, 178, 180, 183, 188-93, 196-197, 199, 202, 204, 207, 209-10, 213-17, 219, 221-22, 226, 229, 231, 232, 237, 238, 240-41, 246, 249, 250, 252, 255, 263, 269, 274, 281, 282, 288, 293, 297-98, 303-05, 308-10, 313-19, 322-23, 324, 326-27, 334-36, 340, 346, 349-50, 356-57, 361, 363-369, 393, 394. 396, 398, 399, 400, 404, 405, 406
Emotionale Freiheit, 281
Empfindungen, 67, 77, 88, 103-05, 115, 162, 173, 211-13, 215, 240, 251, 394
Entzündungen, 89
Erinnerung/-en/-phrase, 36-38, 46, 59, 61-62, 69, 79-84, 87, 106, 126-27, 136, 124-25, 127, 134, 136-37, 141, 143-45, 152, 154-55, 156, 161, 163, 180, 208, 209, 222, 225-26, 231, 268, 271, 273, 280, 280-84, 287, 301, 319, 356-58, 363-64, 394, 396, 401, 405, 406
Erwachsen/-er, 33, 49, 67, 108, 142, 143, 154-55, 188-91, 193,

197-98, 200, 203, 220-21, 226-28, 231-32, 238, 239, 241-43, 245-46, 248-56, 259, 264, 274-76, 286, 293, 300, 305, 307, 311, 320, 336, 345, 352, 396, 403
Erzählen (der Geschichte), 44-40, 103, 245, 282, 303, 331

F

Federn Paul, 228
Fenster zur Seele, 76, 335
Fischerkönig, 203-06, 364
Fisher Roger, 43
Fox Emmet, 320
Freisetzen (siehe auch Befreien, Loslassen & Release), 152-53, 242, 369
Freud Sigmund, 59, 162, 226, 394
Frühere Leben, 62
Future Pacing (siehe auch Altersprogression), 344, 397-98

G

Gedankenfeldtherapie (Thought Field Therapy) 113
Gedanken-Ursachen-Ausrichtung, 209-15, 222, 245, 263
Gefühle/Fühlen, 31-32, 34. 37-38, 44, 46, 47, 61, 66, 67, 69, 71-80, 82, 84, 88, 90, 91-117, 123, 125, 128-35, 136-41, 143-45, 145, 153, 157, 158, 160, 162, 165, 170, 173-75, 179, 185, 191, 193, 195-98, 201, 206, 209-10, 214, 226, 229, 234, 240, 245-46

248, 253, 261, 263, 266, 267-69, 274, 278, 279, 281, 283-84, 287, 290, 291, 295, 298, 303-08, 310, 316-18, 322-24, 326-27, 332, 336, 338, 346-47, 363-64, 369, 394, 396, 402-06
Geist/-ig, 35, 47, 59, 60, 62-3, 71, 74, 76, 80, 89, 91-2, 94, 95, 99, 117, 130, 132, 144, 145, 152-55, 161, 171, 177, 190, 195, 232, 242, 256, 260, 263, 277, 278, 315, 316, 327-328, 333, 337, 345-46, 352, 365-66, 368, 396, 399-406,
Geistheiler, 11
Geschichte/-n (siehe auch Erzählen d. G.), 41-43, 52, 59, 74, 103, 136, 141, 149, 172, 183, 187, 192, 196, 203-04, 217, 219, 222, 245, 253, 256, 263, 267, 271, 273, 292, 293, 303, 320, 328, 355-58, 360, 363, 368, 369
Gesundheit, 74-75, 95, 227, 274, 288-89, 299
Gewicht, 99, 121, 289-90, 328, 348
Gewohnheit, 15, 61, 76, 209, 215, 226, 227, 242
Glaubenssätze (siehe auch Überzeugungen), 49, 61, 63-64, 197, 199, 212, 220, 225, 229, 233, 238, 240, 305, 361-62, 397
Göttlich/-keit, 71, 258, 359, 361
Gral, 203-06

H

Hamer Gerd (Dr.), 49
Handkantenpunkt -> Karate Chop Point, 217
Harris Thomas, 228
Hawkins David, 244, 350, 400
Heilung, 33, 35, 37, 39, 41-43. 50-51, 53-54, 56, 57-58, 62-63, 66-67, 69-70, 72, 75-76, 79-84, 88-89, 92-93, 100, 101-04, 107, 110, 111, 114-120, 123, 133, 135-37, 141, 143-44, 146-47, 148, 153, 155, 174-75, 179, 188, 195, 199, 204, 206-07, 221, 225, 231, 233, 242, 250-52, 254, 256-59, 262, 267, 269, 278-80, 282-83, 285-86, 292-93, 303, 313-17, 320, 327, 329, 332, 333. 341, 345, 364, 366-71, 399, 405
Henson Jim, 33
Hippokrates, 35, 93, 116, 153, 154,
Hormone, 15-17, 110, 194-95
Hunter Roy, 228, 400,
Hypnose, 3, 11-13, 20-21, 28, 29, 35-38, 40, 41, 43, 47, 50-53, 58, 60, 62, 65-66, 68-70, 76, 79, 81-82, 84, 86-88, 100, 102-05, 111-12, 115-16, 120, 123, 125, 130, 133, 134, 136, 139-42, 146-47, 150, 152, 161-62, 165, 187, 207, 217, 221, 225-28, 232, 236, 238, 242, 262, 281, 294, 295, 297, 346, 366-370, 393-94, 400, 402-03,
Hysterie, 13

I
Induktion, 70, 87-88, 100, 103, 115-116, 401
Initial Sensitizing Event (ISE/ Ursächliches Ereignis), 112, 149, 156-158, 160-63, 167-68, 169-72, 181, 183, 187-201, 204, 205-08, 209, 212, 214, 216, 217, 219-20, 222, 231, 245-46, 248, 249, 254, 256, 259, 262, 263, 265, 267, 272-76, 309, 324, 357, 369, 398, 403 -> siehe auch ISE testen & Kausales Ereignis
Inneres Kind, 149, 229, 304, 398
Integrieren, 20, 117, 238, 265, 277, 351, 369
ISE testen, 149, 187-201, 219, 262, 263, 265, 272-76

J
Jugend, 39, 189, 203, 292, 360, 361, 363-64,
Jung Carl, 7, 13, 108, 226, 231, 394

K
Kabbalisten, 7
Karate Chop Point (Handkantenpunkt), 127
Kausales Ereignis (siehe auch Initial Sensitizing Event), 141
Kein Gerald, 60, 274, 335,
Khem, 359
Kind, 16, 18-19, 22, 32-33, 39, 49, 63-64, 70-72, 75-76, 102,

104, 107-09, 128, 142-43, 149, 154-55, 159, 163, 170, 177,-78, 188, 191-200, 204, 209, 211-13, 220-22, 225-43, 245-59, 264, 267, 274-78, 280, 282, 285, 293, 296, 298, 300, 301, 304-12, 314, 316, 320, 324, 336, 340, 343, 349, 351-52, 355, 360, 361. 362, 366, 368-70, 398, 400, 403, 404

Kissen/-therapie, 111, 120, 123, 128-30, 133, 174, 176, 323-25

Klopfen -> siehe Tapping

Kognitiv(e)/-Brücke, 71, 101, 161, 162-63, 188, 232, 314, 399

Komplexität, 140-42

Konditionier/-en/-ung, 31, 34, 49, 69-70, 75, 80, 88, 100, 112-13, 233, 236, 237, 363-66

Krankheit, 3, 9, 12, 15, 17, 32, 47, 49, 77, 108, 226, 231, 268, 288, 299, 362, 364-66, -> siehe auch Unwohlsein

Kritischer Faktor/Innere Kritiker, 48, 63-65, 86, 103, 115, 188, 192, 204, 229, 234, 287, 295, 297, 349, 397, 399

L

Lake David (Dr.), 30, 115

Loslassen (siehe auch Befreien, Freisetzen & Release), 91, 93, 95, 98, 107, 108, 111, 116, 119, 123-47, 153, 174, 176, 195, 210, 238, 260, 263-64, 265, 267-68, 247, 267, 269, 283, 306-07, 315-17,

319-20, 321-41, 343, 349, 370, 396-97, 402

M

Mentale Probe, 399

Meridiane, 14, 113, 399

Mesmer, 11-12, 14, 39

Mind-Model, Modell, 58-60, 141, 153, 225, 232, 365

Missbrauch, 78, 139, 199, 230, 241, 338, 349, 396

Monotheismus, 8,

N

Nervensystem, 14, 15, 19, 112-13, 194, 196, 263, 299, 323

Nietzsche, 258, 309, 360, 362

O

OMNI, 60, 314

P

Panik, 101, 102, 108, 129, 205, 208, 214, 345

Parkhill Stephen, 4, 20, 163, 209, 255, 256, 281, 284

Parts (Anteile), 128, 225-43, 246-48, 252, 259, 263, 276, 286, 301, 396, 400, 403

Patterson Mary, 12

Pauschalisieren, 98

Perls Fritz, , 226,

Perser, 71

Pert Candace, 19
Pharmakos, 9
Phobie, 39, 157, 212
Polytheismus, 8
Ponder Catherine, 319, 323
Posttraumatischer Belastungsstörung (PTSD), 33, 38, 174
Poyen Charles, 1
Präverbal, 242
Progressive Entspannung, 401
Psyche, 4, 13, 20, 39, 264, 268, 293, 294, 315

R

Regress to Cause, 68, 149, 262, 368
Regressieren/-ion, 86, 87, 106, 155, 160, 162, 177-78, 184, 196, 229, 246, 259, 262, 267, 276, 282-84, 336, 351, 357, 366-70
Regressionshypnose, 20-21, 37-38, 43, 62, 68-70, 76, 79, 82, 84, 88, 100, 104-05, 112, 116, 120, 123, 125, 130, 133, 137, 142, 152, 162, 165, 207, 218, 221, 228, 232, 236, 238, 242, 262, 366-70
Reinigen, 6, 89-92, 217, 350, Release (siehe auch Befreien, Freisetzen & Loslassen), 134, 228, 230, 321, 344, 350, 351, 400
Retikuläres Aktivierungssystem 48
Rückfall, 138-40, 291

S

Samen, 109, 188, 205,
Satir Virginia, 225, 226, 228, 266, 314
Säubern, 107, 174, 323
Scaer Robert, 112-13, 188
Schlaf, 9, 11-12, 14-15, 26, 45, 290, 291-93, 295,
Schuld, (auch: Beschuldigen) 3, 6, 34, 43, 83, 108, 110, 145, 236-37, 268, 294, 299-300, 304, 307-08, 312, 318, 322, 337, 402
Seele, 24, 32, 76, 85, 125, 153, 257, 308, 312, 335, 340, 341, 354, 358, 359, 360-65, 401-02
Sekundäre Probleme, 157
Sekundärgewinn, 83
Selbstheilung, 3, 17, 38, 84, 136, 144, 146, 231, 254, 283, 293, 333, 364, 368
Selbstvergebung, 110, 111, 117, 269, 299, 302, 303-20, 321, 323, 325-340, 342, 344, 349, 369, 370, 402-03, 406 -> siehe auch Vergebung
Selbstvertrauen, 15, 289, 295, 371
Sensorisch, 14, 18, 206, 211-12
Session Map / Sitzungsschema/ -skizze, 217-22, 274
Sex/-uell, 6, 59, 288, 296
Siegel/ Be-/ Versiegeln, 71, 74, 81, 89, 90, 98, 119, 200, 268
Simpson-Protokoll, 351
Somatische Brücke, 161-62, 163, 402

Somnambulismus, 87-88, 100, 136, 152, 351, 401, 402, 404,
SPE (Symptomerzeugendes Ereignis), 138, 183-84, 351
Spontane Regression, 177-80
SSE (Subsequent Sensitizing Event), 170, 183, 187, 189, 192, 194, 206-08, 213, 216, 217, 263, 265, 273, 274-76, 278, 324, 403
Stettbacher Konrad, 205
Stuhltherapie, 402
SUD /Unbehagensskala, 127, 131, 166, 170, 174, 403, 404
Suggestibilität, 95, 274
Symptome, 17, 29, 33, 34, 36-38, 45-47, 49, 51, 68, 60, 69, 72, 77, 80, 92, 111, 138, 139, 152, 153, 156, 157, 158, 161, 170, 188, 206-08, 215-17, 226, 230, 231, 261-62, 264, 268, 275, 278. 282, 290, 292-94, 299, 301, 303, 305, 308, 315, 316, 317, 322, 356, 364, 366, 369, 398, 403
Symptommuster, 42, 45-46, 368
Symptomumwandlung, 139

T

Tapping (Klopfen), 111-20, 124, 125-26, 399
Täter, 173, 175, 234, 242-43, 299-301, 304, 308, 311, 313, 314-20, 321-22, 324-28, 331-41, 343, 400, 406
Tebbetts Charles, 200, 349
Technik/-en, 11, 21, 36, 37, 39, 111, 113-16, 119, 123, 128, 133, 137, 140, 143, 150, 152, 253, 263, 33, 393, 394, 395, 399, 402
Test/-en, 22, 29, 52, 53, 85, 87-88, 100, 130, 149, 152, 162, 165, 167, 187-89, 191-94, 201, 207, 217, 219, 245, 262, 265, 267, 272-81, 283, 285, 326, 329, 348, 349, 368, 369, 370, 393, 397, 400, 402, 404
Transformation, 21, 33, 149, 262, 264, 338, 368
Transmutation, 310, 358-59
Trauer, 78, 145, 205, 296, 300, 312
Trauma, 33, 49, 80, 112-13, 141-42, 173, 188-90, 200, 206, 219, 236, 307, 396, -> siehe auch Posttraumatische Belastungsstörung
Trigger/-n, 38, 102, 160, 195, 214, 272, 275, 278, 279-81, 287, 290-92, 294, 297, 299, 301-02, 305, 308, 349, -> siehe auch Auslöser

U

Überzeugungen/-er 4, 48-49, 64, 87, 116, 135, 220, 255, 264, 273, 305, 357, 361-62, 396, 397, 399, 404
-> siehe auch Glaubenssätze
Ultra-Depth, 351, 404
Ultra-Height, 351, 404
Unbewusst/-es, 4, 13, 15, 37-39, 60, 62, 64, 98, 108, 137-39, 142-143, 151, 155-56, 179, 184, 197,

205, 206, 215, 226, 278, 281, 291, 301, 305, 340, 352, 400, 405
Universelle Heilung, 89, 100, 101, 114, 119, 120, 267, 303, 315
Unterbewusstsein, 3-4, 19, 36-38, 42-44, 46, 59-63, 66-68, 73, 76, 82-83, 85, 87, 93, 95, 97-99, 103-07, 111, 115, 117-18, 125, 128, 131, 133, 135-46, 154-55, 162-64, 169, 171, 173, 177-79, 181, 183, 185, 189-90, 195, 197, 201, 205-06, 208, 209, 211, 213, 214, 215, 218, 222, 228, 230, 232, 240, 271, 276, 277-80, 285, 292-93, 303, 340-41, 346, 354, 357, 364, 365, 368, 394, 400, 405
Unversöhnlichkeit, 327
Unwohlsein, 47, 75, 173, 340
-> siehe auch Krankheit
Usächliches Ereignis -> siehe ISE

V
Validieren/-ung, 94-97, 118, 121, 131-33, 146, 147, 172, 304, 325,
-> siehe auch Bestätigen
Verallgemeinern, 276, 370,
-> siehe auch Pauschalisieren
Vergeben/Verzeihen/-ung, 95, 255, 269, 299, 306, 307, 309, 311, 315-317, 319, 320, 326-30, 334, 337-38, 340, 342, 343, 370, 406

Vergebungs-/Verzeihungstest, 22, 111, 241, 265, 303, 304, 307, 314, 323, 326, 334, 344, 349, 369, 370
Versiegeln -> siehe Siegel
Verstand, 36, 43-45, 58-63, 65-67, 76, 85-87, 103, 109, 115, 117, 137, 141, 144-45, 147, 151, 154, 159, 160, 179, 196, 205, 206, 212, 215, 222, 230, 232, 248, 274, 284, 305, 316, 317, 329, 335, 339, 347, 356-57, 365, 394, 399, 405
Vertrag, 21, 29, 40, 57, 58, 67-84, 87, 100, 147, 151, 254, 261, 278, 281, 283, 286, 290, 294, 368
Vertrauen, 43-44, 107, 143, 189, 231, 247, 254, 260, 291, 307, 309, 332
Vorbereiten/-ung, 8, 21, 29, 31, 32, 36, 37, 40, 41, 50, 54, 66, 85, 86, 90, 100, 116, 120, 124, 146, 178, 248, 250, 262, 263, 273, 296, 314, 340, 353, 367, 368, 394
Vorgeburtlich, 218, 246
Vorläufiges Aufdecken, 29, 185-87
Vorteile (der Veränderung), 53, 116, 118, 120, 275, 285, 309, 344,

W
Wahrnehmen, 48, 56, 82, 110, 115, 130, 155, 200, 205

Wahrnehmung, 16, 17, 19-20, 48, 76, 93, 95, 98, 113, 126, 141, 142, 157, 158, 187, 191, 194, 196, 197, 201, 206, 210, 211, 213, 215, 217, 219, 220, 221, 229, 232, 254, 255, 257, 263, 264, 273, 305, 307, 315, 331, 350, 352, 357, 359, 369, 394, 398, 404
Watkins John & Helen, 161, 228, 393
Weisheit, 7, 74, 95, 117, 150, 198, 200, 231, 236, 238, 255, 257-58, 276, 307, 308-11, 336, 346, 352, 358, 360, 362-63
Wells Steve, 115
Widerstand, 7-8, 58, 72, 73, 82-84, 91, 115, 118, 130, 143, 146, 164, 172, 184, 190, 199, 243, 255, 263
Wiederholen/-ung, 113, 115, 126, 127, 132, 156, 157, 162, 172, 176, 184, 185, 202, 206, 210, 221, 308, 319, 325, 334, 348, 371, 393, 398, 406
Wunde/Verwundet, 89, 91, 102, 107, 119, 123, 163, 174, 176, 204, 206, 238-41, 284, 285, 307, 315, 325, 326, 353, 364, 365, 366, 396

Z
Zentrales Nervensystem, 14
Zugrundeliegende/s Ursache bzw. Problem, 37, 46, 47, 138, 140, 152, 153, 157, 198, 202, 207, 210, 305, 359

Zusammenhang/-hängen, 15, 112
Zyklus der Jugend, 361
Zyklus der Macht, 361
Zyklus der Weisheit, 361

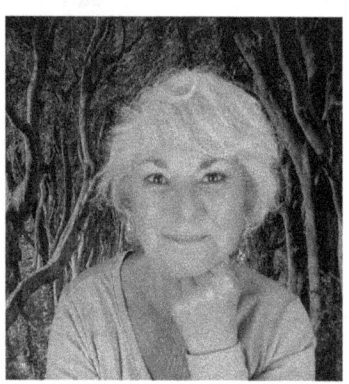

Wendie Webber

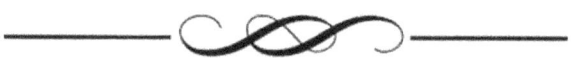

Mit über dreissig Jahren Erfahrung als Heilpraktikerin bringt Wendie ein breites Spektrum an Fähigkeiten in ihren einzigartigen Ansatz der Regressionshypnosetherapie ein.

Sie ist zertifizierte Omni-Hypnose-Therapeutin, 5-Pfad-Heilpraktikerin, Transaktions-Hypnotherapeutin, Alchemistische Hypnotherapeutin, Satir-Transformations-Systemische-Therapeutin und Teilnehmerin eines Regressions-Hypnotherapie Boot Camps.

Bevor sie zur Hypnose kam, führte Wendie eine Selbsthilfe Buchhandlung, wo sie die Welt der Spiritualität, Psychologie und energiebasierter Heilung erkundete.

Wendie erhielt 2006 den 5-PATH Leadership Award und 2019 den Gerald F. Kein OMNI Award for Excellence in Hypnotism.

Sie geniesst einen vielseitigen Lebensstil auf Vancouver Island, Britisch Kolumbien, Kanada, umgeben von Natur, Orakeln und Katzen. Ihre Kurse sind erhältlich unter Tribeofhealers.com

www.ingramcontent.com/pod-product-compliance
Lightning Source LLC
Chambersburg PA
CBHW020238030426

42336CB00010B/526